思想觀念的帶動者
文化現象的觀察者
本土經驗的整理者
生命故事的關懷者

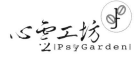

Holistic

探索身體，追求智性，呼喊靈性
攀向更高遠的意義與價值
是幸福，是恩典，更是內在心靈的基本需求
企求穿越回歸真我的旅程

Neue Therapien mit Bach-Blüten 3

Akupunkturmeridiane und Bach-Blüten, Beziehungen der Schienen zueinander, Bach-Blütenbehandlung von Kindern

新巴赫花精療法

花軌、針灸經絡與兒童治療

3

笛特瑪・柯磊墨（Dietmar Krämer）著

王真心、林碩斌 譯

無名、柯建至 審閱

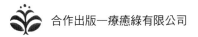
合作出版—療癒綠有限公司

繁複的生命情境得以返璞歸真

吳秉勝（新復生診所生物能訊息療法醫師）

　　一般人需要情緒療癒時，巴赫花精是最佳選擇！大家都以爲巴赫花精只能或只著重在療癒情緒，這也沒錯；但是實際應用則是身、心、靈都會觸及，近年來百家爭鳴，可深可淺，眞實的情境則是隱含靈性成長的教導。當情緒的勢能與花精的勢能產生共振，達到緩和作用；身體繼而平靜下來，意識則有機會檢視自己的感覺。

　　我從事生物能訊息醫學療法數十年，深知各種療法的發展都有其脈絡可循，也需要花費時間成長！生物能訊息醫學療法就是建構在堅若磐石的經絡基礎上。經絡的歷史已經有數千年，可惜只有中醫會使用，一般人難窺其堂奧，最早的經絡論述《陰陽十一脈灸經》據考成書於春秋時期（770-475/403 B.C.），在1972至1974年，考古發掘馬王堆時發現的，只說明了11條經絡。而中國現存最早的一部醫書《黃帝內經》，成書於戰國時期（475/403-221 B.C.），則論述了12條經絡。因爲有了經書的論述，直到公元1027年，北宋御醫王惟一（987-1067）成功研製了供針灸教學用的人體模具，它是由體表和內臟解剖相結合的青銅仿眞模具。王惟一不僅成功地創製了試針銅人，而且撰寫了《銅人腧穴針灸圖經》三卷，既繪製了銅人圖，又說明了所有的穴位。開啓了針灸教學與考試，也讓後來者能具體且便利地學習。

　　十八世紀，德國現代同類療法之父山姆‧赫尼曼醫師（1755-1843）發現同類療法製劑不具有顆粒，也能產生效果，開創了訊息療法的先聲。不久，亦是學習同類療法的英國醫師愛德華‧巴赫醫師

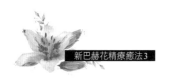

（Dr. Edward Bach, 1886-1936）在1928年發現了第一朵花精鳳仙花花精，繼而開啓了神奇的花精療法。1988年笛特瑪‧柯磊墨醫師的新巴赫花精療法則開啓了花精療法的新篇章！

1950年代德國傅爾醫師（Reinhold Voll, 1909-1989）研究人體電能，傅爾醫師驚訝地發現兩千年前中國人所繪製的「經絡圖」，與他檢測病人身上「電能」變化的「路線圖」，幾乎一模一樣！1955年，他發明「傅爾電針」，開啓能量醫學的先河。從此，人們可以用科學儀器從穴位上測試經絡，測得出經絡上所表現的物理波，在中醫稱為「氣」，也就是「生物能」。此後，經絡從諱莫如深變成一目了然。1983年，德國舒茲（Schudlt）醫師被邀請來台作一系列的傅爾電針皮節儀（EAV-dermaton）診療介紹，傅爾電針正式引進台灣，亦開啓台灣地區生物能訊息醫學療法的發展。

其實生物能訊息醫學療法正是利用經絡、全息律及五行生剋之原理。在身心靈失衡因而致病時，身體各部份功能互動異常，相互之間所發出之信息出現不平衡的狀況，此時利用信息的偵測，可幫助整體的診斷與治療。我們利用生物能訊息療法能量控制點（CMP，個別經絡在手指上及腳趾上的代表性穴位點）來進行。先用病因病素製劑（homeopathic nosodes）找出體內毒素，再用解藥（homeopathic remedies）進行比對，最後調整各穴位點以求達到平衡。我們同樣的以經絡穴位選擇花精，再以花波能量水作經絡的平衡，少有暴衝的個案出現；所以這樣的療程與笛特瑪‧柯磊墨醫師新巴赫花精療法是相似而同功的。

花精的運作是訊息場共振（morphic resonance）原理，其作用層次可以上至更高的精神能量（higher spiritual energies）→因果體（causal body）→心智體（mental body）→星光體（astral body）→以太體

（etheric body）→經絡（meridians）→肉體（physical body）；而同類療法解藥（homeopathic remedies）作用至高達到於以太體（etheric body）；寶石（Gem elixirs）療法作用至高達到於心智體（mental body）（包含星光體）。這三種訊息能量中，花精是頻率最高的；也就是說目前花精是最高的勢能，所以從更高的精神能量體到肉體都可以產生作用。無論是花精、同類製劑、寶石在使用上最終都會影響經絡到肉體本身，因此各療法在能量體取得的作用，必須靠經絡系統發揮生剋平衡功用，才不致造成肉體的扞格，否則不僅互相牴觸，反而有害。

　　能量場涵蓋在身體物質面之外圍，訊息場也圍繞著各種生命體，能量體經由經絡系統連結至肉體系統的五臟六腑，而經絡系統則可連接到能量中心，能量中心則是能量體中心匯聚點。療癒的發生在自我療癒力量的啓動；任一種療癒方式都可在各能量體或交接處進行介入而產生療癒效能，最終各體系必獲得不害他人的平衡，這也是生物能訊息醫學療法、新巴赫花精療法、及中醫五行生剋的最後終極和諧的要求。

　　笛特瑪‧柯磊墨醫師從 1988 年發現新巴赫花精療法，他融合中醫經絡、反射區等原理及方式，將巴赫花精在特定對應皮膚區上塗用，如今應用花軌與經絡及五行生剋之原理，更深入的探討其相互作用，可謂深入骨髓；樂爲之序。

中西結合的創舉

陳韜名 醫師

整合的時代來臨，我們臺灣輔助醫學醫學會的使命就是在承先啟後，結合當代科技及智慧，讓以往看不見的神祕現象，藉科技實證，轉換成為提升及擴大醫學領域的方法及手段。

柯磊墨醫師與台灣很有緣份，臺灣輔助醫學醫學會於2012年8月底在東海大學舉辦的「輔助醫學國際高峰論壇」也邀請柯磊墨醫師線上參與發表，那時他就提出「巴赫花精軌道」與「針灸經絡系統」的相關性。

本書所提到的內容更加深入，提出每個穴位即是對應在相關內臟的外在表現點，並運用「色彩共振法」印證，交叉比對，定調「皮膚反應區的身體地圖」，內部疾患可由外部定位，和當代的「精準醫學」相輔相成，也期待藉著這個理論，能有更多本土論文的實證能提出！

人類受限於感官系統的接受範圍，對周遭環境中「聲光電磁」相關的現象乃是部分接收，所以，大部分的人類只能以自身的感受來理解與判斷外界及自己的肉體。對於非物質的存在的現象，也只能以「管」窺天，以經絡運行於人身為例，除少數人能以氣流感傳來察覺經絡的存在之外，多數人在學習時也只能仰賴前人智慧集結成冊，藉圖譜按圖索驥。所幸江山代有才人出，總有些具大智慧的先進大德，能將這些奧妙的生命現象，融會貫通，提出論述，造福人群，柯磊墨醫師即是其中一位！將中醫的五行經絡及英國的巴赫花精對應對人體

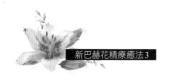

的反射區（花精軌道），互相比對融合，提出「巴赫花精療癒與針灸經絡系統」的共同性，實乃中西結合的創舉，對於臨床醫師及治療師有很大的啓發及貢獻。

　　另外，對於兒童成長過程的情緒創傷及對治之道，柯磊墨醫師也在文中多有詳細描述，提供治療指引，也值得大家藉著實證研究來印證。

　　推薦給所有對身心療癒及臨床行醫的從業人士——這是一本非常實用的指引寶典；對追求身心健康的社會大眾——這是一本提升眼界及智慧的經典之作。

臺灣輔助醫學醫學會 理事長

陳韜名 醫師 敬筆

「身心療癒」的奇妙樂章

柯建至 醫師

　　在這新冠後疫情的時代，因著氣候變遷，地球每年的平均溫度屢創新高，各地的天災不斷，人口繼續不斷飆升，糧食危機，海平面上漲，人類可生存的面積越來越少。原先千年不化的冰原冰川也陸續傳出融化崩解的現象，可能釋出人類千年不遇的病原體，即將成為超級細菌或超級病毒，而進一步造成人類生命健康的威脅。另一面來說，處在E世代的我們，步調緊湊，各種壓力也排山倒海的撲向我們，對我們身心的健康也有巨大的威脅。因此需要身心的健康，對於我們將會是何等的挑戰。

　　本書的作者柯磊墨自然療法醫師，作為一位跨足物理學界與自然醫學界的奇才，藉由他幾十年來的經驗，把醫學領域帶入I（Information，訊息）世代的境界。他將英國巴赫醫師的三十八朵花精，按照中醫的五行臟腑理論，分門別類，每三朵組合成一個軌道。花軌的組合，又以一陰一陽，一臟一腑，互相克制的概念，這種富有實證、一步一腳印推演出來的架構，竟是神來一筆，與中醫幾千年來的「天干五合」理論不謀而合，豈不妙哉！

　　作者以深入淺出、循序漸進的方式，敘述如何將這些理論基礎，實際應用在臨床的個案上面。無論是對一個初學者，或是多年臨床經驗的人，都將會為自己或是他人，譜出一首「身心療癒」的奇妙樂章。讓我們一起拭目以待，祈願更多的人因著這譯本的問世，走上身心日益健康的奇幻旅程。

簡易可行的身心療法

王真心

　　在此，我特別感謝柯磊墨自然療法醫師在自然醫學史上做的巨大貢獻。他在撰寫了《新巴赫花精療法1：療癒身心靈的12種花精軌道》與《新巴赫花精療法2：反應情緒的身體地圖》之後，在此新巴赫花精療法的第三冊中，又開創性地將十二個花精軌道與五個外向花精，與中醫的十二條經絡與五行結合在一起，為治療人類由心病所導致的身體上病痛，開創了一條簡易可行的路。此外，此書第二部特別著重在使用花精治療兒童的身心靈，尤其是幼年與胎兒期的創傷。

　　此書中文版能夠翻譯問世，得要感謝林碩斌老師翻譯全書三分之一，劉初枝與張明華老師也為2017年新巴赫花精研習營翻譯了單一篇章。

　　我還要特別感謝一位不願具名的中醫師，他本著對中醫的高度熱忱，花了相當多的時間找出德文用語對照中醫專有名詞，也做了表格，並不辭辛勞數次從台北到泰山一一審校，寫了前言，且將針灸國際碼轉為中文，他所下的功夫讓此書有了畫龍點睛之妙。此中譯本若沒有他不斷的支持與敦促，是無法完成的。

　　我還要感謝柯建至醫師最後的校稿與建議，以及心靈工坊的團隊的大力支持，讓此書得以出版。

從西方走到東方

林碩斌（瑪憩負責人）

因上天的安排，數年前認識了王眞心老師，並接受她的邀約，爲輔仁大學德國新巴赫花精療癒工作坊擔任口譯工作。

對具有組織心理分析思考背景的我來說，德國新巴赫針對情緒的概念帶來許多顚覆性的想法。首先，情緒是一層具有精微物質的身體，當某個情緒的精微物質失衡時，我們可以使用對應的花精來加以處理。這對於習慣以心理諮商來處理情緒的人來說，花精療癒當然提供了一個簡便且快速有效的工具。

新巴赫還有一個特殊的貢獻是找到三十八朵巴赫花精的結構關係，而其中最主要的，是每三朵花精（三種情緒）會形成一個花精軌道，總共形成十二個花軌。其中，每個軌道的前兩種情緒會以陰陽互補的方式呈現，例如：當一個人面對他人期待做出迎合的情緒反應（矢車菊，陰性），同時他的內在也會累積叛逆的情緒能量（冬青，陽）。當這個人越迎合（越陰），他的叛逆也會越強（越陽）。以至於，當迎合還被人嫌棄責罵時，這個人的冬青情緒就會爆發出來。這種以東方陰陽概念來看情緒演變，就像量子力學中「薛丁格的貓」一樣，令人感到貼近眞理的驚奇。

口譯的結束，也是我花精諮詢的開始。但諮詢中經常遭遇的問題是，許多情緒之間的差異，如果光看所對應花精的定義，似乎很難分辨清楚，例如：甜栗花的絕望和野薔薇的自我放棄差別在哪裡？溝酸醬的恐懼與岩薔薇的恐慌又是要如何分辨？就當我進入到這團定義

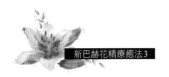

的迷霧時，我的易經老師提示我，如果世界一切事物都是由五行所構成，為什麼不試著以陰陽五行的角度來理解情緒與花精？

剛好在這思考的轉折點，又收到王老師的邀約，幫她翻譯這本《新巴赫花精療法》第三冊。這就像是姜子牙在湖邊釣到一本兵書一樣，這本書為我打開了另一條理解情緒與花精的視野。十二個花軌對應十二條經絡，而十二經絡對應五行與十天干，所以我們就可以從五行的本質來理解上述情緒的差別。例如甜栗花屬火，火和理想自我有關，所以甜栗花是一種理想自我一直被打擊，又因為愛面子的關係無法將內在黑暗向他人分享，此時的絕望感是內在的光越來越暗，且越來越沒能量的感受。野薔薇屬土，土和農夫種植與收穫的因果思考有關。所以野薔薇的絕望，是不管做哪些準備與努力，都得不到想要的成果。岩薔薇屬火，我們只要看過火的閃燃現象，就能體會恐慌的那種突發狀態，而溝酸醬屬水，水會往地洞鑽，所以溝酸醬的恐懼會讓人一直胡思亂想負面的事情。

因為這樣的啟發，我又繼續鑽研十二花軌對應十二地支，驚訝地發現，十二地支的本質與所對應的卦象，可以更加幫助我們理解十二花軌在情緒上與生命課題的意義。此外，每個人都有自己的八字，八字又是由天干地支所組成。現在既然已經找到十二花軌所對應的天干與地支，我們就可以從一個人的八字，很快地找出這個人經常會出現的情緒議題。

很有趣，不是嗎？！原本來自西方的花精，竟然可以和東方的經絡、易經與八字結合一起，而這一切都是德國新巴赫花精學派諸位老師努力追求真理的成果！

在這本書裡還有三個寶：首先是經絡花精的使用，如果您學會了，只要準備好七瓶經絡組合花精，就可以在第一時間處理許多生理

問題。第二個寶是夢與花精的關聯，只要在早上起床時，回想一下剛剛做的夢，就可以知道自己最近陷入什麼情緒，並且可以使用哪些花精來平衡一下。最後的寶，是認識孩子出生時的狀況與情緒之間的關聯，如果您們家的孩子是早產、剖腹、或是臍帶繞頸等等，看了本書後，您就會知道他為什麼從小就是那麼難帶，以及可以使用哪些花精來幫助他喔！

總之，已經看完《新巴赫花精療法》第一冊與第二冊的朋友，這本書是一定要再繼續看下去的！

中醫校補者 前言

無名

心有所病，皮有所應。
按圖索經，針灸妙用。

壹、中醫校補

拙者針對本書之中醫相關部分，校正、補入以下內容：

一、引用中醫術語及典籍的原文

術語部分，直接使用現行中醫的慣用術語，部分引用中醫典籍的正文則改成原文，同時將原書德文的中文直譯（簡稱「原譯」）以校註形式放入隨頁註中，希望避免中譯德、再從德回譯中之後，輾轉產生的訛誤、衍文。

其中德文Akupunkturpunkt，直譯為「針灸點」，或稱「穴點」，然而在中醫臨床上，傳統十四經絡（臟腑十二經絡＋任督二脈）的Akupunkturpunkt並非一個點，而是有各自獨特的形狀（不同的大小範圍、適用深度）與位置（①肌肉凹陷／隆起／緊繃／僵硬處，②骨、肉交接處，③肌腱旁／兩條肌腱之間，④血管旁／靜脈浮顯處……），故統一將Akupunkturpunkt譯為「穴位」。

二、附表一

早期沒有統一的穴位編號系統，導致在不同的系統中，同一個穴位可能因為認知的環行路徑不同，而有不同的編號，其中的歧異可

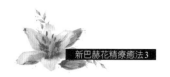

能發生在：**膀胱經**在背部至胭部、**腎經**在內踝周圍、**膽經**在頭部的部分。

本中譯版根據世界衛生組織（World Health Organization, WHO）「第二版標準針灸命名」（Standard Acupuncture Nomenclature, 2nd ed）的定義，把書上的德文穴位翻譯成對應的穴位中文名稱，但不確定德文原著中使用的德文穴位號碼，與WHO的是否完全一樣。爲避免中文版把德文穴位翻譯成錯誤的中文穴位名稱，故於2020年請王眞心老師寫信給作者柯磊墨先生，最後確認他所用的德文穴位排序與WHO一致。

三、附表二至附表六

本書中所引用與**臟腑**相關的中醫概念，大部分包括在這五個表之中，有興趣深入的讀者可以找原典閱讀。

貳、中醫臨床應用

柯磊墨先生認爲：「**巴赫花精軌道與針灸經絡**，到頭來是將一個相同原理表現在兩個不同的振動頻率上。」「**經絡穴位**將我們身體的能量層面與粗身肉體的層面，也就是所謂的屬物質性的肉體，連結在一起。當陰陽兩極力量出現干擾時，會經由這些通道（以及所對應的經絡內在循行路線）作用在肉體的層面上。」「針灸…發揮的作用，…位於…能量體或乙太體的層面上。」

經過這五年多的臨床驗證，發現針對：

① 心因性

② 利用傳統經絡、臟腑概念，但療效不彰的部分病患

使用或改用花精所屬的經絡，並配合中醫診治原理選穴針灸，有

時可以達到意想不到的良好療效。拙者曾以此法治癒過**頭痛、背痛、腰痛、腋痛及皮膚癢、梅核氣和腸躁症**等，吾師則發現**不寧腿、帶狀泡疹後遺症**用之效佳，且有**圓形禿、酒糟鼻、陰囊水腫**等成功案例。

　　老子曰：「上士聞道，勤而行之。」陸游亦言道：「紙上得來終覺淺，絕知此事要躬行。」相信讀者們實踐後，可發現更多的有效臨床應用。

臨泣中大白　謹誌

初稿　2018年02月19日

四稿　2023年09月10日

$\mathcal{C}$ontents 目次

Part.1　針灸經絡和巴赫花精軌道之間的關係

Chapter.1 中醫針灸的基礎原理

Chapter.2 巴赫花精療法與針灸經絡

Contents 目次

Contents 目次

獻給　巴巴吉[*]

---

*Mahavatar Babaji，十九世紀末、二十世紀初的印度瑜伽士及上師。

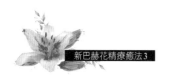

致謝

在此，我致上誠摯的感謝給所有協助完成本書的人，尤其是在本書的基礎工作上支持過我的所有工作人員。特別感謝我的同事赫穆·維德（Helmut Wild），他提供了精闢的見解與思想上的啟發。感謝我的女同事馬汀娜·葛雷芬（Martina Gräf），她孜孜不倦地協助我們研發色彩共振法，研發過程中有時需經歷一系列極為艱辛和敏感度極高的測試，沒有這些測試，無法研發出以巴赫花精軌道為基礎的色彩療法。

我同時要感謝我的同事赫爾曼·宣艾禧（Hermann Schöneich），感謝他提供有關針灸經絡心理背景的寶貴信息。感謝安薩塔出版社（Ansata Verlag），以及插畫家羅伯特·維基（Robert Wicki）與我們的合作。

感謝我的家人在完成此耗時耗力的著作期間，給予我的耐心與體諒。最後，更要感謝伊索托普出版社（Isotrop Verlag）為本書重新編寫的新版，並感謝鄔福特寧（Sven Uftring）耗費許多心力為本書進行修潤及重新掃描圖片。

前言

　　愛德華・巴赫醫師（Dr. Edward Bach, 1886-1936）認爲自己的使命是：發展出一種方法能夠排除潛藏於生理病痛背後的心靈因素，而此方法最終能讓疾病消失。爲此，他離開醫學的傳統道路，也背離自然療法和同類療法，甚至放下了自己所研發的「巴赫病理製劑」——其卓越的療效，被當時他的同事們譽爲具原創性的製劑。

　　巴赫醫師研發的花精療法，在今日被當成只是一種使心靈和諧的輔助性治療，用以輔助其它如針灸或同類療法的自然療法，但這個輔助性的角色相較於愛德華・巴赫醫師在療癒上的巨大成就，顯然令人費解，也不符合巴赫醫師的初衷：「用無毒的花精治療疾病的原初病灶，並盡可能地將疾病排除。」

　　不過目前廣爲人知的巴赫花精療法應用形式，無法消除所有的不適症狀，尤其當干擾已深入至能量系統或粗身體（肉體）的器官，因此我認爲拓展巴赫花精的系統是當務之急，而將華人的針灸經絡學說納入巴赫醫師的花精療癒上，爲我們開啓了完全嶄新的可能性，同時讓我們對巴赫花精軌道[1]有更深刻的理解。以下兩份臨床觀察，促使我找出將這兩種方法結合的可能性：

　　・在服用一整條花精軌道，也就是服用同一條軌道的溝通花精、補償花精、失調花精複方時，經常會出現一些反應。當時我們無法用巴赫花精療癒的理論來解釋，卻可以用針灸經絡及同類療法的理論來理解，這讓我們有了以下的猜測：通往身體能量系統的通道如同密碼鎖的作用，一旦我們輸入正確的一整套組合，也就是使用同一個軌

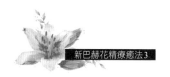

道的三種花精，那魔術般的轉化器便被開啓，花精提供的訊息就能直達能量系統。當時我下了一個結論：花精的頻率原本只作用於心靈層次，現在可能也對能量層面與身體的調節系統產生影響。

　　‧我們明顯地看到，中醫十二條經絡中的一些經絡，正好與十二條巴赫花精軌道有明顯的共同點。

　　受此啓發，我的同事赫穆‧維德與我便開始有系統地研究服用一整條花精軌道所產生的現象，其根據的理論基礎，便是我發現的巴赫花精軌道與經絡之間的關係。在這段時間常出現令人感到不舒服的驚喜，例如極度嚴重暝眩作用（extreme Erst-verschlimmerungen）*，這在巴赫花精治療上並不尋常，原先早就調整好的內在衝突又再次浮現於意識中，有時痛苦程度甚至和當初問題剛出現時一樣嚴重。此外我們也觀察到，儘管服用了正確的花精，負面的情緒仍舊持續惡化，但這種反應通常只會出現在同類療法的治療上，像是服用橄欖與鳳仙花後，橄欖的狀況改善了，但是將鳳仙花、橄欖與橡樹一起服用後，橄欖的狀況卻持續惡化，其中有位個案的身體甚至徹底虛脫無力。

　　當時我倆各自在自己的診所工作，分開處理這些問題，甚至各有各的不同切入點，卻得到了相同的結果。

　　發現**月線****後，我找到了證實我們的假設正確無誤的有力證據，也找到了巴赫花精軌道與經絡之間的「接縫點」——類似「中繼站」的概

---

*校註：好轉之前的惡化症狀。

**請參考本書第一部第三章〈月線〉。

念——並可以由此處直接進行治療。事實證明，這種治療方式比中醫針灸經絡簡單得多，但其效果絲毫不遜色，再加上此療法還提供了另一種操作方式：可以透過徒手測試壓力點來診斷巴赫花精軌道，也可以利用指壓、色彩照射或服用同類療法藥物來處理這些月線點，**一併**治療負面的心靈構念與其造成的能量上影響。

我們研發出來的**色彩共振法***，也驗證了「巴赫花精軌道月線點」與針灸經絡之間的關係，這些反應都揭示了：巴赫花精軌道與針灸經絡，到頭來是將一個相同原理表現在兩個不同的振動頻率上。

由此我們得出了以下結論：巴赫花精軌道服膺中醫針灸經絡的法則，同時遵行陰陽原理與五行理論，由此衍生出**花精軌道之間的相互關係**，創造了以全花精軌道組合進行治療的方式**，並且使得花精治療的效果大幅提升。這種新的治療方法對於治療難治性疾病有很大的幫助，特別是對象為兒童時，本書第二部將有更深入的介紹。

---

*請參考本書第一部第二章第一節〈巴赫花精軌道與針灸經絡系統的共同性〉。

**校註：全花精軌道組合＝兩條巴赫花精軌道加上一個外在花精。

道生一，
一生二，
二生三，
三生萬物，
萬物負陰而抱陽，
沖氣以為和。

老子《道德經》[2]

Part.1

針灸經絡
和巴赫花精軌道
之間的關係

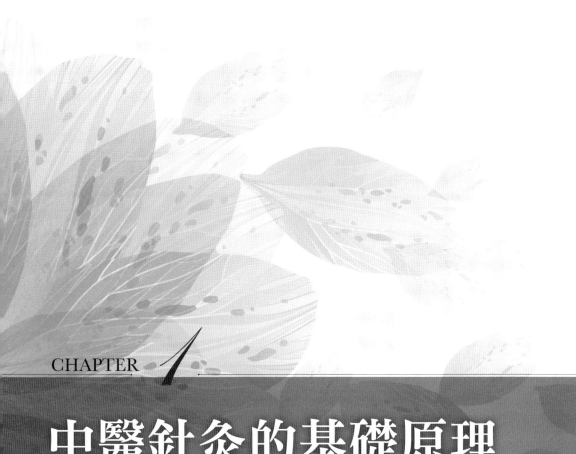

CHAPTER 1

中醫針灸的基礎原理

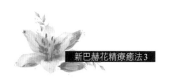

1. 歷史

在中國挖掘出來的石針，是人類使用針作為醫療用途的最早證據。這些石針部分出土於傳說中的黃帝時期，根據傳說，黃帝生於西元前2698年，卒於西元前2598年。古老的中醫典籍《黃帝內經》被認為是黃帝的作品，而根據史料，黃帝被派遣的任務是對針灸進行系統性的研究。下列這段引言是《黃帝內經》裡，黃帝與他的私人醫師岐伯之間的對話：「余欲勿使被毒藥，無用砭石，欲以微鍼通其經脈，調其血氣，榮其逆順出入之會。令可傳於後世，必明為之法，令終而不滅，久而不絕，易用難忘，為之經紀，異其章，別其表裏，為之終始。令各有形，先立鍼經。願聞其情。」（我不願意只使用草藥或砭石來治療人民，希望用細小的針促進血液流動及氣血循環。我希望這樣的治療方法能夠傳給後世子孫，以研發出一個明確的針灸治療方法學。）[3]

最早出土的金屬製針灸針，來自西元前200年皇室家族成員的墓穴[*]，其中有四支金針與五支銀針；而第一部年代可考、且有系統的教科書是《針灸甲乙經》，出自西元第三世紀，其作者皇甫謐生於西元215年，卒於西元282年，這部經典羅列出649個穴位，並描述針灸的技術。其它較此部經典年代更久遠的史料，由於殘稿在後世才被集結成冊，成書遠在其被編寫的時間之後。

關於針灸治療，確切的歷史源頭已不可考，早灰飛煙滅於史前時代，我們推測發現針灸的過程可能是這樣的：

---

*譯註：此處指西漢中山靖王劉勝及其妻竇綰之墓，位於河北省保定城西北21公里處滿城縣陵山。

　　石器時代的人類不認識我們所認定的醫學，不只對身體的內在結構一無所知，對器官的作用更毫無概念。他們在處理疼痛時，只知道使用雙手，也就是將雙手放在受苦者身上用以緩解疼痛。「在身體疼痛處的**特定部位**加以觸摸、推揉或按壓後，疼痛感竟然會降低，這種現象必定引起人們的注意；但他們又發現到，不是每一次都有效。那麼除了雙手外，還有什麼東西可以拿來用呢？想當然爾，就是石製的工具與石頭碎片了。總之，當有人痛得受不了到恨不得死掉，而雙手又起不了作用時，便拿起這樣的石頭碎片按壓或刺入疼痛的部位，好讓疼痛的惡魔可以去別的地方，就可以不那麼痛了。」[4]

　　在許多情況下，這種方式足以緩解疼痛，然而有些疼痛非常頑強，所以人們最後想出一個方法：探測身體，找到對按壓同樣有反應的其它部位，這樣或許對緩解疼痛也會有效。就這樣，人們發現了一些穴位，而且這些穴位還可以影響身體上較遠處的其它部位；後來他們更進一步確認了，在患有相似疾病的其他人身上，這些穴位也同樣有效。日積月累下來，疾病症狀和特定穴位間的關係逐漸建立，並邁向系統化的發展。

　　最後，人們發現針灸穴位與器官及身體功能之間的關聯，他們清晰地認知到，歸類於同一個臟腑的所有穴位，剛好就位在一條假想的線上，這些線在後來被稱作「經絡」，而依此發展出的**症狀導向的針灸（symptomatische Akupunktur）**，成為當今針灸治療中最廣為流傳的形式。

　　隨著時間推移，道家的思想寶藏也被納入針灸的學理中。老子是道家的代表人物之一，相傳他出生於西元前400年的春秋末期，由他撰寫的《道德經》分為上篇〈德〉與下篇〈道〉，此書為道家的精神基礎，不過《道德經》的成書可能比我們猜測的還要古老，因為在考據

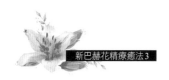
眞正的創始人時，黃帝這個名字就已經出現了。不僅如此，《黃帝內經》也包含了道家的思想。總之，針灸受到道家學說的影響，漸漸發展出理論綱要，此綱要——以道家哲學的圖像性象徵語言爲基礎——讓身體內複雜的調節過程變得容易爲人理解，同時還能藉此精微地診斷疾病，並進行治療。

這針灸理論的哲學基礎，在現代自然療法中被稱爲能量學，至今仍然有效，不僅如此，它還能解釋巴赫花精軌道之間的關係。在接下來的篇章，我們將仔細闡述其中的道理。

2. 陰陽

有物混成，先天地生。寂兮寥兮，獨立而不改，周行而不殆，可以天下母。吾不知其名，字之曰道。[5]

這是《道德經》第25章的內容，用德文直譯「道」會譯成「道路」，但實際上，老子認爲道是宇宙之根源，超越時間與空間之外，無性無體，無法理解，無法觸及，甚至無法命名，故曰：

道可道，非常道。名可名，非常名。無名天地之始，有名萬物之母。[6]

道創生了一，一生成了陰陽兩極的相對力量，萬物由此而生，整個宇宙也基於此兩極性，如果缺乏了涵容陰陽的兩極力量，無物可生成。在陽極當中，有屬陰極的部分，在陰極當中，也有屬陽極的部分，一如下方的太極圖，上半部的黑色區塊象徵陰，白點象徵陽，而下半部象徵陽的白色區域中，也含有象徵陰的黑點。從這兩極當中分裂，生成了「三」（老子並未對此做進一步的定義），而「三」生成萬物，萬物之內懷抱著兩極。這兩種不同屬性的力量如能平衡運行，

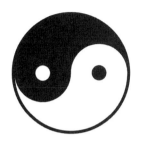

圖1　太極陰陽圖

「道」便呈現，形成了太極（如圖所示），是一切和諧的基礎。

　　《道德經》第42章：「道生一，一生二，二生三，三生萬物。萬物負陰而抱陽，沖氣以爲和。」[7]蘊涵著道家思想的精髓，並形成中醫針灸理論的基礎，此一理論所根據的首要原則，基本上是不言自明的學理，由以下四個重點所組成：

（1）宇宙中的一切皆具二元兩極性

此處是地 — 彼處是天

此處爲下 — 彼處爲上

大地有止盡 — 虛空與其上之物是無止盡的

大地是可見的 — 天與空氣是不可見的

上方是太陽與溫暖 — 下方是大地與寒冷

地心引力 — 離心力

負電 — 正電

乾 — 濕

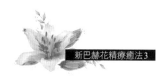

我們可以無止盡地列出這些二元性,宇宙間四處可見,大事如此,小事亦然。[8]

這裡提到的二元兩極性力量以「陰」和「陽」代稱,並由此分別萬物,例如女性、被動原則歸類於「陰」,男性、主動原歸類於「陽」等。整個肉眼可見的世界,包含我們的身體,都可歸類成這兩類,以下表格清楚地闡明陰陽兩極:

陽屬性	陰屬性
男性	女性
施予性原則	接納性原則
太陽	月亮
意識	潛意識
理性	感性
天	地
白晝	黑夜
光明	黑暗
熱	冷
動	靜
活動性	**結構性**
向心力	離心力
收斂性	發散性
過多	過少
身體過度活躍	活力不足

（2）兩極性提供了運轉與變化

地球的自轉和公轉讓日夜交替，春去夏至，秋過冬近。水以降雨的形式落至地面，涓涓細流、溪流與河流聚集形成了海洋，然後蒸發，上升到天空後再化為雨，藉此完成全部的循環與轉化。人也是如此，有著出生、青年、老年與死亡等不同的階段，而根據兩極性的法則，這些變化階段只是其中一個面向；死後發生的事雖無人知曉，但也遵循著相同的法則。

下面這張圖呈現出這種變化觀：

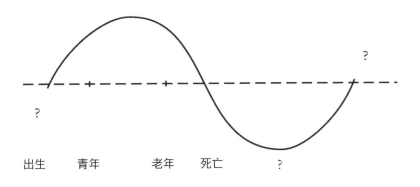

圖2　兩極的運轉與變化

（3）兩極存在著力量，活力從中展現

兩極之間存在著一種張力狀態，此狀態代表一種包含了移動趨勢或變化趨勢的能量。因此，兩極之間的張力狀態，創造了所有對立兩極間交流的可能性。

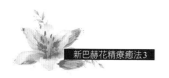

（4）原始力量存在於宇宙中

原始力量使所有的現象得以發展，無論是宏觀宇宙或微觀宇宙。一粒種子落於泥土裡，天空中溫暖的太陽力量讓種子能夠發展原始力量，並紮根於大地，它從泥土中接收大地的能量，足夠後便從土裡冒出嫩芽，接著，這株植物接收了光與熱，也就是能夠進一步發展與成熟的「宇宙」能量。[10]

人類作為宇宙的一部分，也受到這些法則的約束。人站在天地之間，從上面接收到天的陽氣，並將之回饋給大地；從下面接收大地的陰性能量，將之傳遞到天空。這兩極力量不斷交換，宇宙與地球能量的相互作用與轉化，使生命得以存在。

人類的身體擁有下列的能量來源：

遺傳能量：等同於我們的原始能量，也就是先天之氣（konstitutionelle Veranlagung）。在父精母血結合的那一刻，我們獲得先天之氣，它幫助我們能從周圍環境吸取其它的能量。先天之氣的枯竭意味著死亡，它既不能從外部補充，也無法以任何方式替代。

食物能量：等同於我們由「大地」獲得的能量，透過將食物的物質性質轉為能量的性質，我們獲得此一能量。經由選擇特別的食物和特別的飲食方式，可以加強這種能量。

呼吸能量：它是我們從「宇宙」獲得的能量。這裡指的不只是從環境中吸取氧氣，也指透過呼吸所吸取的精微能量；其他文化中也有這樣的概念，例如在印度，人們稱它為「普拉納」（Prana）。透過有意識地呼吸練習，可以增加它們的比

重。

防衛能量：從食物能量和呼吸能量中而來。特定的營養攝取或特殊的呼吸練習可以增強抵抗力，提升我們對疾病的免疫能力。

兩性之間的能量：此能量產生於不同性別的人相遇所引起的張力狀態，它完全基於兩極之間的緊張狀態，並且必須透過另一極的存在而產生。約翰尼斯·畢斯可（Johannes Bischko）十分生動地描述這股能量：「爲了清楚地說明，讓我們想像這種現象出現的狀況：有幾位紳士坐在火車車廂裡正無聊地要命，然而當某位女性走進入車廂——她不一定要很年輕或很漂亮——整個情況立刻發生變化。你可以看到能量確實流入這些人，讓他們的態度改變了。」[11]

這些能量加起來構成了人類的生命力量，也稱之爲氣（Chi）。它們是兩極性的，有陰性的部分，也有陽性的部分，這股能量流動於經絡中。

3. 經絡

中醫將身體器官分爲兩類：

腑（原譯：工作器官）：這些器官的功用爲輸送及消化飲食，消化從外界攝取的物質，並且排泄無法同化的物質（即糟粕）。由於它們符合主動性的原則，所以屬於陽。

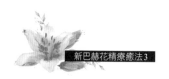

臟（原譯：儲藏器官）：它們的任務是吸收食物中的營養，並加以儲藏與分配。由於它們的功能符合被動性的原則，因此屬於陰。

每一個屬陰的器官（臟），都會有一個屬陽的器官（腑）與之互補，兩者在功能上彼此補充，共同組成一個功能性的配對，例如：腎臟／膀胱系統。膀胱的功能為主動的排泄過程，腎臟的任務則是在一個緩慢、被動的過程中，過濾已被初步使用過的物質，並再度吸收其中剩餘的營養（校按：此一「功能性的配對」，中醫稱作「互為表裡」）。

當一陰一陽的器官共同運作形成一個功能性的配對時，太極的象徵便顯露出來：陰陽兩極性並非以無法調和的對立面出現，而是以整體中兩個本質不同的陰與陽面向，呈現出二元性，其中一方是另外一方的補充。[12]

根據太極的原理，每個屬陰的器官也有屬陽的部分，反之亦然。如果這些部分都能平衡運行，相關的器官就能正常運作，假使出於某些原因，這兩部分力量的比例受到干擾，就會導致功能失調。倘若陰陽失衡的情況非常明顯或長久失衡，相關的器官便會出現功能障礙；而如果受干擾的狀況無法解決，就會形成疾病。這兩部分的力量如有一方消亡，其功能也會因此中止。中醫針灸的主要理論便以此特性為根據，**將疾病理解為「陰陽兩極能量的失衡」**。

身體內部的器官都可對應於分布在身體表面的穴位，古人將這些穴位串連成假想中的線並稱之為經絡，人們的生命能量就在這些成對的「經脈」（Gefäß）中流動著，同時貫穿器官組織。沿著循行路線，經脈不僅和相對應的器官有所連結，也和互為表裡的另一條經脈所對應的器官產生關連*；而所謂的「絡脈」（Lo-Gefäße）則形成能量的橫向連接。也就是說，橫向流動的絡脈連結了互為表裡的經脈，而縱

向的經脈則沿著經絡的循行路線流動，並且匯聚在經脈所屬器官的深處。

我們可以將穴位想像成閘門，必要時能量可以借助它流動到另一個能量通道中。穴位的意義是如此引人注目，貴朵·費雪（Guido Fisch）舉的另一個比喻，將其功能與特性非常中肯、鮮明地表達出來：「這些華人所發現的穴位，大多位在肌腱或肌肉間的微凹處，又或者在骨骼的凹陷處。它們就像運河系統中用來升降船隻的船閘，當一個人很健康，他的能量會不斷地在身體深處流動著，同時經由這些穴位到達表面（即外部），並透過這些穴位而影響身體的健康狀態。」[13]

由此可知，這些循行全身的經絡還有其它功能，它們不僅影響著歸屬於經絡本身的器官，也影響著所有位於其循行範圍內的器官與組織，例如大腸經的循行路線會影響到食指、手腕、手肘、三角肌、肩關節及鼻子。

除此之外，身體的功能、組織與感官器官，也概括在互為表裡的經絡的作用範圍內，並以五行加以劃分，比如「木」元素以肝經和膽經為代表，影響肌腱（Sehnen）、肌肉（Muskeln）、眼睛與指甲；「水」元素則對應腎經與膀胱經，影響骨骼、耳朵和頭髮。本書第二章將詳細介紹五行所對應的情緒和巴赫花精軌道之間的關聯。

在一天的二十四小時內，生命能量——氣——以能量波的形式流經全身，乃至所有經絡。每條經絡在特定的兩小時（一個時辰）內會被最大量充滿能量，承受負荷。若屬於該經絡的器官有功能失調的現象，其病症也會在這個時間裡特別明顯或嚴重。

---

*校註：「互為表裡」指的同一個五行元素中，陰臟和陽腑的配對，例如火元素中，手少陰心經配手太陽小腸經、手厥陰心包經配手少陽三焦經。

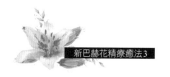
當一個人處在陽的狀態（Yang-Zustand，也就是能量過於旺盛），
會於經絡或其所屬器官上出現不安、緊張或疼痛的狀況，例如典型的
肝經陽亢者會在半夜一至三點間醒來，而且之後就很難再入睡；又或
是這個人的膽經能量過度旺盛時，則會在半夜出現膽囊絞痛的問題。
凌晨三到五點是肺經主要運行的時間，這時容易出現氣喘症狀也是基
於同樣的道理。

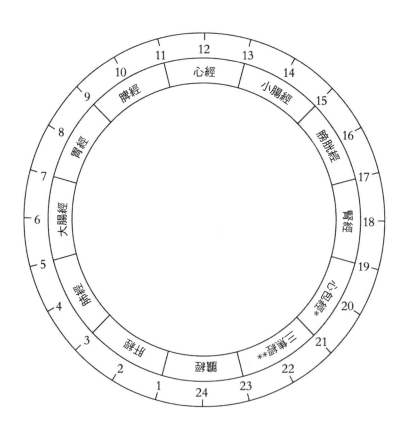

圖3　十二經絡時間表

陰的狀態（Yin-Zustand）剛好相反，大多呈現出虛弱的徵象。一個人的膀胱經如果呈現出能量極度缺乏的狀態，他可能每天下午三到五點間會容易覺得疲累，甚至得躺在床上不可；倘若脾經與胰經處在陰的狀態，那他常常會在早上九點到十一點間做事很沒效率，而且會很想要吃點甜食來提振精神。

對於新巴赫花精治療來說，這個十二經絡時間表（請見圖3）特別有意思，透過針灸、經絡與新巴赫花精軌道相對應之處，它能對受干擾的軌道提供明確的指引。

4. 五行

五行的原理構成了中醫針灸學最重要的部分，它讓我們理解身體的能量運作過程。由於疾病被定義為能量的錯誤分配，而且這種能量根據非常特定的規則在體內循行，因此為了治療上的考量，我們必須想像有一幅類似地圖的圖像，它標示出上述這些狀態，同時顯示了生命能量流動以及需要考慮的所有規則。這幅呈現真實能量現象的假設性圖像由五行理論所形成，根據這套理論，大自然中不管是有生命或無生命的，一切都由五種元素組成：火、土、金、水、木，這些元素代表了在整個宇宙中發揮作用的秩序性力量：「所有生存在微觀世界和宏觀世界的一切事物，所有一切會變化、改變與運動的事物，都

---

*中醫賦予心包一個專屬的經絡（參閱本書第152~156頁），該經絡掌控的功能有：心臟的壓縮、控制血液在全身的分配，以及一些賀爾蒙的功能。

**三焦經是一條純粹功能性的經絡，並沒有對應到任何實質器官。

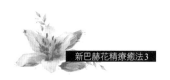
需要這些秩序性的力量才能存在，包括那些看似沒有生命的，例如岩石、礦石、沙粒、空氣，以及所有我們看得見或看不見的東西。簡單地說，所有一切存在的東西都不是死的，而是處在不斷變化的狀態。岩石和石頭會風化，毀滅的森林經過很長一段時間後會逐漸萌發生機。」[14]

除了所有物質都可歸類於這五種元素，季節、顏色、氣味、味道與感覺也可以如此歸類，但五行元素不該被理解成固定的概念或原則，它們只是生命過程、運動傾向、轉化狀態和自然界變化的象徵。[15] 至於這樣的轉化過程是以什麼方式進行，又是遵循何種法則，答案可以從下面的**轉化循環**看出。這張圖說明了不同元素間的交互作用：它們之間的「相生」關係（以順時鐘的弧形箭頭表示），以及「相剋」的關係（以圓環內的直線箭頭表示）。

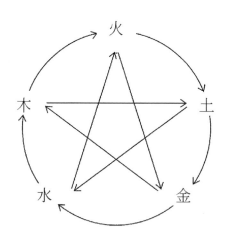

圖4　五行的轉化循環（生剋）圖

轉化的循環

相生循環：

火燃燒物質後產生灰燼，灰燼形成了土，金屬和水存在於土中，這讓樹木得以生長並產生木材，從而爲火提供燃料。

相剋循環：

火會毀壞金屬（熔化金屬）；金屬破壞木材（用斧頭砍伐樹木）；木材破壞了土地（樹木的生長擠壓土地）；土會破壞水（土能阻擋水）；水可以滅火（澆熄撲滅火）。

五行以儲藏器官（五臟）爲前提，而各自歸屬於共五種互爲表裡（亦指臟腑）的功能性配對。這種劃分是將各個器官的功能的象徵意義，與五行在大自然界所代表的特色相對應，葛哈·維區（Gerhard J. Wertsch）如此說明：

「這樣的分類是有道理的，例如**木**作爲樹木時，它象徵著生發及物質的生成，而肝臟的功能之一就是合成蛋白質，所以肝和木就配對在一起。此外萬物生長也在春天，所以春季也歸屬於木元素。

當我們想到**火**，很自然地心中會浮現出與溫暖有關的意象，而心臟主管血液循環，血液循環良好的有機體是溫暖的，血液循環差的有機體是寒涼的。同理，夏天也因其炙熱屬於火元素。火是最強大的元素，人體有一對同源器官屬於火元素，一個是作爲『君火』的心，它是屬陰的器官；另一個是被稱爲『相火』的心包經，它也是屬陰器官。

土吸收所有死去的東西，並保存所有物質的最終產物。脾臟也具備有這樣的特性：它分解與儲存。對應到土元素的季節則是夏末。

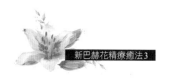

　　與強度、硬度和防衛等概念有關的屬**金**，華人認爲呼吸也具有這樣的特性，其中肺部掌管呼吸，構成了身體的防衛能量或是讓身體準備好自我防衛，因此肺屬金。一年之中，人體最需要發揮這種防衛力量的季節是秋天，所以秋天是金元素的季節。

　　至於**水**元素，我們可以直接聯想到的器官就是腎，它掌管著身體水液的代謝與排泄，而與水對應的季節是冬季。」[16]

　　以下是五行和與之對應的經絡、器官的相生相剋圖。

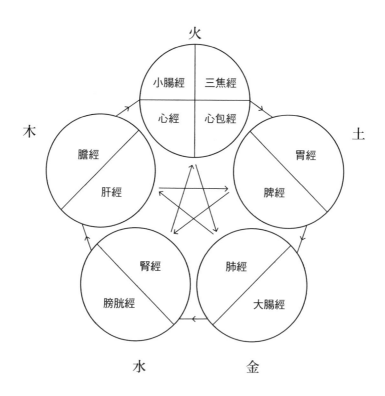

圖5　五行，和與之對應的經絡器官生剋圖

轉化循環

　　體內的破壞性循環（相剋循環）也稱爲**控制循環**，此一術語更精準地描述了它的功能。五行中的每個元素會調控屬於它的器官，如果某個元素的運作失常——例如生病了——那麼與之相應的器官也會出現功能失常，倘若一直持續一段時間，器官可能會有嚴重的病變。於此基礎上再加入五行的生剋關係，由此便導致了總總交互作用，而這些交互作用正好能解釋西方醫學中難以清楚說明的部分，例如腎臟與高血壓的關聯，即是因爲水元素影響了火元素。

　　然而，若某個元素過於強亢，也會對原本剋它的元素出現「反剋」的情況，中醫稱之爲「反侮」（或反辱），這種情況下，本應爲剋的元素其所屬器官會跟著生病。「例如，若氣喘是因爲肺處於陽亢狀態造成的，以五行的概念來說就是金能量過度旺盛。一般情況下火剋金，但當金過旺反侮了剋它的火，火的能量就無法正常運作，進而使心臟出現問題——這點正是經常伴隨氣喘出現的症狀。」[17]

　　圖5是以「古典經絡穴位學」進行治療的重要關鍵，與「症狀導向的經絡穴位學」不同，「古典經絡穴位學」並非依據疾病症狀制定治療方式，而是探查何處能量失衡來進行治療。正常情況下，能量會沿箭頭的方向傳輸，受到干擾的能量只能透過圖中所示的方式來加以平衡。

　　這些規則構成了巴赫花精軌道之間關係的基礎，當我們透過給予一整條花精軌道來刺激某一經絡，勢必會引發遵循這些規則的一連串反應。

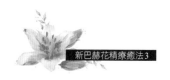

5. 疾病的內因與外因

中醫的針灸學將外來的影響力視為引發疾病的「外因」，並將負面情緒視為引發疾病的「內因」。幾千年前，中醫就已創造出精細分化的身心醫學，簡直超前不知多少，實在令人讚嘆不已。

對我們來說，**疾病的內因**最為重要，因為內因與巴赫花精的療癒息息相關。基本上，我們可以把情緒分別歸類到五種不同的元素中：

1. **恐懼**（Angst）：恐懼屬於水元素。「恐懼傷腎，虛弱的腎代表了恐懼／膽怯不安／憂心忡忡（Ängstlichkeit），許多腎氣虛弱的人容易有這些反應。」[18]

2. **憤怒**（Zorn）：憤怒屬於木元素。「每一次大發雷霆都會削弱肝臟的能量，長此以往會慢慢形成嚴重的疾病，例如膽結石的形成多導因於此。一再爆發的憤怒甚至可能引發黃疸，而某些人之所以突發中風也是這個原因。」[19]

3. **憂思**（Grübeln）：太多的思考（Nachdenken）及憂慮會影響到土元素。「擔心／憂慮（Sorgen）傷脾，同時會產生與脾功能相關的疾病（原註：與脾經、胰臟的功能相連繫的經絡是胃經），也就是消化功能不佳。胃部的發炎經常導因於擔心或憂慮，此擔心或憂慮不僅與實際上的擔憂有關，也和患者本身應對事物的方式有關。許多人習慣擔憂所有事情，他們得花一些功夫才能脫離這樣的病態循環：**一方面擔憂會傷脾，另一方面，虛弱的脾會讓人更容易擔憂。**」[20]

4. **悲傷**（Traurigkeit）：悲傷屬於金元素。貴朵‧費雪這麼說：「悲傷傷肺，悲傷是造成肺部疾病的最主要的原因之一，許多有肺疾的人由於悲傷過度而生病。然而肺氣不足也會導致悲傷的情緒湧現，我

們在臨床上一再看到,當憂鬱狀況出現時,患者的肺經有明顯的虛弱現象…。」[21]

5. 喜悅(Freude):喜悅影響火元素。「過度的喜悅會傷害心,這情況大家應該都聽過:某人在奮力工作時感覺還滿健康的,然而一旦放鬆下來,例如去渡假、吃午餐或慶生,卻突然心臟病發作。」[22] 過度且強烈的情緒會消耗火元素的能量,長期下來人也會變得虛弱。

急性的驚嚇與**病態的驚恐**狀況也屬於過度激烈的情緒之一,因此也屬於火元素。至於慢性的恐懼,則是屬於水元素。

缺乏火元素的能量會造成缺乏喜樂,其結果就是憂鬱。它與屬金的悲傷不同,屬金的悲傷通常是性格中原有的憂鬱,我們也可將其理解為「人在生離死別時所感受的情感」[23];至於「心鬱」則是因為缺乏生命豐沛的喜悅而導致的。

至於**外因**則包含了氣候的影響,同樣也可歸類成五種元素:

1. 風—傷木
2. 暑—傷火
3. 濕—傷土
4. 燥—傷金
5. 寒—傷水

如果這些有害的外在影響只在表面上發揮作用,只會讓身體出現輕微的失調和一些無傷大雅的不適症狀;然而若侵入內裡,或是傷到主要的經絡、甚或其所屬的器官,就會引發嚴重的疾病。

不過,即便外在的影響會讓人生病,心靈狀態依舊扮演著十分重

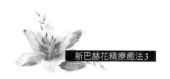

要的角色。葛哈・維區指出：「我們必須同時顧及。內因引發的傷害會減弱人整體的免疫力，反過來，這也會讓外在的（宇宙性的）影響力得到更容易侵入的機會。」[24]例如：一顆「曾被極大恐懼傷害過」的腎臟，與未曾經歷過大恐懼的腎相比，前者對寒氣的反應就會敏感得多。在這點上，巴赫醫生的觀點與中醫的針灸理念是一致的，而且這一致性是如此明顯。

除了外因和內因，還有**其它的病因**，中醫文獻稱之為「不內外因」（原譯「中性病因」），包括了：

- 錯誤的飲食
- 過度疲累
- 縱慾
- 受傷
- 中毒
- 寄生蟲

然而不論病因為何，曾因負面情緒而受到傷害的器官，遠比「健康」的器官更容易生病，這點在中醫看來是毋庸置疑的。

CHAPTER 2

巴赫花精療法與
針灸經絡

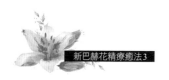

1. 巴赫花精軌道與針灸經絡系統的共同性

　　針灸經絡與巴赫花精軌道的歸類，部分是根據兩者間明顯的對應關係，例如我們可以清楚看到，溝酸漿花精軌道屬於腎經（恐懼與腎相關），而將龍膽花精軌道歸於胃經也很符合邏輯，因為在德國的文化裡，胃也屬於「擔憂性的器官」。

　　然而許多案例中的狀況，並非如此簡單明瞭。從中醫的角度來看，疾病的內因被歸類為一個整體元素（五行之一），因此有兩條經絡歸於一元素，甚至有四條經絡同屬火元素*，但在針灸經絡的學說中，並沒有清楚指出哪部分情感（以及與之相對應的巴赫花精軌道）歸屬於陰，哪部分情感屬於陽。雖然可以透過器官的功能作為參考（比方膀胱：放下—矢車菊；肺：讓某人無法呼吸—菊苣），但畢竟不是出自中醫經絡系統，其中可能有所誤解，由我在直觀下所找到的相關性，更需要加以客觀地驗證。

　　透過彩光照射在針灸穴位上的實驗，我終於成功發展出一套有實證的操作程序，而這個方法奠基於千年以來眾所周知的事實，那就是：彩色的光具有治療的效果。

　　現代生物光子研究已經證實了這個古老療法的確有效。透過物理測量，這個研究證明細胞間彼此交換光脈衝。「生物光子」（Biophoton）的強度取決於細胞的功能是否良好，細胞的功能越受到干擾，它的光發射（light emission）強度就會越高。一些自然醫學治療的方式，例如給予病患同類療法的藥物或刺激穴位，會讓生物光子的

---

*校註：即心經、小腸經、心包經、三焦經。

活性立即產生改變，而使用彩色的光照射在皮膚表面——特別是照射在穴位上——也能夠得到明顯的效果。最近已有人推測皮膚中有光感受器，若果真如此，我們或許可將疾病定義為「色彩上的缺損」。

在這樣的前提下，有人開始嘗試利用克里安照相術（Kirlian-fotographie）將單一細胞的色彩光譜拍攝下來，並從中診斷出缺乏的色彩；但我的實驗採用了一種完全不同、較不科技取向的方法。我與我的女同事馬汀娜‧葛雷芬一起進行實驗，而我直接檢查身體表面的穴位在接受不同色彩的照射後，氣場出現怎樣的變化。實驗後我們確定了，每個穴位只有在受到某種特定色彩照射時，才會引起氣場的變化，而且同一條經絡上的所有穴位都對應相同的色彩，也就是說，每條經絡歸屬於一種特定的色彩。此外，透過這個方法還可以檢視經絡循行的路線。

如果我們在一個穴位上照射屬於它「自己的顏色」，此時身體會散發出一種敏感的人可以感受到的能量，這種能量的發散會一直持續到色彩上的缺損被補足為止，之後身體就不再接受任何能量了。由於這種反應顯然是基於共振特性，所以我將這個測試方法稱為**色彩共振法（Farbresonanzmethode）**。

我把色彩在針灸穴位上的測試結果，與色彩在我所發現的「巴赫花精月線點」*上所產生的反應進行對照，發現兩者之間完全一致。

在巴赫花精的皮膚反應區上進行測試，也顯示出同源反應。如果我們在一處受到干擾的區域上，照射該花精所屬經絡的色彩，此時氣

---

*請參考本書第三章〈月線〉。

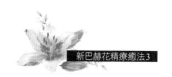
場*會瞬間發生反應，有時甚至受測試者也能感覺到，例如馬上感受到疼痛緩解下來。與此同時，**同一個花精所對應的其它身體反應區****，也會發生氣場上的變化（凹洞），偶爾會出現刺痛、搔癢甚至是疼痛的感覺。

　　我和同事赫穆‧維德也曾使用這個操作程序檢測皮膚反應區的身體地圖，方法是先在氣場上特意製造出凹洞，接著敷上巴赫花精將凹洞補起來，如此就能偵測出每個身體反應區所對應的巴赫花精。

　　在這段時間裡，我們透過自然療法的臨床工作，收集到許多巴赫花精療法和經絡學間彼此相關的案例，並發現許多能量層面上的干擾和考慮採用的花精之間，有著令人驚奇的對應關係，同時這些發現也證實了巴赫花精軌道所對應的經絡，以及外在花精所對應的五行元素。

　　對各種針灸文獻進行比較與研究後，以下章節所述的基礎逐漸浮現，並且我認為其中大部分都與傳統針灸理論有明確的一致性，此外也有許多案例驗證了我在直觀或臨床上發現的相關性。

　　我們將在接下來的章節中進行歸類、學習每條經絡的功能範圍，以及身體層面的知識，藉以更深入理解巴赫花精軌道。接著，我們會再次精簡地介紹花精軌道，並提醒讀者在比較花精軌道和針灸經絡時，記住最重要的症狀。在某些情況下，我們也會補充新的知識，此時請將重點放在：將**全花精軌道組合視為一個整體**，以這種觀察方式，從這個新視野出發，許多延伸出來的知識才可能因應而生。

---

*請參考《新巴赫花精療法2：反應情緒的身體地圖》（以下簡稱《新巴赫花精療法2》）第24頁以降。

**請參考《新巴赫花精療法2》第30頁以降。

2. 水元素

　　水元素在中醫裡具有關鍵性的意義。腎臟作為**遺傳能量**的所在處，「是從祖宗所遺傳來的所有物質的貯藏處*，這些天生體質透過傳宗接代與遺傳，不斷地傳承給後代子孫。」[25]「腎代表先天之精，受五臟六腑之精而藏之，是所有生命成就和生命力展現的先決條件。這種生命力量與能力表現在情志上，就是**意志力**⋯，先天之氣儲存於身體物質性的遺傳寶藏之中。」[26]腎的功能範圍若是缺乏能量，則會導致意志力薄弱。

　　潛意識和本能的機制，在這個具有強烈情感色彩的水元素當中，扮演著重要且優先的角色。「它們推動著帶有欲望與感受的肉體去實現自我。在這種**欲望性**和**催迫性**中，有一種意志能量，一種有意圖性的使命開展。」[27]此處所指的便是繁殖的本能，繁衍後代和遺傳都歸屬於中醫針灸裡的水元素，如果水元素的功能失調便會生病，例如陽痿，便是起因於水元素能量的匱乏。

　　水元素的另一個面向觸及了生活中的每個領域，這些領域與**穩固性**、**安全性**、**支持性**的特質有關，其範圍不只涵括身體層面，還包含心靈層面、甚至於社會層面。在身體上，與此相對應是**骨骼**，它們形成我們的**脊柱**與**骨架**，為我們的器官和組織提供支撐、穩固（例如頭骨與肋骨）及保護，並為我們提供運動的可能性。

　　水元素在心靈上的對應特質是：**堅定**、**恆心**和**信賴感**，如果水元素的能量不足，人會產生恐懼感、沒有安全感、搖擺不定、退縮不前

---

*校註：腎為先天之本。

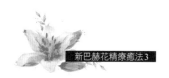

且羞怯內向。

當水元素受干擾時，最明顯的特徵是**恐懼**。通常與此相關的表現是微弱的聲音。沒有清晰構詞的呻吟或聲音被認為是水元素的表現。

與水元素相關的五官是**耳朵**，但指的不只是「**外在的聆聽**」功能，還與「內在的聆聽有關，也就是理解內心的聲音，並在生活中實踐。」[28]

「聽」可以說是「被動接受」的過程，因為我們無法像閉上眼睛一樣，能把耳朵關起來，但我們所聽到的聲音都由大腦處理及過濾，而這種「選擇性」的聆聽在睡眠期間尤其重要，只有那些我們必須立刻有所反應的聲音——比如危險逼近——才能跨越意識的門檻，否則就會出現睡眠障礙。

當然其它功能範圍（Funktionskreis）*的干擾也會影響睡眠，然而，我們整個神經的功能狀態特別與水元素有關，尤其與腎臟有關（腎主腦）。腎臟對應所有屬於陰性的結構性力量的功能**，此陰性功能展現「至高的現實感，也就是它能直接意識到當下，因此，功能運作正常的腎被視為是韌性與耐力的基礎和泉源，無論是在身體、精神或神經方面。一個人能承受多少身體上的勞累，甚至是痛苦，或者能承受多大的精神負擔和壓力情境、是否能**對極度的寒冷與燥熱不那麼敏感**，這與他的腎功能狀態有很大的關係。當一個人容易疲憊，或很快就心煩意亂，我們可以合理推測他應是腎氣不足。」[29]

---

*校註：此處指將身體五臟六腑的功能屬性特色，類比為大自然的五種元素：木、火、土、金、水。

**校註：此處應和「腎為陰臟，為陰能量之總承」的概念有關。

（a1）溝酸漿花軌

下列這幾個概念可勾勒出溝酸漿花軌的特色：恐懼、糾纏不放與空虛。在**溝酸漿階段**，主導性的要素是**恐懼**，而且是日常生活中具體、說得出的恐懼，例如害怕水、暴風雨、宵小入侵或搭飛機等等，此外大部分人同時也會**對外來的刺激**——比方熱、冷、高分貝的噪音、強光、他人的挑釁等——**有過度敏感的現象**。

溝酸漿狀態是一個高度內向的狀態，當事人通常性格孤僻，很少與他人談論自己的恐懼。然而，如果內心痛苦的強度太高，這種內向的行為就會變調，進入極度外向的**石楠階段**，也就是糾纏不放、非常需要有人能夠傾聽他們的悲苦。長此以往，這個行為漸漸演變成一種強迫性的性格，與他說話的對象變得毫不重要，最重要的是：有人聽他說話。

由於外在的世界無法給予這些人能克服恐懼的信賴感，他們只能夠在自己的靈魂深處試圖尋找，漸漸地，內心深處開始出現空虛感和一種好像缺了什麼的感受，然而因為他們沒有意識到這個通向**歐白芥階段**的空虛過程，這種空虛感就看似毫無緣由。這種毫無緣由的空虛感會造成抑鬱（Depression），它不受外在因素影響，無緣由地來，也無緣由地離開。其演變過程一開始是憂鬱（Melancholie）、對事物提不起興趣及毫無緣由的哀傷感（Traurigkeit），然後慢慢成為嚴重的抑鬱，中間還會突然出現無意義感、使人癱瘓的無力感，並引發完全喪失生命喜悅的感覺。進入這個階段的人們又重新變得內向，退出他們的生活圈，因為沒有任何事情可以帶來喜悅，唯一想做的可能只有睡覺。

出現這種狀態的起因，可能源自於幼兒時期的生命經驗，特別是

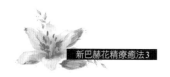

在小孩長時間與父母親分離時而產生的，例如因為生病必須住院*。以這個花軌為基礎的溝酸漿狀態，都是潛滋暗長、慢慢形成的，然後過程中由於外在情境未曾改善，致使恐懼不斷攀升。岩薔薇的狀態則與此相反，它產生得非常突然，是一種高度急性恐慌的經驗所導致的反應。

（a2）腎經

腎經起於腳底，在足底中線、足掌心前三分之一的凹陷處（校按：湧泉穴）。腎經從這個凹陷處向上延伸，經過腳掌內側到腳踝，再沿著小腿、大腿的內側繼續向上延伸，在腹股溝下緣的位置，它鑽進深處直達身體背面，並往上直達腎臟部位。接下來，它沿著內在路徑，向下通往膀胱，由此通往深處，再由下腹往上延伸，經由上腹以及胸腔，直到鎖骨的下緣為止，然後由此處又轉向深處，由身體內部直達舌頭根部。

腎經的一條內在分支，經由腎臟抵達肝臟；同時另外有一條分支從膀胱向上通往肝臟，穿透橫膈膜，經過頸部，最後也同樣地止於舌頭的根部。

在胸部的中央，腎經也有一條分支通向心臟，一條絡脈穿入到胸腔中心的深處，到達背面，並抵達第三胸椎的表面，最重要的溝酸漿反應區正是從此處開始。**

---

*請參考本書第281~287頁〈來自環境的影響〉。

**請參考《新巴赫花精療法2》第194頁。

腎經

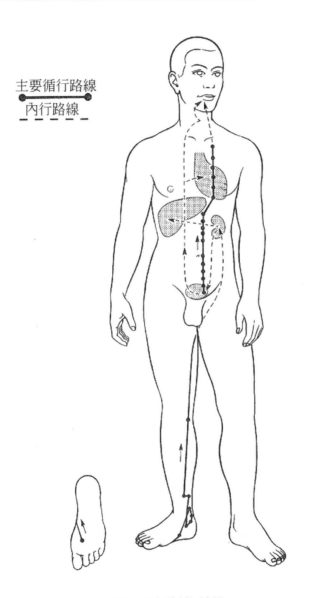

主要循行路線

內行路線

圖6　腎經的循行途徑

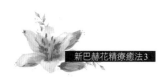

　　腎經在**身體方面的適應症**會從這條經絡的走向以及這條經絡影響範圍內的器官與組織上顯示出來，這些適應症主要有：經絡循行路線上的關節疼痛、雙臂與雙腿的麻痺現象、寒冷的感覺、下肢疼痛、有飢餓感卻缺乏食慾（典型的歐白芥現象）、心臟不適、咳嗽與氣喘。其中比較特別的是心絞痛，位於左邊的神封穴（N23）正好在石楠反應區上[*]，在這個區域，上述絡脈也進入到左側的深處。典型石楠類型的人經常有因焦慮發作造成左胸不適的情況，這不是因為冠狀血管狹窄，而通常是由於當事人的疑病症。

　　個別的經絡穴位會顯示出不同的**心理適應症**，下列症狀的後面，會以括號標示出所屬的穴位號碼。

溝酸漿症狀：

✳ 恐懼【湧泉穴（N1）、然谷穴（N2）、大鍾穴（N4）、腹通谷穴（N20）】

✳ 容易受驚嚇【照海穴（N6）】

✳ 失眠【太谿穴（N3）、照海穴（N6）、氣穴（N13）、四滿穴（N14）、俞府穴（N27）】

✳ 陽痿【四滿穴（N14）、腹通谷穴（N20）、橫骨穴（N11）、大赫穴（N12）】

石楠症狀：

✳ 不安【四滿穴（N14）、腹通谷穴（N20）】

---

*請參考《新巴赫花精療法2》第164頁。

❋ 激動【腹通谷穴（N20）】

歐白芥症狀：

❋ 無緣由地感到悲傷【太谿穴（N3）】

❋ 找不到理由，卻感到傷心或憂鬱【商曲穴（N17）】

❋ 失眠【太谿穴（N3）、照海穴（N6）、氣穴（N13）、四滿穴
  （N14）、俞府穴（N27）】

❋ 冷漠【照海穴（N6）】

❋ 渴望死亡【商曲穴（N17）、神藏穴（N25）】

❋ 努力想要退出人群，封閉自己【大鍾穴（N4）】

❋ 極度疲累【湧泉穴（N1）、太谿穴（N3）、復溜穴（N7）】

❋ 嗜睡【太谿穴（N3）、大鍾穴（N4）】

　　與西醫的看法不同，中醫認為我們的大腦功能同樣由腎管轄，其
理論是根據上述提及的概念，也就是所有的器官——甚至包含大腦——
在功能上都歸屬於金水木火土（五行），並且重點在五行彼此間的互
動關係，這從轉化的循環圖中清晰可見。曼弗雷德‧波克特（Manfred
Porkert）寫道：「所有被西醫歸為神經系統與大腦功能的部分，在中醫
的觀念中都屬於腎的功能範圍。…當然，華人並沒有宣稱，以西方解
剖學或生理學所定義的腎，是記憶與生殖這些能力基礎的所在，他們
也沒有說，這些能力是歸屬於西方醫學所定義的腎的功能。相反地，
華人所謂的「腎」，是指一個人的陰能量之總承，或者是說，一個人
最深的、最古老的、最實質的層面，屬於陰的能量蓋括的範圍都被整
合到腎的作用範圍裡。」[30]「我們在生命中透過理性學習到的內涵，都
會保存在腎的功能範圍裡，所以也可以說，**腎是記憶的基礎**。」[31]

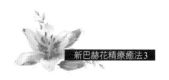

　　中醫的觀點認為，腎很重要的一個功能是協調左右大腦。左大腦代表著大腦屬陽的部分，是分析與理性；右大腦則是屬陰的部分、是情感。由於腎在能量層面上對應的是大腦的功能，因而我們很容易就能理解，為何在《新巴赫花精療法2：反應情緒的身體地圖》中描述的花精皮膚反應區裡，左邊的腎會對應到酸蘋果，也就是具有潔淨這種積極陽性原則的花精，而另一方面右邊的腎則是對應到恐懼，這種情緒性的、陰性的特質。由於從皮膚反應區段延伸到大腦的神經束，大多在所謂的錐體束（pyramidal tract）或脊髓中以對角線方式轉換，否則以上的相反的歸屬性是不合邏輯的。

　　此前我們在尋找皮膚反應區時，雖然可以清楚知道花精透過反應區與器官有所連結，但還不清楚花精、花精軌道和器官或所屬經絡的**直接**關係，所以撰寫《新巴赫花精療法2：反應情緒的身體地圖》時，關於腎的部分懸而未決。[*]

　　如果大腦的兩邊無法和諧運作，也就是左右腦間的協調出現了問題，此時會引發許多不同的症狀，一般來說，不會讓人聯想到是和大腦的功能有關。尤其是**大腦功能偏側化**（Lateralitätsstörung）[**]會阻礙一般治療方式的效果，特別是當我們採用耳穴針灸治療的時候。

　　最後，上述問題也出現在感性與理性間的衝突，原因可能是生理上的創傷，如腦震盪、因跌倒而使尾椎受到撞擊（擴展到脊隨，並導致內部組織的傷害）等；也可能是心理上的創傷，如驚嚇、恐慌、他

---

[*]請參考《新巴赫花精療法2》第34頁。

[**]校註：亦即同樣的狀況分別發生在慣用右手、慣用左手的人身上，在治療上會有不同的考量與策略。

人造成的心靈傷害、分離等；或是來自外部的逼迫，比方當左撇子被迫以右手寫字，其大腦中較主動、強勢的部分受到壓抑（依照經絡的原則，這和腎的遺傳能量連結在一起*），在這樣的情況下也會導致大腦功能偏側化的問題。由於大腦與神經系統由腎經管轄，因此這種干擾主要影響腎經，然而它們的影響也可能出現在其他經絡、從不同的巴赫花精軌道表現出來，其關鍵取決於弱點所在的位置。

當右腦因為心靈的創傷、死亡的恐懼，或是心靈上受到傷害等因素而受到干擾時，通常會牽涉到矢車菊花軌（對應到和腎經成對的膀胱經）與岩薔薇花軌（對應到在相剋循環裡，和水元素有連結的三焦經）。矢車菊花軌代表的是意志的原則：當事者無法抵抗來自外在環境的影響，原因可能是本身不具有足夠強大的意志，或是外在的影響遠大於當事者所能運用的意志力。岩薔薇花軌則代表經驗到的恐慌。我們依據軌道間的關係將這兩個花軌組合起來，就形成一個處理（包含生理上的）創傷的花軌組合。

若是因遭到「智性創傷」而造成左腦受傷，那麼主要和線球草花軌有關。如上面所提及的例子，當天生是左撇子的孩子受環境逼迫，必須要以右手來寫字時，內心會出現一種衝突的狀態：如果順著自己的傾向，會和老師與父母親間出現問題；若順著外在的逼迫，對內在天生的傾向而言不啻於是一種強暴。倘若學校的威逼政策「成功」，這種典型的線球草問題就會導致天生氣質被壓抑，後果是出現大腦功能偏側化以及岩水的狀態，當事者將過度強調智能的重要，並且過度使用腦力。

---

*校註：腎主掌一切腦部的功能。

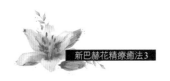

　　線球草花軌對應的經絡是膽經。依據五行理論的相生循環，此時的能量是從水元素流動到木元素（肝經與膽經的作用範圍），因此從經絡學的觀點來看，起因於智性創傷所導致的心理問題，就變得比較容易理解，尤其是線球草花軌的失調花精酸蘋果，和前面所說的與左腎（也就是屬於腎與腦的「智性」功能的部分）之間是有關係的。

　　除此之外，腎也被視為與伴侶關係有關的器官，它對應的是心靈，而卵巢與睪丸（在經絡裡歸屬於膀胱經的範圍）則對應到性的部分。如在伴侶關係中出現問題，或是因分離而造成害怕失去的情緒，多半都歸屬於石楠花精的狀態；至於在心中很難放下伴侶的離去，則是菊苣花精的問題。菊苣花軌對應的是肺經，肺所代表的比較是伴侶關係中智性的部分。

（b1）矢車菊花軌

　　矢車菊花精最本質性的特徵是：**極端地渴望被認同**。出於這個動機，矢車菊類型的人，行為舉止特別體貼周到，免得自己會在某個方面傷害到任何人，進而失去對方對自己的好感。出於相同的理由，他們很難說不、很難拒絕，也絕對不會表達出心裡的不滿。「為了美好和諧的緣故」，他們吞下所有的憤怒。他們的好脾氣與樂於助人，是基於他們對周遭人**情感上的依賴**。他們犧牲自己的權益和願望，只為了追求認同與愛，而且在很多案例上我們都可以看到其中帶有上癮的特質。雪上加霜的是，他們的意志力明顯薄弱，這使得他們經常成為更強勢的人的工具，完全失去意志力，甚至於因為害怕得不到「壓迫者」的喜愛，而扼殺剛剛萌芽、用以擺脫壓迫者影響力的嘗試。這些由外在而來的壓力——透過周遭環境施予自身人格的影響力，以及內在壓力——由於壓抑希望、情感，特別是攻擊性而產生——逐漸地動搖了

他的人格基石。

　　這種絕對沒有能力放下的性格，在生理上容易表現出膀胱功能失調。圖爾瓦特・迪特雷福森（Thorwald Detlefsen）指出：「壓力會催促我們放下並放鬆，如果我們在心理上做不到，就必須透過膀胱讓身體放下與放鬆。透過這種迂迴的方式，我們可以清楚感受到在身陷巨大的壓力情境時，一個人若無法放下會變得何等痛苦；而另一方面，放下又帶給人多大的解放感。」[32]

　　另外，與周遭缺乏界線的情況則會表現在面對他人時，有一種無法解釋的虛弱狀態，以及一種能量被他人掏空的感受。*當痛苦的壓力過高時，這個狀態就會變成另一種完全相反的狀態：冬青狀態，並且出現帶有攻擊性的劃清界線：長期以來凡事都說「好」的應聲蟲，如今成了什麼都說「不」的反對者，他過度抵抗所有從外部加諸而來的影響。這時，他生活在一種持續不斷、令人惱怒的不安情境下，經常連一隻牆上的蒼蠅都可以惹惱他。在大發雷霆下，他會失去對自己的控制。

　　這種令人不悅的行為，讓他無法從身邊的人那裡得到任何認同與愛，於是他腳下的立足點會慢慢被抽空，緊接著便進入**松樹**的階段，在此階段，啃噬人心的**罪惡感**讓他想起，他在情感上依賴著別人對自己的喜愛。然後這魔鬼般的循環一再重複出現，這齣戲又從頭再上演一回。

　　矢車菊花軌（與透過軌道之間的關係而有所連結的岩薔薇花軌）形成了巴赫花精治療中的上癮花軌組合。情感性的依賴傾向，符合將

---

*起因是無法劃清在能量場的界線。

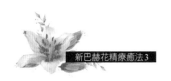

某物併吞和緊握不放的一般性倚賴傾向，其中隸屬於五行中的水元素所表達的「**欲望性和催迫性**」在此顯露無遺。龍芽草花精（請參考岩薔薇花軌）是藉由享樂品與毒品壓抑恐懼與擔心；相對地，矢車菊通常和「擁有慾」的意圖有關，而通常擁有慾也是得不到關照的代替物。由於缺乏意志力這個情形已存在太久，當事人很難從上癮的情況解脫出來。在許多案例中，我們可以看到缺乏堅定的意志力——沒有拒絕的能力——是上癮的起因，只為了在團體中能「與眾同在」、為了能被認同，矢車菊的人便跟著大家抽菸、喝酒、吸食大麻，並且一起注射毒品。

對性的倚賴也屬於矢車菊花軌的適應症。這種對性的倚賴一直到分手時才會被認出，或是在成為問題時才會出現。先前我們有提到，卵巢與睪丸都屬於中醫的膀胱經，也是伴侶關係中性愛部分的象徵。就這點而言，我們也可以看到巴赫花精治療、器官語言與中醫經絡之間的一致性。

（b2）膀胱經

膀胱經起於鼻樑根部內側、與眼窩內部等高之處（即睛明穴），然後從此處延伸到額頭、頭頂、後腦勺與頸部，並通向背部。它從頸部分岔，成為兩條平行路線，這兩條路線經由背部、臀部、大腿後側通往膝關節，並在膝蓋後膕窩處再度合而為一、成為一條路線，接著這條線路經由後腳跟，沿著腳掌邊緣，最後止於小趾甲的外後邊緣（至陰穴）。它的內在經絡路線通往腎臟與膀胱，另一條內在支線則從後腦勺進入到大腦，還有一條路線延伸到耳朵。

膀胱經左右各有67個穴位，是身體最長、最重要的經絡。由於具有所謂的「背俞穴」（原譯為「贊同穴位」或「支持穴位」），所以

它在所有經絡中佔有特殊地位。每一條經絡都擁有一個被稱作「背俞穴」的穴位，但這個穴位不在該經絡的循行路線上，而是在膀胱經位於背部的內行路線上。每個「背俞穴」都對應到所屬經絡器官在背部區塊的平行位置，而且這些穴位不僅在診斷上具有重要意義（如果某一穴位對觸壓出現敏感反應，就代表所對應的經絡受到了干擾），在治療上也能加以利用。處理慢性不適症狀時，我們常會建議透過背俞穴輔助與支持其對應器官的治療工作，例如將順勢藥物注射到背俞穴中。

由於膀胱具有這樣的特殊地位──它和其他**所有的**經絡都有連結的關係──我們就不難理解，為什麼和它對應的矢車菊花軌，在巴赫花精療癒中也具有如此重要的意義。根據統計，矢車菊是最常被使用的花軌。

巴赫花精療癒最重要的皮膚反應區，是位在骶骨*的松樹反應區，在這個地方有上髎（窈）穴（B131），也是人體最重要的穴位之一。與此有關的症狀，除了背部下方疼痛與下腹部的不適感外，還有更年期的問題，尤其是頭痛（從頸部延伸到額頭及眼睛的部位）。有趣的是，在頭部後方有一塊松樹反應區**，而且在其下緣也有天柱穴（B110），這是處理頭部血液循環與後腦疼痛的最重要穴位之一。

在這條經絡線中有一條絡脈是從鼻根處向下延伸，並到達嘴角側邊的多青反應區***。

---

*請參考《新巴赫花精療法2》第214頁。

**請參考《新巴赫花精療法2》第217頁。

***請參考《新巴赫花精療法2》第169頁。

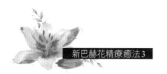

膀胱經

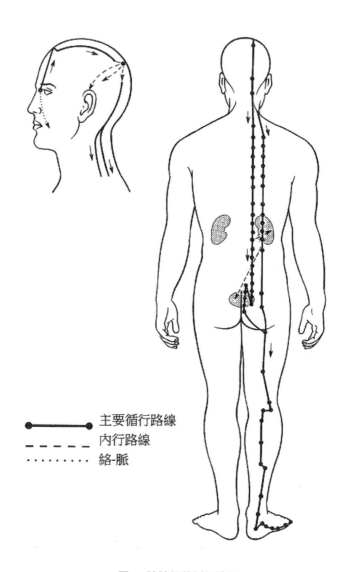

主要循行路線
內行路線
絡-脈

圖7　膀胱經的循行途徑

　　整個左腳掌屬於矢車菊反應區，對應的是水元素的陽性部分，而整個右腳掌則屬於溝酸漿反應區，對應到陰性的部分——這裡我們再度看到，左右的劃分遵循著大腦二元性的原則。

　　其它身體上相關的症狀有：胃潰瘍與神經性嘔吐（請參考松樹在腹部上方的位置*）、在胸部的疼痛與胸悶（請參考矢車菊在胸部中央的位置**），所有和下腹部與膀胱有關的不適症狀，包含尿床的問題（請參考松樹在下腹部***與骶骨****的位置，以及矢車菊在右邊鼠蹊部的位置*****）。此外，還有沿著經絡循行路線的不適症狀，例如背痛，以及位在髖部、大腿、膝蓋、足部與腳踝的不適感。

　　為了進一步說明膀胱經與矢車菊花軌之間的一致性，下列提供穴位的一些適應症作為參考：

矢車菊症狀：

❋ 無力【膽俞穴（Bl19）】

❋ 極度虛弱【腎俞穴（Bl23）】

❋ 能量不足【肺俞穴（Bl13）】

❋ 昏厥【攢竹穴（Bl2）、金門穴（Bl63）】

❋ 能量迅速耗竭【膽俞穴（Bl19）、脾俞穴（Bl20）、腎俞穴（Bl23）】

---

*請參考《新巴赫花精療法2》第215頁。

**請參考《新巴赫花精療法2》第107頁。

***請參考《新巴赫花精療法2》第215頁。

****請參考《新巴赫花精療法2》第214頁。

*****請參考《新巴赫花精療法2》第107頁。

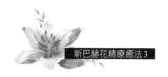

冬青症狀：

❋ 極度激動【肺俞穴（Bl13）、肝俞穴（Bl18）】

❋ 大發雷霆【絡卻穴（Bl8）、肺俞穴（Bl13）、肝俞穴（Bl18）、僕
參穴（Bl61）、束骨穴（Bl65）】

❋ 癲狂發作【攢竹穴（Bl2）、絡卻穴（Bl8）、肝俞穴（Bl18）、僕
參穴（Bl61）】

❋ 極度不安【大杼穴（Bl11）、心俞穴（Bl15）】

❋ 精神煩躁（神經質）【心俞穴（Bl15）、肝俞穴（Bl18）】

❋ 失眠，因憤怒【申脈穴（Bl62）】

松樹症狀：

❋ 失眠【申脈穴（Bl62）】，由於罪惡感

（c） 外在花精—榆樹

　　榆樹花精是不折不扣的「精神壓力」花精，常在當下的**外在要求**
過高時使用。最典型的感受是：徹底地受到過度要求，感覺無法勝任
工作。在這種狀況下他們會出現「記憶喪失（腦中一片空白）」、精
神上的突然失能，有時也會渾身無力。

　　榆樹狀態的特徵是典型的「壓力所誘發的不適症」，例如：強烈
的精神煩躁、無法集中精神、失眠、血液循環的不適症狀、心悸（神
經性心悸），在極端的狀態下甚至會出現精神崩潰。

　　這些症狀明顯與水元素有關。如前所述，抗壓性與水元素的功能
能否正常運作大有關係，特別是與屬陰性的器官腎臟有關。這種相關
性，波柯爾特（Porkert）說是「一種人格對應其環境的靈活度與適應
能力」[33]，如果靈活度和適應能力不足，任何預料外的外在刺激、不熟

悉或過份的要求，都會使人倍感壓力。腎臟若能正常循環運作，代表著：「能夠對從外部來的活躍刺激做出適當的結構性反應」[34]。因此，我們可以將榆樹的狀態看作是這個功能循環缺乏能量所導致的結果。

另外，過度使用身體所造成的結果，例如網球手、過度勞累導致的肌肉與關節疼痛，還有提重物後的背痛或肩頸痠痛，這些也都與水元素有關，我們可使用榆樹花精處理局部反應區*，通常會有令人滿意的療效；然而要記得，要先處理的是過度負荷造成影響的部位，也就是不適部位的經絡，正是因為這裡原本就比較弱，「過度操勞」才會容易帶來傷害。對應此條經絡的巴赫花精軌道，指出了疼痛背後與心靈有關的真正肇因。

✿ 3. 土元素

脾臟、胰臟與胃的功能範圍，在中醫被定義為土元素的轉化階段，「它象徵對外來影響的整合與同化。」[35]這不僅包括了處理與消化飲食中所攝取的不同形式的能量，還包括「所有外在的影響力與作用力，這些都是個體必須要同化與消化的。」[36]並涵括所有「宇宙性與社會性的影響，這些影響力以衝動、思想、情感和情緒的型態，支撐並維繫個體的生命，但同時也尋求或迫使產生異化與改變。」[37]因此，處理感官印象、執行思想性的工作，同樣屬於脾臟、胰臟與胃的功能範疇。

五官中的**口唇**，也歸屬於土元素的功能，如此便搭配出屬於這

---

*請參考《新巴赫花精療法2》第62頁。

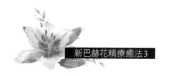

個元素的整合與同化過程：「口腔與嘴唇的感官功能是接觸、觸碰、咀嚼、含納與分解，這一切所達到的極致就是辨識，也就是品嘗出味道。這時，我們與個體之外的東西進行接觸，同化的過程於焉開啓：對象被融入、被穿透、被分析、被處理與被合併，從而使主體與客體融合。…這種主客融合的特徵，類似於心靈功能：**思想、認知與評價**，也就是心智上的能力。這種能力讓我們能夠探究世界與周遭環境、探究人類與同伴、探究任何形式的事物與對象，包括具體的事實與抽象的問題。思維的過程正是試圖去『領會』：在心智的過程中被分析、被連結、被反思、被詮釋、被抽象化。」[38]

也因此，脾臟與胰臟的功能被視爲是「審查官」或「監察官」[39]，同時「想像力」與「洞察力」亦以這個功能爲出發點[40]，且脾胰擁有批判與思考的功能*。喬恩・格列帝曲（Jochen M. Gleditsch）認爲它們也與「思考意義與尋獲意義」[41]有關聯，是以我們可以由此看出脾臟、胰臟和水蕨花軌相關。

從持續不斷、無法停止思考與沉思，逐漸發展成總是一再提問、**深思、擔憂**，這是一種病態性漸增的思維過程，而非常明顯地，這與龍膽花軌有關。因此，這種情緒障礙對身體造成的影響，會呈現在對應龍膽花軌的胃功能中。

吟唱被認爲是土元素的典型人聲形式的表達。如果有人明顯地渴望和諧的聲音，或是能持續不斷地沉浸於樂聲當中，這個情況在中醫針灸理論看來是土元素的過度負荷或缺乏的現象。

土元素最重要的任務，就是在**所有**功能範圍之間擔任平衡性的角

---

*校註：「脾者，諫議之官，知周／公正出焉」，參見附表三。

色，其最重要的意義在於維持所有功能範圍平衡和諧的作用，同時也為了「內在的平衡與和諧」。「任何一個顯著的干擾，或者說，**任何來自外在或內在尚未處理的刺激**或碰撞，若造成一個人內部功能運作失衡，都會反應在脾經與胃經的功能範圍裡*。」[42]

韌帶與間質組織**是土元素在身體層面上的功能表現。[43]它們的功能「所呈現出來的特徵是連結的、包覆的與預先防備的；它們可以儲藏，並創造出豐富的內涵。」

（a1）水蕨花軌

水蕨狀態的特徵是：**對自己的判斷和決策能力缺乏信心**。需要水蕨的人，由於內在的不確定感，會不斷詢問他人並尋求建議。他們的提問總是讓人覺得天真、單純，但問題真正的意義經常模糊不清，看起來只是為了提問而提問。

由於他們在別人的眼中經常顯得可笑，長期下來，他們便嘗試透過看似胸有成竹，或是佯裝強者來掩飾自己的不確定感。這個補償性的**葡萄藤**狀況，可以從看似非常篤定有自信、有堅強的意志，尤其是相當有實踐力中顯示出來。在一些極端的情況下，我們可以看到絕對的**無情殘酷**與**不擇手段**，他們的不妥協與強勢主導性經常為自己帶來暴君的惡名。

然而一旦辛苦搭建起來的紙牌屋坍塌了，他們就會進入野燕麥的狀態。在這個狀態下，最初尚未克服的水蕨不確定感狀態又再度冒出

---

*譯註：orbes lienealis er stomachi，即脾胃。

**譯註：即身體細胞間的空隙。

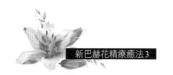

來，不確定感帶著折騰人的問題，擠入當事人的意識中，促使他痛苦地尋找意義。由於辨識不出目標，他們便不斷地嘗試，比如經常換工作、伴侶或房子，很多事情都有始無終，沒有一件事能帶給他們所期待的滿足感，只留下看似永遠無法滿足的內在空虛。這個狀態也可以描述為**找尋與等待自己的使命**。

我們將水蕨花軌的特徵總結為不確定感的花軌。它和線球草花軌因兩者的相關性而互相連結[*]。線球草花軌是內在平衡的花軌，兩者共同象徵著我們內在的核心。

（a2）脾經

脾經始於腳拇趾甲內後邊緣（隱白穴），沿著腳掌內緣、小腿、大腿，一直延伸到腹股溝。接著，它由下腹與上腹直達胸腔，然後在第二根肋骨高度附近往下轉折，並在第六根肋骨處延伸到腋窩。

它的內在循行路線沿著右胸側，穿過野燕麥反應區[**]，在鎖骨下方經由頸部直達舌下邊緣。另外一條內在循行路線則延伸至胃部、脾臟與心臟。

其**身體上的適應症**是經絡循行路線上出現疼痛、結締組織無力、舌根疼痛與腫脹、消化不適，如：打嗝、脹氣、腹瀉、便秘、腹痙攣，以及循環障礙、心痛、一般性乏力感與白日嗜睡。脾經有問題時，典型症狀是飯後會有強烈的疲憊感、上午大約11點時也會感到虛弱，此時吃些甜點可以改善這種狀況。

---

[*]請參考本書第四章〈全花精軌道組合的治療〉。

[**]請參考《新巴赫花精療法2》第282頁。

脾經

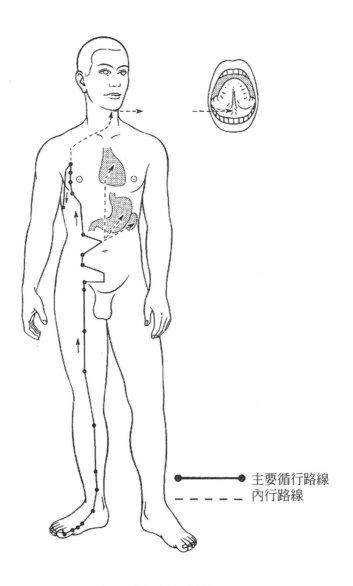

主要循行路線
內行路線

圖8　脾經的循行途徑

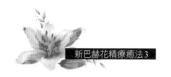

　　至於**心理方面的適應症**，可由上面所述的土元素功能推導出來。如果脾經能量不足，會導致在**思想、認知與評價上出現不確定感及疲弱感**，也就是說，**判斷力與決策能力**會下降。這個功能範圍與思索意義及尋獲意義有關，因此在病態的狀況下，會呈現出失去意義感和目標感。

（b1）龍膽花軌

　　龍膽花是永遠的懷疑者。由於他們懷抱著悲觀的生命觀點，因此總是不斷地**擔憂、懷疑**一切、懷疑每個人，**操煩、苦思**、反覆詢問，然後因為負面的預期態度，始終無法得到任何正面結果。他們經常感到**傷心與沮喪**，因為在他們的眼中一切都會出錯。外在的困難容易使他們失去勇氣，因為不相信成功，所以便提早放棄，反正他們從一開始就已知道，一切都會失敗。

　　由於眼光只聚焦在負面的事物上，因此他們很容易出現這樣的狀況：感覺自己受到不公平的待遇，甚至覺得自己是受害者，尤其是曾被惡運纏身或被不幸的事情折磨過的話，就會進入**楊柳**的階段：不斷地找尋罪人來為他們的不幸負責。他們以受害者的角色控訴其他人，甚至在不得已時控訴命運，並且說：「為什麼那個倒楣鬼就是我？我到底做了什麼，讓我得到這種報應？」這成了他們生命的主旋律。由於內在的騷動和使人失去力量的怒火並沒有表達出來，仇恨與怨恨繼續隱隱悶燒，在**心酸**之下，他們從生活中隱退，因為無法獲得任何喜悅。

　　如果痛苦的壓力——可能來自外在無法解決的情況——過高的話，這時就會來到野薔薇的**聽天由命**與內在舉白旗投降的階段。他們不再做任何努力以改變自己的情況，因為一切看來都毫無意義了，於是宿

命地屈從於看似無法避免的命運，並且掉入冷漠、缺乏動力、缺乏能量、疲累及氣血循環不良（頭痛、眼前發黑、頭暈或心悸等），外表蒼白冰涼的狀態。

就算這個狀態可以在意識上被克服，然而，身體有時還是會長時間保持在聽天由命的階段。在這個過渡時期，當事人常感覺像癱瘓了一般，雖然理智會說：「你必須做這個或那個。」身體卻無法跟上腳步，任何一點最微小的勞心工作，例如閱讀，都會造成不堪忍受的頭痛、暈眩或虛弱感。需要靠勞力的工作自然也無法進行，因為任何努力只會引發再一次的虛弱現象。雖然他們不斷渴望能夠安靜下來，但透過睡眠也無法改善這個狀況，相反地，睡眠只會讓他們更加筋疲力竭。人們經常會把這一種虛弱無力的狀況與橄欖或角樹狀況搞混，但在這種情況下，以上兩種花精無法提供任何緩解。

除了矢車菊及岩薔薇花軌，龍膽花軌也與成癮有關，尤其是酒精成癮，但這種成癮有一種破壞性的特徵。野薔薇類型的人傾向於完全無所謂地灌醉自己，反正一切對他們來講似乎毫無意義了；而楊柳類型的人則是出於純粹的心酸去喝酒，他們一開始便追求一種酩酊大醉的遲鈍狀態。相較於此，龍芽草類型的人喝酒只是想得到一種微醺的心情，藉以轉移自己的擔憂，酩酊大醉只會發生在他們因熱情洋溢而失去分寸的時候。唯有持續不停的服用興奮劑、酒精或毒品，他們才會慢慢成癮。

處於矢車菊狀態的人由於缺乏意志力，很難再度從成癮的狀態中脫身，而楊柳與野薔薇類型的人卻擁有一種錯誤的觀點，以至於任何戒癮的嘗試從一開始就注定失敗──簡單地說，他們對康復這件事情毫無興趣。

如同我們在《新巴赫花精療法1：療癒身心靈的12種花精軌道》所

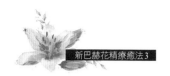

描述的，對內的攻擊會導致身體的自我攻擊，所有的風濕性型態的疾病，都可歸因於這種心理上的緣由。龍膽花軌與胃經之間的關係則明確指出了，脊柱的疾病與關節的疾病，原則上都與龍膽花精有關。

吞下去的憤怒，長遠來看會導致胃部酸性中毒。胃酸過多與關節病痛之間的相關性，在自然醫學中早已是眾所皆知，由傅爾（Reinhold Voll）醫師發現的「關節退化」經絡，始於第二個腳趾頭的指甲內側，外側則是胃經的最後一個穴位*。當我們使用克里安照相機拍攝這個腳趾頭時，這兩條經絡會同時有反應；而藉由色彩共振的方式檢測時，同樣可以明顯看到關節穴位與胃經之間的關係。此外，關節的疼痛在許多情況下，可以透過照射「胃經顏色」而獲得改善。

從軌道彼此間的關係來看**，龍膽花軌與溝酸漿花軌屬於同一個軌道組合，其中一個功能是腎經的功能範圍，它在中醫學理上管轄的是骨骼與骨架***。

最後我們可以這麼總結：悲觀的生活態度，事實上才是導致關節病變的主因，而非「天生」的。若將病變歸因於天生，那麼可能又會變成典型的楊柳症狀。

---

*校註：即厲兌穴，具有寧心安神、穩定情緒、間接減少胃酸過多分泌的療效，另外也能活絡止痛，對膝蓋發炎亦有緩解消炎的效果。

**請參考本書第四章〈全花精軌道組合的治療〉。

***請參考本書第61~77頁有關水元素的介紹。

（b2）胃經

胃經開始於眼窩的下緣（承泣穴），恰好位於瞳孔中心的下方，它由此垂直往下而去，有一條小分支通往上唇（楊柳反應區[*]），直達下巴，然後向臉部側邊轉彎，從下顎再度往上一直到達太陽穴，再往上延伸至髮際。另外一條支線，由下巴往下經過脖子、胸部、腹部（往左經由胸腔肋骨下方的龍膽反應區[**]），再沿著大腿、膝蓋、小腿一直到腳部，終止於腳第二趾甲外側邊緣區域[***]。

在前上方的鎖骨上窩（缺盆穴），胃經有一條支線通向身體內部，它與胃經平行，往下直達腹股溝，在此兩條經絡再度會合為一。這體內循行路徑的側支線分岔為二，其一由胃部入口出發，環繞胃部，至腹股溝與主線會合，另一分岔則通往脾臟。

胃經是人體第二長的經絡，擁有45個穴位，它的**身體適應症**也沿著此經絡循行路線產生，其中包括了：癱瘓、顏面神經疼痛、會引起發燒的狀況或疾病、感冒、夾帶著呻吟與頻繁地打噴嚏、聲音沙啞、喉嚨腫脹、甲狀腺的疾病或問題、胸部的疼痛、所有的胃部疾病、脹氣、腸道不適、下腹部疾病、膝蓋問題，以及腳背區域的疼痛。

至於**心理的適應症**，可再次由前面介紹過的土元素的功能推演出來。個別的穴位適應症在此只有模糊的跡象，而且涉及到很一般性的概念，例如：

---

[*]請參考《新巴赫花精療法2》第293頁。

[**]請參考《新巴赫花精療法2》第149頁。

[***]使用色彩共振法測試顯示，胃經實際上結束於腳第二趾甲的內後邊緣（即厲兌穴）。

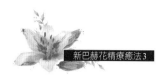

❀ 抑鬱症【足三里穴（M36）、解谿穴（M41）、厲兌穴（M45）】

❀ 緊張的失眠症【缺盆穴（M12）、氣衝穴（M30）】

❀ 身心疲憊【足三里穴（M36）】

❀ 巨大的沮喪感【內庭穴（M44）】

❀ 想哭的情緒【內庭穴（M44）】

　　胃部作爲同化與整合的器官，必須消化從外部所接收的一切，如果有東西難以消化，胃部就會變得沉重，而且此處所指的不僅是無法消化的食物，也指心靈上難以化解的困境與衝突，也就是俗話說的「讓人感到胃痛」。如同難以消化的食物，心靈的困擾也會來回翻攪：**苦思、反覆思索、詮釋、分析以及評估**。帕拉賽爾蘇斯（Paracelsus）說過：「有位『鍊金術士』住在我們的胃裡，他的任務在於分辨好壞、善惡。」更有趣的是，松樹反應區*正好位在胃部的皮膚表面。

　　中醫將胃部功能的任務範圍比喻爲「城市裡的市集廣場」[45**]，它是「所有食物的轉運站，是中央儲存倉庫，**五種不同的味道**所吸收的養分都由此分派。」[46] 這五種不同的味道分屬於五行：**鹹屬水、酸屬木、甘（甜）屬土、辛（辣）屬金、苦屬火**。

---

*請參考《新巴赫花精療法2》第215頁。

**校註：《黃帝內經‧素問‧刺禁論》：「脾為之使，胃為之市。」

胃經

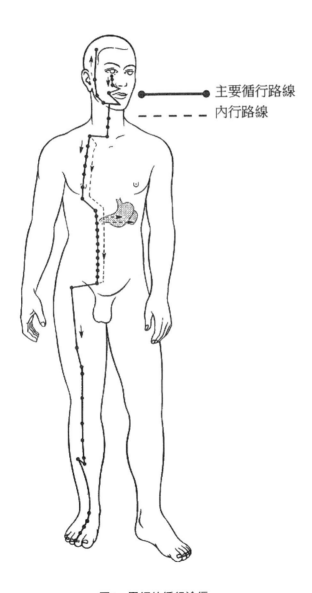

主要循行路線
內行路線

圖8　胃經的循行途徑

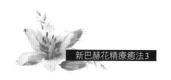

　　「胃是最重要的平衡貯藏處所，從食物得來的能量都會透過它功能的作用，傳輸到身體其他十一個經絡的功能範圍裡，正所謂《醫宗必讀》所說的：『胃氣一敗，百藥難施。』」[47]此處中醫的觀點完全符合新巴赫花精療法的臨床經驗，也就是，楊柳與野薔薇的狀態代表著治療上最強烈的障礙。

（c）外在花精—金雀花

　　金雀花是看似無路可走下的失望之花。當事者在經過很多嘗試卻徒勞無功，以及經歷過一再重複出現的打擊後，已經失去勇氣，所以中途放棄了。他們相信任何進一步的嘗試都沒有意義，因為能做的都試過了，而且他們懷疑自己不可能會再得到任何幫助。不同於內心早已舉白旗投降的野薔薇人，金雀花類型的人因為內在的停滯，不再做任何努力以改變情況，他們屈服於命運。這些人由於看不到任何可確保成功的解決辦法，因此進一步的嘗試對他們來說毫無意義。

　　在晤談中，金雀花的狀況很常被忽視，尤其是這個狀態持續了很長一段時間，使得個案不再意識到這種內在的停滯，所以往往得等到治療失敗，或是服用花精出現不舒服的反應時，我們才會發現最棘手的治療障礙是金雀花狀態引起的。基於這個理由，我們建議當外在狀況呈現無望時，就算個案自稱能夠應付得當，原則上都要添加金雀花。

　　金雀花屬土元素，土元素管轄著：處理與「消化」一個人在生命歷程中受到的一切影響與作用。除此之外，金雀花狀態的任務擁有明顯的理性特質，因為理智無法見到解決困難的進一步可能性。認知、評價與懷疑也是土元素的面向。

4. 木元素

　　肝臟與膽囊的功能範圍歸屬於木元素，代表著「最高潛力的活動」[48]。

　　肝臟的功能範圍「包含並創造了一種力量，它讓人能帶著巨大熱情，將自己的願望和能力投射到外面，並且去實踐。」[49]「它形成了人格動態發展可能性的儲存場，同時也是**動能**和**活力**的蓄能器。」[50] 也因此，它掌管**肌肉**和**肌腱**以達到這個目的。它們的功能說明了此一功能範圍的典型特徵，那就是對立的組合，例如張力—放鬆、活動—休息、積極主動—萎靡不振。它們不僅包含收縮與放鬆或弛張，還特別包含**適應性**和**靈活性**。

　　如果這個功能範圍受到干擾，「不僅運動系統的儲備動力和肌肉肌腱的瞬間開展能量的能力會受損，也會傷害到個人的想像力、主動性和**樂於作決策的意願**，而且不是以降低成就欲望與成就能力的方式呈現，相反地，是透過呈現出過度和不受控的**匆忙倉促之貌**表現出來。」[51] 在情感世界中，過度緊張的情緒會藉由情緒爆發、攻擊性的行為尋求出口，尤其是當負面情感或精神能量被壓抑及攔阻的時候，曼弗雷德‧波克特如此描述：「外在和內在刺激所造成的激動漸漸加劇，導致**憤怒**、暴怒、大發雷霆和狂躁。當肝臟的功能範圍受到削弱與過度負荷，會造成各種形式的情緒爆發、失控的行為與發言。」[52] 喊叫、尖叫，以及各種大聲和衝動的情感表達，都被視為是木元素的聲音性表達。根據中醫針灸學說，「大自然界的**變動性**、大氣流動都與肝膽進行著交互作用，尤其是春季與風。」[53]

　　中醫將肝臟的功能範圍視為諸多功能範圍中的「將軍」，「是計

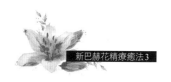

畫與審議的主管機構，…勇氣與全神貫注在此紮根。」[54]* 相對之下，膽囊作爲輔助性的功能範圍，它的「重要性在於定位方向，藉此控制並引導出**開創力**與**決策力**，在一定程度上承諾使命，並發出使用力量的信號。」[55]「因此在整個有機體中，膽的功能範圍是做決策的『秩序官員』（Ordnungsbeamte），由此產生**作決策的能力**，控制著其他功能範圍的脈動。」[56]

眼睛屬於五行中的木元素，它的功能反映在前面已描述過的木元素特質，喬恩‧格列帝曲寫道：「眼睛是通往外在世界的通道，爲了觀看與測量，它開拓我們的眼界，沒有其他的感官器官和它一樣。它的特點是持續的動態活動：調整視力、適應與聚焦，這樣才能對物體有最佳的觀察。銳利的目測力讓我們能清晰地定位及仔細地測量，以保證行動的精準無誤。」[57]根據彼得‧曼德爾（Peter Mandel）的觀點，眼睛的功能不僅在於對外部世界的視覺感受，也是「內在的視覺和對內在的認識」[58]。在我看來，靈視也屬於此範疇，因爲根據上述觀察，所看到的事物（如氣場）是透過肉眼、抑或是透過「內在視覺」的幫助而感知到，其實無關緊要。

五行中的木元素與鳳仙花花精軌道／線球草花精軌道間，還存在著其他有趣的相關性，它們提供了一個全然不同的功能系統：所謂的口腔「病灶的領域」，包括牙齒、臉部的經絡、關節、頸部脊椎處等等之間的交互作用，都取決於肝膽的功能範圍與丘腦（Thalamus）間的關係。它的功能與鳳仙花軌道和線球草軌道有驚人的相似之處。丘腦是「光與音的軌道的轉換器，是通向意識的大門，因爲它將外在世界

---

*校註：「將軍之官，謀略出焉。」

與內心世界的細微敏感，以及感官上的刺激切換到大腦皮層。丘腦是最重要的自主**協調器官**之一，與觸感、**痛感**、內臟感覺與**平衡感**相互連結，這樣的結合引發情感的反應，例如**快樂**或**厭惡**…。疼痛表達、防衛性反應與逃跑反應，都是屬於這種運動機能的反應。」[59]

有趣的是，愛德華・巴赫醫師之所以將鳳仙花列為肝經的溝通花精，也是為其與疼痛有關。他寫道：「這個花藥可以治療急性的疼痛，無論其病因為何；痛是它的適應症，在一些案例上，當嗎啡失效時，鳳仙花還是能起作用。」[60] 這個適應症也因它的同類療法相應藥劑——洋甘菊而聞名。鳳仙花是重要藥方，可治療無法忍受的疼痛，無論這疼痛是真的強烈無比，或是病人極度怕痛，也因此理所當然地，幼兒在長牙階段最常使用這個花藥。而膽經的溝通花精是線球草，它是巴赫花精療癒中，治療平衡感障礙的首要花精。

（a1）鳳仙花花軌

鳳仙花類型的人總是匆匆忙忙地：他們工作效率高、說話快、行動迅速，甚至也常常吃得很快。凡是跟理解與行動有關的事物，他們都反應得相當快速，並且擁有閃電般快速的反應力。當有人反對這種極端的生活節奏與工作步調時，他們會因為**缺乏耐心**而表現得急躁與惱怒。他們的**憤怒**很容易被點燃，不過也經常很快就被澆熄。

由於他們的生活非常忙碌，這些人經常處在精神強烈緊繃的狀態下，總是很難關掉自己的思緒，也因此難以入睡。他們的精神承受力不穩定，這使得其受苦程度更為強烈，當壓力的線圈越扎越緊，就更容易導致身體陷入緊張狀態，例如肌肉緊繃、血壓升高或脈搏增快、神經性的胃腸道疾病、神經性的搔癢等等。如果內在與外在的節奏不斷提高，會導致高度的能量耗損，突發的耗竭狀態與強烈的饑餓感顯

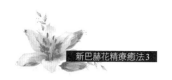

示出「電池即將耗盡」，此時若未能即時制止的話，就會來到**橄欖**的階段：**所有儲備的能源都被耗盡**。這些個案——我們幾乎可以說：這些受懲罰之人——來到一個明顯的虛弱狀態，被迫不得不休息，而這是他們早該去做的。由於**生理與心理徹底耗竭**，現在他們只想做一件事：睡覺。生活對他們而言成了一種負擔，甚至缺乏力量去感受對事物的喜悅。

內在的沒耐心及難以控制、不斷行動的驅力，導致他們將任何形式的無所作為都視為虛擲光陰，因此竭盡全力抗拒身體強制他們去休息。在接下來的**橡樹**階段，一時的耗竭狀態原則上會被忽略，這些人用巨大的**意志力**，強迫自己持續做下去。他們通常無法意識到健康已過度耗損，因為他們想像自己的所作所為是出自**責任感**。除此之外，咖啡、紅茶或可樂等飲料，也可幫助他們「渡過」這暫時的虛弱狀態，在這種情況下，實際的虛耗狀況被遮蔽，只有細微的煩躁或聲音裡輕微的攻擊性口氣露出端倪，但這些終究隱藏不住，因為這一切實際上已經過頭了；然而他們**鋼鐵般的意志力**，卻往往被外人當成是美德。

這些人經常不顧身體的不舒服、四肢無力、疲憊狀況、頭痛或其它的不適症狀，而繼續堅持下去，因為這些狀態過一段時間後通常緊繃會消失。然而，**不理會這個能量低點**會導致**身體極度的緊張**，若說之前在橄欖狀態時已耗盡了所有儲存的能量，那麼，處於橡樹階段的當事者，就必須**依靠物質性的東西來存活**，例如若這個狀態持續得久一些，會使血糖指數急遽下降，不過吃點東西、甜食，甚至是一顆糖果就能改善，這正是橡樹的症狀。但長遠看來，恰恰是甜食造成這種情況的惡化：血糖在短期內攀升得越高，就會越快再次下降，每一次低檔與低檔的間距會變得越來越短，在這種狀況下，有些人必須每

隔一、兩小時就得吃點東西。許多案例中，低血糖指數與身體低檔階段間的關係沒有被發現。抑鬱、失眠、慢性頭痛、偏頭痛、循環性障礙、關節疼痛等，都可能是同一個功能失調所展現的不同面向。

總而言之，我們可稱鳳仙花花軌為**身體負擔過重及過度疲勞的花軌**。持續不斷的透支會導致具體的虛弱狀態——也就是處於失調的階段——然後讓身體過度緊繃。不少文獻上描述的歸屬於鳳仙花的不適症狀，其實都產生在橡樹階段或是**過渡到橡樹的階段**。由於鳳仙花狀態的忙碌生活型態導致了內在與外在的緊張，在橡樹階段便形成了道道地地的**緊繃**狀態，肌肉緊繃變本加厲成肌肉僵硬，而這種僵硬狀態在急性橡樹階段消失後依然存在。

有一個病人，因為極端的生活與工作方式，經常很明顯地陷入橡樹階段，在這個階段期間，他定期地「製造出」以下的典型症狀：

❋ 腹瀉如水
❋ 咳嗽*
❋ 夜間強烈盜汗

缺乏睡眠以及大量飲用咖啡或可樂等飲料，會使這個狀況更加惡化，相反地，只要能維持早早上床睡覺與足夠的睡眠，這些症狀就能不藥而癒。有趣的是，當他不理會他的低潮時，就會出現咳嗽症狀，如果他還是持續工作下去，咳嗽症狀就會變嚴重，直到他最後無法再做任何的工作。換言之，可以說是他的身體在反抗他性格上的自毀性

---

*請參考《新巴赫花精療法2》第204頁，胸部上方的橡樹反應區。

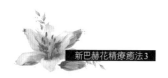

行動。

　　無論是由於什麼原因導致的睡眠不足，長期下來都會造成物質性的消耗，而這同樣會走到橄欖與橡樹的狀態。舉個例子，馬鞭草性格的人會出於過度的熱情一直工作到深夜，然後進入角樹狀態精神疲憊，最後來到白栗花狀態難以入睡。若這種狀況持續一段較長的時間，缺乏睡眠就會導致身體的衰敗，進而來到橄欖類型的身體筋疲力竭的階段。由於在白天不可能將錯過的睡眠補回來，他們只好在過度疲憊下繼續工作，接著自動地進入橡樹階段。鳳仙花花軌也因此被稱為是**睡眠不足的花軌**。

（a2）肝經

　　肝經的路線以腳拇趾甲的外後邊緣（大敦穴）為起點，經腳背、小腿與大腿內側，到達生殖器部位。在此，肝經環繞生殖器一圈——這點在多數針灸圖上並無記載。它的其它路線繼續經過第十一根肋骨的尾端（章門穴），往上一直到達位於第六肋間隙的乳頭下方（期門穴），此處是肝經的終點。

　　肝經的主要適應症是：經絡路線上任何形式的不適，尤其是腳部區域的疼痛與抽筋、下腹器官的障礙，以及消化系統的不適症。除此之外，還包括了**心理的緊張狀態**、睡眠障礙、**筋疲力竭**和病癒後的恢復期。

　　其它鳳仙花花軌的典型生理與心理症狀，可從此經絡的不同針灸穴位看出它的適應症，穴位的號碼標示於括弧中。

鳳仙花症狀：

❋ 激動【行間穴（Le2）】

❋ 易受刺激【行間穴（Le2）】

❋ 大怒【行間穴（Le2）】

❋ 癲癇發作和狂亂【曲泉穴（Le8）】

❋ 躁動【期門穴（Le14）】

❋ 失眠【行間穴（Le2）、期門穴（Le14）】

❋ 皮膚瘙癢【蠡溝穴（Le5）】

❋ 僵硬與緊張的腹壁【期門穴（Le14）】

橄欖症狀：

❋ 全身虛弱【中都穴（Le6）】

❋ 耗竭狀態【足五里穴（Le10）】

❋ 挫敗感【期門穴（Le14）】

❋ 四肢無力【中封穴（Le4）】

❋ 全身疲勞【章門穴（Le13）】

❋ 疲勞和非常需要睡眠【足五里穴（Le10）】

❋ 身體心理和性方面的虛弱【曲泉穴（Le8）】

❋ 陽痿【蠡溝穴（Le5）、陰廉穴（Le11）、急脈穴（Le12）】

❋ 缺乏動力、抑鬱症【陰包穴（Le9）】

❋ 嗜睡【大敦穴（Le1）】

---

*請參考《新巴赫花精療法2》第210頁，生殖器部位的橡樹反應區。

**請參考《新巴赫花精療法2》第210、189頁，橡樹反應區以及鳳仙花反應區。

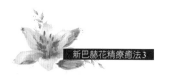

橡樹症狀：

✳ 失眠【行間穴（Le2）、期門穴（Le14）】

✳ 各種排泄的障礙，如腹瀉或便秘、排便困難、有便意卻排不出來。
【太衝（Le3）】

✳ 尿液滯【大敦穴（Le1）、行間穴（Le2）、中封穴（Le4）】

✳ 有尿意卻排不出來【足五里穴（Le10）】

✳ 生殖器疼痛，擴散至下腹部【太衝（Le3）*】

✳ 陰莖疼痛【急脈穴（Le12）**】

✳ 疼痛從臀部牽引到下腹部【陰包穴（Le9）】

✳ 身體中間部位的疼痛，並且伴隨著冒汗【大敦穴（Le1）】

✳ 飽脹感、腹脹【蠡溝穴（Le5）】

✳ 背部與腰部僵硬，阻礙了彎腰與轉動身體【行間穴（Le2）】

✳ 背部和腰部牽拉性的疼痛，使得彎腰和轉身變得困難【中封穴
（Le4）】

✳ 腰部與腿部的疼痛【行間穴（Le2）】

✳ 小腿肚感到冷與痛【中都穴（Le6）】

✳ 同上，在小腿和腳【中都穴（Le6）】

肝經

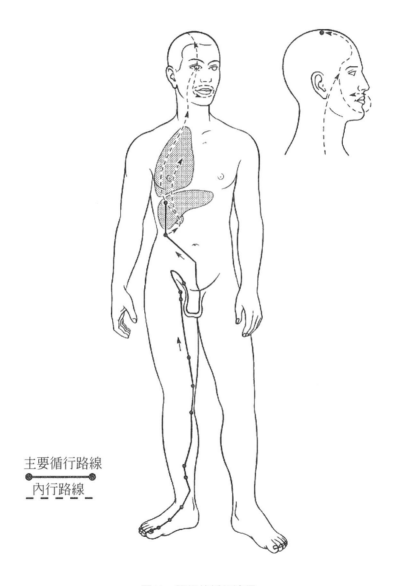

主要循行路線
內行路線

圖10　肝經的循行途徑

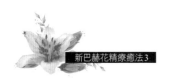

　　從肝經倒數第二個穴位（章門穴）起，延伸出一條通往膽囊的內在循行路線，它經由肝臟的上方，再度返回肝經的終點。另外一條內部線路從肝臟起，通過橫膈膜，經由鎖骨、咽喉後側及下顎，延伸直達眼睛內部；還有一條支線往下延伸，環繞嘴唇一圈。另一條支線繼續往上延伸，最後終止於頭部的最高點，正好在鳳仙花反應區*的邊緣，也就是頭殼頂端的中間區域，這個地方恰好位於頂輪的根部**，而頂輪在身體的對應處是松果體：「松果體和肝臟產生褪黑激素，並主要由肝臟代謝。近來，褪黑激素被認定與抑鬱的形成息息相關，在一般情況下，過多的褪黑激素會導致極度疲倦、嗜睡，褪黑激素不足則意味著失眠。」[61]

　　肝臟「所引發」的抑鬱症，在古老的中國已有許多記載，因為肝臟是點燃「心火」的「薪柴」；而巴赫花精的治療中，我們也發現在橄欖狀態出現抑鬱。當事人由於徹底地筋疲力竭，因此缺乏力量，不再對任何事情感到喜悅，他只想睡覺，其它一切對他來說都不堪負荷。

　　就連橡樹花也蘊含著一種抑鬱的性格。如果為了堅持下去，持續用意志力控制，最後會導致極端的緊張與緊繃，當人處於這種狀態，就會越來越失去放下、放鬆、讓自己感覺舒服及享受的能力，此時他沒有活在生活裡，僅僅只是還能「運作」罷了。他的內心有如槁木死灰，行事作為完全不帶任何情感，最後成了活生生的機器人。

---

*請參考《新巴赫花精療法2》第187頁。

**脈輪是細微體的能量中心，它對人類的發展有重大的意義，靈視者可以看到這些脈輪。

除此之外，肝經另有一條內在循行路線從肝臟經過橫膈膜，直達肺部。這條路徑應證了橡樹反應區位於胸口部位*的事實，同理可證的還有橡樹狀態引發的咳嗽或是典型的橡樹氣喘，是由於整個胸部肌肉極度緊繃所引起的。

（b1）線球草花軌

線球草花代表著內在的分裂。需要這個花精的人，很難為事情做出決定。任何機會在他們看來，都是值得再三思索的選項，所以他們的內心常感到左右為難，反覆掙扎於如何做出「正確」的決定，即使最後做出了所謂的正確決定，他們也經常事後反悔，然後又將它們撤回。這種舉棋不定、反覆無常，不只出現在重大決定方面，在日常生活的小事上也經常發生，比方說購物的時候。他們生命的特色就是不斷來回在兩者選一的情況下。

在工作上，他們也很跳躍，最好可以同時完成很多事情，因為一旦開始做某件事，他們會馬上想到另外一件看來更重要的事情。晚上他們也很難入睡，因為**心裡總感覺好像錯過某件事**所以睡不著，即使決定上床睡覺，也是三心二意、萬般掙扎下的決定；而要是一直睡不著，他們就會起床並惱怒自己虛擲光陰，然後開始閱讀、工作或看電視。然而這一夜的無法好眠，會在隔天像個影子般地糾纏著他，只要想起這件事，就喚起一種無法克服的疲憊。

這些人的生命烙印著極端兩極的狀況：1.急躁的工作狂熱—徹底地興趣索然；2.過度的主動—徹底地被動；3.亢奮—無精打采；4.情緒忽

---

*請參考《新巴赫花精療法2》第204頁。

99

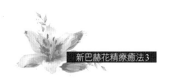

而歡呼如天高—忽而如致死般憂鬱。他們有時像火花般地充滿熱情，之後又對任何事情提不起熱忱；有時是和藹可親的人，但瞬間又變得惱怒與喜怒無常；有時過度投入於工作，有時卻通宵達旦地狂歡，緊接著便無法從床上起身。他們似乎需要完全相反的巴赫花精，例如：矢車菊與葡萄藤、馬鞭草與水蕨，或是龍芽草與石楠，但這些花精都無法讓他們的行為有較為深層的改變，因為真正的問題在於他們內在的分裂，以及由此造成的緊張與放鬆之間的失衡。如同我們在《新巴赫花精療法1》所描述的，這種情況會在身體上表現出相對應的衝突／矛盾症狀。

由於我們需要在生活中做出大大小小的決定，這對線球草的人來說，這引發不斷痛苦的內在衝突，假以時日，這些人便在某種原則或牢固的方針下找到避難所，以減輕因為必須做抉擇所帶來的折磨，而原則與方針的範圍可以從飲食的規定、嚴格的禁酒，一直到宗教的宗派，並且通常帶有陳義過高、不現實的理想性特質，例如正義、博愛、敬業、宗教倫理、性道德等等。此刻處於**岩水**階段的當事人，在努力實踐這些理想時，會拒絕許多不符合他生命原則的事物，然而**壓抑享樂的原則**久了會引發挫敗感。

除此之外，偶爾還會出現另一種狀況，就是他們加入宗教性或政治性的邊緣團體時，會被歧視為局外人。這是他們必須處理的問題，但因為害怕再度被棄於線球草那種難以忍受的不確定感中，於是他們**用力地守著**這個不現實的道德或理想，然後因為只能由理智來做決定，情感就漸漸地越來越受到壓抑。為此，他們付出的代價是**頭部過度負荷**，甚至在極端的狀況下會導致極端的情感冷漠。當**情感上持續不斷地僵化**，在一段時間後也會出現身體僵化的現象，像是關節僵硬或血管硬化。一位同類療法的同事認為，這種情況正是所謂的「心態

上的動脈硬化症」。

　　由於加諸自身的戒律與禁令，是所有會死的凡人都無法長期恪守的，因此之後便產生**酸蘋果**階段的感受：當他們逾越了自己所設的道德防線，內心會感到不純潔或受到汙染。這種感覺會漸漸地向外投射，尤其是對所有**不潔的東西**感到噁心，比如汙垢、細菌、身體的排泄物、汗水與外面的廁所；而若這樣的態度表達在身體上，便是皮膚不潔、皮膚疹。過敏現象也可能出現，它代表著一種抗爭的表達，表達他們反抗被他們視為敵意的環境。

　　原本在岩水狀態就已存在的對完美主義的追求，如今升級成對一切都吹毛求疵，甚至達到了潔癖狂熱主義。但也因為不可能完全滿足對潔癖的需求，結果往往產生一種**對自己的厭惡感**，而究其原因，是當事人無法接受他真正的樣子，甚至任何一個小小的失敗都會引發這種內在的痛苦──其實最貼切的說法是「怒不可遏」。這樣的後果就是：皮膚灼痛或皮膚搔癢及**煩躁不安**的狀態。由於持續不斷的「抗爭」消耗巨大的能量，所以在這個階段也會來到很明顯的虛弱狀態，有位病人曾經坦承當他被劇烈花粉熱纏身時，曾感到極度地筋疲力竭，以至於打噴嚏時，眼前偶爾會出現一片黑暗。

　　這種敵視生命的發展，起於內心的中心掉落到自己創造出來的混亂中，而為了試著控制這樣的混亂狀況，大部分的情感生活、生命樂趣和作決定的自由度都得被犧牲掉。此時最優先的治療目標是解除內在的僵化狀態。真正的療癒只能透過再度找回內心的平衡，以及回到與自己關係的和諧中，才可能達到，因此線球草花軌也被稱為是**內在平衡**的花軌。

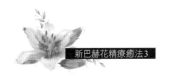

（b2）膽經

膽經起始於眼角外緣，我們可以觸摸得到的小凹洞（瞳子穴），從這裡膽經環繞著耳朵，在後方接近耳突的位置急轉往上達到額頭，接著循著更大的弧度經過頭部的外側來到頭顱的邊緣，然後從這裡再繼續經過頸部區域的外側，彎到頸椎的最下面，隨後又急轉回到肩膀的位置。接下來，它以之字形在身體外側移動，來到鼠蹊部時又急轉往後，並在肛門內側經過尾骨一直到酸蘋果在肛門的反應區。接著它再以水平的方式拉到髖部，在這條經絡第三十個穴位（環跳穴）的位置轉九十度往下，經過大腿、膝蓋與小腿，然後繼續往足部的方向延伸，最後停在腳第四趾甲的外後邊緣（足竅陰穴）。

在這條經絡最開始的地方，有另一條內在循行路線經過臉頰、頸部及鎖骨上窩（缺盆穴），並在這裡和主要路線相遇在一起。另一條分支從這個位置往下，經過肝臟與膽囊，然後在鼠蹊部碰到了身體的表面，接著又繞著生殖器官，並以水平的方式往外走，在膽經位在髖部的第三十個穴位（環跳穴）又和主要路線合而為一。線球草花軌常見的是和性有關的問題，例如有高度的道德標準（岩水），或是感覺上好像在做骯髒的事情，甚至會感到噁心（酸蘋果），我們從這裡都可以看到它們的對應關係。此外，不管是女性還是男性，在生殖器官上都有酸蘋果反應區*。

---

*請參考《新巴赫花精療法2》第144頁。

膽經

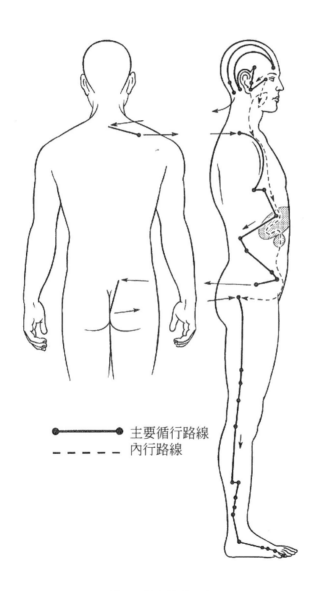

主要循行路線
內行路線

圖11　膽經的循行途徑

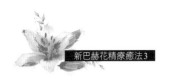

　　屬於這個經絡的症狀有：「嘴裡有苦味、經常想嘆氣與深深地吸一口氣、胸部肌肉的疼痛感、上半身彎腰與轉身時出現不適感；在嚴重的干擾下，會呈現蒼白的外表、不潔淨的膚色、消瘦、缺乏光澤的皮膚、腿部外側的灼熱感、腿部與關節的疼痛、淋巴結腫大、突然盜汗、寒顫。」[62]

　　膽經穴位上各個不同的適應症與線球草花軌有許多一致性，例如線球草常見的東痛西痛的現象。同樣地，暈眩感和平衡感失調都屬於線球草現象，也都能在膽經的穴位上找到相應之處。

　　岩水狀態下的死守僵化原則，往往可以從身體關節僵硬的現象中明顯觀察到，而同樣的情況也可以在腰部關節和膝蓋相對應的特定點發現，此外由酸蘋果花所得知的皮膚症狀，亦能從膽經上找到相對應之處。曼弗雷德‧波克特如此寫道：「附帶一提，和皮膚的關係也屬於膽經的功能範圍：蕁麻疹（Urtikaria）與濕疹一般可視為是膽經受到干擾所產生的問題。」[63]

　　膽經與線球草花軌之間，更進一步的一致性適應症如下：

❋ 偏頭痛：經常是單邊的，是緊張與放鬆間不平衡的徵兆。
❋ 一般性的頭痛：以理智取代情感的後果，起因是頭部無法忍受嚴格的生活規條。（注意岩水在頭部的反應區。*）
❋ 膽囊不適與膽絞痛：壓抑情緒與願望，或將失意硬吞下去所造成的症狀。（在膽器官上方存在著一個多青反應區**與榆樹反應區***，慣

*請參考《新巴赫花精療法2》第232頁。

**請參考《新巴赫花精療法2》第166頁。

***請參考《新巴赫花精療法2》第145頁。

怒和過多的壓力也會引起膽器官的問題。岩水花精基本上同樣具有攻擊性的特徵及不寬容的現象，無論是面對與自己思想迥異的人還是自己的需求。）

❋ 興奮、狂躁與憤怒。

❋ 抑鬱、沮喪、懊惱的情緒、憂鬱的傾向。由於享樂的原則被壓抑，導致缺乏生命的喜樂。

❋ 排尿不規律或排尿過少，這是內在執著不放與無力放手的象徵。從膽經在下腹部位的走向，可以清楚解釋這個症狀。在左半部也有一個岩水反應區****。

❋ 睡眠障礙和失眠，也是一種沒有能力放下的後果。

❋ 筋疲力竭的狀況（來回體驗各種極端狀況會消耗許多力氣，尤其再加上酸蘋果狀況下的虛弱狀態。）

❋ 頭暈與暈眩是典型的線球草症狀。

　　根據巴赫花精反應區，我們可以找到相當引人注目的一致性：在髖關骨的部位，左邊的大轉節是岩水的皮膚反應區*，右邊則是線球草反應區**，另外整個右膝蓋區域被岩水反應區***包圍，而膽道疾病的測試點——陽白穴（G14），正好在左側線球草反應區****及右邊橄欖反應區上，這是它與肝經連結的部分，肝經內在循行路線的一部份也經過這個區域。

---

*請參考《新巴赫花精療法2》第233頁。

**請參考《新巴赫花精療法2》第238頁。

***請參考《新巴赫花精療法2》第236頁。

****請參考《新巴赫花精療法2》第237頁。

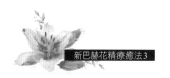

（c）外在花精—白楊

白楊花代表著**模糊、無法命名的恐懼**，屬於這種恐懼的有：不祥的預感、對未來毫無緣由的擔心與害怕、想像即將發生的災難或恐怖的不幸事件、**令人毛骨悚然的恐懼**，例如：害怕黑暗、害怕鬼魅、害怕黑暗勢力或甚至害怕魔鬼。小孩對黑衣男人的恐懼，以及成年人對神祕事物的恐懼都屬於白楊類型，尤其是和宗教、死亡主題相關的恐懼，都是白楊狀況的典型特徵。

如同我們在第一冊所描述的，白楊類型的恐懼並不是基於一種過大（同時又黑暗）的想像，而是潛意識對於另一界的真實印象所作的加工處理。這些來自另一界的真實印象，都是人類基於某種程度的**敏感度**所感知，卻無法以邏輯性的思維加以合理說明，結果便出現這種無法加以解釋的恐懼。人們下意識地將這個層次的心理圖像投射到外，因而恐懼就保有了一種非理性的特徵。

有鑑於此，我們可以理解為什麼白楊花精屬於木元素。前面已提到過，無論是「生理性」的看見、「內在」的看見或「精神性」的看見，都屬木元素的功能。

當這個敏感度造成個案過大負荷時，白楊花精幫助我們更容易去應付這種過大的敏感度。至於感知所經驗到的事情是否引起恐懼，那不是重點，最重要的問題在於，我們因為恐懼而無法處理這些由敏感所獲得的印象。

5. 金元素

　　這個五行中的金元素在中國的文獻中被稱爲是「丞相、太傅」，「由此發出有節奏性的秩序。」*64 曼弗雷德·波克特如此敘述：「每一個生命都擁有個人獨特的**節奏**，也就是他的特質與能量，透過它們，他對內在、更對外界展現並維繫了一種獨一無二的、無可取代的品質。這節奏…結合了天生的稟賦…，加上由宇宙與社會而來的所有刺激與影響，它們以食物、天候影響、情緒、思想上的啓發等型態，維持、供應並『滋養』個體的各種反應。」65

　　這種來自金元素的節奏被傳遞到其他元素的功能範圍，並且涵蓋了整個人格，因此，肺／大腸的功能範圍的重點在**溝通**與**交流**，其中包含了與自己身體的不同元素的交流，還有和環境的交流。交流的其中一種表達形式是**呼吸的節奏**，在吸氣的過程象徵了**進入**與**接受**，呼氣的過程則象徵**給予**與**放下**。

　　與此身體過程「類似的心靈能力是**靈感**、**直覺**與**創造力**，創造性的能力交替於造成**影響**、與**受到影響**之間，也交替於**主動想像**與**受到暗示**之間。變化更替是『肺』的功能圖像，它與被轉化和結出果實息息相關，唯有透過**放下**才能萃取出本質與精華。」66

　　在大自然中，秋天這個季節擁有乾燥、成熟、枯萎的特質，也象徵著類似的過程。植物王國中同樣有類似的階段：成熟結果，收成豐碩。

　　接受生命必要事物（如氧氣）的這種功能，也必然與防衛有害

---

*校註：「相傳之官，治節出焉」。

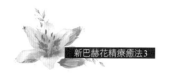

之物的能力緊密相關，因此**皮膚**，**黏膜和體毛**在中醫中被歸類於金元素。

「皮膚是對抗外來陌生事物、威脅的最前端防線。皮膚是**衛氣之所在**，這是一種積極的防衛能力，不僅須從物質的層面來看，還須針對功能性的面向，由華人的眼光來理解：皮膚面對外在氣溫的改變，在更廣闊的涵義上是面對由大宇宙來的影響做出回應，以色調的改變、毛細孔的閉合、髮肌系統的緊繃與放鬆、汗水與脂肪的排泄等方式，透過這些結構，個人的熱性、嗅覺性甚至是節奏性品質（例如一呼一吸），都爭取力量用以保護並維持自身以面對外來的影響。」[68]
「有關皮膚節奏性之功能的負荷，無論是受外在或內在突然的節奏改變所引發，都意味著一種危險，代表得先抵禦外部來的刺激。」[69]

屬金的情感是**悲傷**，在此又顯示了與秋日的相關性。在這個季節，大自然籠罩在這樣的氛圍下：凋零的樹葉、霧氣與灰色陰沉的白天，這些給人的印象是**憂鬱的基本氛圍**。屬金特質的人正是處於這樣的狀態下，或者我們也可以描述為「在別離時感受到的情感」[70]，而這種內在空虛的強度，具有極度不同的形式，「從舒服到低谷般的悲傷，這是每個不同的病人所無法解釋清楚的。」[71]

另一個同樣非常典型的金元素是**憂愁**，這種憂愁與土元素反覆憂思的特徵完全不同，憂思基本上根源於病態性過度增強的思維過程，曼弗雷德·波克特提到：「一種中心位置功能失調的狀態，其過程是：獨立於他人之外、先層層疊疊遮蓋所有其它的人格功能，最終導致功能間完全無法協調。」相較之下，金元素的憂愁是一種對不舒服的狀態缺乏防禦，其結果干擾了所有功能範圍的能量運作。

金元素在聲音上的表達是**哭泣**，但我們從中醫針灸的文獻中，無法確認這裡所指的哭泣是「真正的」淚水，或許也包含著菊苣狀態中

極為典型的假惺惺的鱷魚眼淚。

鼻子是屬金元素的五官。嗅覺傳達的感知遠遠超過物質，甚至直達精微體的領域。眾所皆知，有些動物甚至在物質蒸發後，成分裡頭完全沒有任何香料分子時，牠們還是可以嗅聞得到。喬恩・格列帝曲因此寫道：「肺部功能圖像中的嗅覺，遠超過僅僅只是**嗅覺感知**，甚至更是一種預感與覺察。」[74]

（a1）菊苣花軌

菊苣花軌是一條左右**他人**的花軌。典型菊苣花軌的人，第一眼引人注意的多半是那贏得人心的禮貌及過度誇張的友善，但在這種令人感到「舒服」的態度背後，隱藏著一種佔有慾的人格。這種類型的人會透過他們和藹可親的態度達到所有目的，並扼殺任何剛要冒芽的阻力。他們照顧親人無微不至、令人感動，至少對外而言，他們代表著理想的父母親角色，然而那過大的助人意願，實際上是試圖悄悄地干預他人的事務，一旦「好心好意」所做的建議未受重視，會馬上引發他們自憐自艾的狀況，並且嘗試（有時甚至是聲淚俱下）透過道德性的施壓，達成他們事實上自私自利的目標。

他們總是期待別人給予自己全然的關注，而且對於一些雞毛蒜皮小事的反應也相當敏感，比方說不禮貌的態度或無關緊要的疏忽。這類型的人經常因小事而感到不悅，這些小事是他們認為絕對必要的。他們特別會對別人不知感恩圖報感到憤怒。

菊苣類型的人沒有能力「放下」他人，最常見的是難以放下親人。此處所指的放下不只是內心的放下，也包括外在的放下，通常這種難以放下會出現在親人想與他們分離時（例如要離開家的小孩），此時菊苣類型的人會生病，以便在情感上勒索他人，好讓他們撤回原

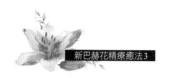

本的計畫。我們可以好好想想先前提到的「收成時節，要讓果實落下」的比喻，菊苣缺乏放下的能力，並以一種僵硬的方式表現在所有想得到的生活層面上，例如執著於舊有的事物（在失調的階段中），以及普遍性地拒絕適應生命的節奏*。

在**紅栗花**的補償階段，個案必須為自己處於菊苣狀態時的權力要求進行自我辯護。如果在菊苣階段涉入他人事物時，宣稱的理由是出於純粹的關懷，那麼來到紅栗花狀態則是名符其實地過度關懷了。上面兩種狀態之間的過渡是相當流暢的，因為這個過程是在無意識下進行，因此很難釐清這種擔心是真實的或只是一種推託之詞。在發展完整的紅栗花階段下，**擔心**經常會升級成**對他人**恐慌性的**憂慮**，尤其是當伴侶或孩子生病，或是沒有在約定的時間回到家的時候。

在失調的階段，我們可以看到忍冬花所代表的特徵。他們在這個階段開始歌頌早年的一段光陰，因為那時一切看似都能符合他們的想法與願望。無論在感受或思想上，個案只生活在過去，這段過去喚醒了昔日美好世界的圖像，例如父母親張口閉口都是孩子們還在家時日子有多麼美好。由於當今社會對此並不以為意，這種緬懷過去的狀態也經常被忽視或被低估。

循著這些跡象可以發現一種潛伏性的忍冬狀態：有些人的音樂品味是幾乎只聽特定某個生命階段的音樂（例如青少年期、大學時期、當兵時期），那些特別喜歡老歌並醉心於這類音樂的人（「當年那段時間多麼美好…！」），也屬於這種忍冬狀態。

我們在金元素章節所描述的覺察與預感，是菊苣的典型特色。

---

*參考本書第123~124頁有關胡桃的說明。

他們是擁有第七感的人，例如有些母親會說，當她們的孩子有些異樣或感到苦惱時，她們總是「心有所感」，但在看似令人羨慕的**直覺**背後，經常隱藏著一種沒有被覺察的願望，亦即想要干涉他人的事務，而這種延伸隱形觸角的最底層真正動機是：他們想得知別人不願意親口告知的事務。這十分符合典型的菊苣性格。

　　至於身體的症狀，是從以上描述的精神態度發展出來的，它的特徵是盡可能地引起注意，或甚至在任何情況下都要讓他人心生同情，到最後，這些身體不適的「意義」與「任務」變成博取他人的關注，進而發展成可能危及生命、或令他人恐懼的病症，例如氣喘與心臟方面的疾病，甚至是癌症。就我看來，癌症與這條花精軌道有一定的關係。

　　菊苣類型的人為了逃避自己，而逃到其他人身上，他們的想法環繞著他人的福祉（當事人主觀想像出來的）轉動不已，在紅栗花階段，最後會導致完全的自我異化，無時無刻不關心其他人的狀況，以致於無法意識到自己。為了能夠再次掌握自己，身體必須「創作」出一種疾病，然後這種疾病引發當事者對自己本身的擔心，這擔心甚至大過於對他人的擔心。只要想像一下，當有些父母看到小孩獨自過街或搭校車上學時，就已經忍受著生離死別般的恐懼，我們就不難理解，為了將意識能夠重新定位到自己身上，人們必須製造出一種疾病──例如癌症──才能合理化這種如臨生離死別的恐懼。

　　在生物醫學中，氧氣不足是致病的因果關係長鏈中最重要的一環，它最終會以癌病變的形式表現出來。菊苣花精軌道對應肺經，和呼吸功能有直接相關。幾千年來，中醫觀察到屬金性格的人因自身的憂愁特質使得呼吸很淺，結果讓細胞的氧氣供應不足，而這正是致癌的先決條件：因為缺氧導致血液酸化。

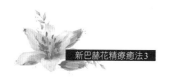

（a2）肺經

　　肺經的循行路線起於胃部中間的中焦，往下連絡大腸，從此處轉向，垂直向上經過肺部直達頸部中間，此處再朝向下轉彎，斜入肩膀，在第一肋骨和第二肋骨中間直達體表，然後垂直向上一小段，直達位於鎖骨下方凹陷處上的第二個穴位（雲門穴），接著繼續經過二頭肌的中央，到達手肘（尺澤穴），再經由下手臂內側、橈骨莖突、手腕及大魚際，直達拇指甲的內後邊緣（少商穴）。[*]

　　肺經的適應症是肺臟的所有病症，例如咳嗽、支氣管炎、呼吸困難、**氣喘**、胸悶，加上手臂循行路線上的疼痛、頸部疼痛、肩胛骨疼痛。急性的流行性感冒症狀如鼻塞、聲音沙啞、頸部不適，也有可能是肺經阻塞所造成的，若真如此，同樣也屬於這個適應症範圍。另外，當菊苣類型的人處在事情發展未如己意的情況時，通常也會在肺經不同的穴位上出現適應症：

✽ 偏頭痛【列缺穴（Lu7）】
✽ 激動【太淵穴（Lu9）】
✽ 失眠【太淵穴（Lu9）、魚際穴（Lu10）】
✽ 暈眩、昏厥【少商穴（Lu11）】
✽ 啜泣【尺澤穴（Lu5）】
✽ 嚎啕大哭【天府穴（Lu3）】

---

*根據顏色共振法的測試，從手腕開始的循行是完全不同的。經絡從此處穿過手掌，直達中指指甲的外後邊緣。

　　上面所描述的氣喘同樣也屬於這個範疇。當菊苣類型的小孩在操
弄權力時，會出現尿床（太淵穴〔Lu9〕）的現象，因爲他知道父母對
此感到十分無助，而透過這樣的方法，小孩可以成功地博取關愛。這
一系列的恐懼，包括空間幽閉恐懼症（太淵穴〔Lu9〕）以及**過度敏感
而必須不斷地去顧慮他人**，都歸屬於菊苣的適應症範圍。不過在進行
判斷前，我們還是要仔細檢視，這些恐懼是否和溝酸漿型的「眞正」
症狀有關。

　　當然，每一種恐懼都可能被濫用來獲取權力，例如孩子經常會
在晚上該睡覺時要求留一盞燈、不可以關門，最好父母親一方留在
床上，好讓小弟弟、小妹妹能夠入睡。偶爾當我們允諾他們某些好處
時，這些恐懼會立刻消失，甚至只要用一小塊巧克力或糖果跟他們作
爲「交換」就能解決了，但菊苣類型的人絕對無法容忍不適合他們的
東西，在這種情況下，他們的喉嚨會有如鯁在喉的異物感，而這正象
徵了他們不願吞下某個東西。這樣的症狀，也可以透過肺經的內在循
行路線得到解釋。

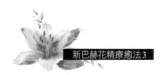

肺經

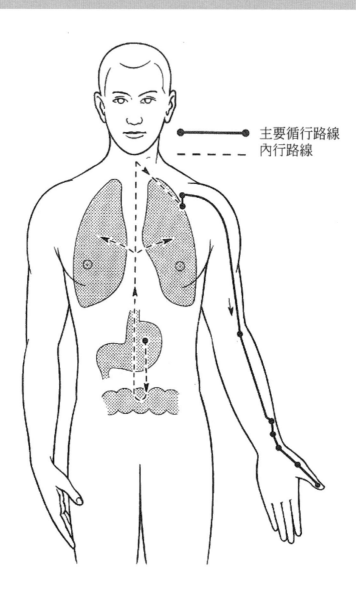

主要循行路線
內行路線

圖12　肺經的循行途徑

（b1）鐵線蓮花軌

　　鐵線蓮典型的人，生活在**幻想的世界**，更甚於活在物質的真實世界，他們像是夢幻的追尋者，在兩個世界當中來回舞動。他們經常逃離現實世界，因為這對他們太粗糙了，但另外一個世界他們又無法完全進入，因為身體阻止他們這麼做。巴赫醫師稱這種狀態是「一種禮貌形式的自殺」。[75]。

　　這些對現實完全陌生的人，看起來非常虛幻、睡眼惺忪，似乎從來沒有醒過，而且對周遭發生的事也興趣缺缺。他們的面容多半蒼白且缺乏表情，雙手雙腳總是冰冷，說話時吞吞吐吐、細弱難聞，真的開口說話時雙眼也恍惚不定，幾乎總是呆望著遠處，一點也不在乎視線範圍所發生的事。他們常看向窗外，卻沒有真正覺察到外面所發生的事情，或者在談話中經常跟不上別人所講的話，因為他們的思緒很快就飄走了。

　　這種典型的隨波逐流，並不是一定跟想像或者白日夢連結在一起，經常只是一種**模糊不清、無法定義的狀態**，而在這種情況下，很多事情就這樣流逝了，再也無法掌握，直到最後一切看起來完全不真實。他們常覺得一切都朦朧不清，好似在睡與醒之間和所有事物脫節，眼前沒有目標，回首亦不知來處。「物質的世界變得越來越遙遠，看起來昏暗不明、如煙一般安靜，並且像魔術，好似童話當中的拂曉時刻。」[76]

　　然而外在世界會很突兀地拉住他們進入「另外一個世界」，例如當事者瞄到手錶時，突然從夢中被扯回現實，然後必須在短時間內將「失神」時錯過的事物一件件補回來。在課堂上自顧作白日夢的學生，被老師突如其來的提問嚇醒並且得立刻找到答案，就是這類從放

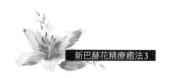

鬆的昏沉狀態，突然過渡到精神高度集中與緊張階段的最好例子。同樣的情況也會發生在成人身上，例如開車時因為自己夢遊般的駕駛風格，結果千鈞一髮之際必須做出閃電般的反應以避免釀成車禍，這種非常突兀的轉變、從極陰轉向極陽的狀態，通常會導致極端強烈的反應，而這些反應可能帶有情感特質，比方強烈的憤怒爆發出來，或者可能以身體的方式表達，像是搔癢不止或突然爆發的發炎症狀。為了盡可能快速地逃回那渴望多時的幻想世界，在補償的鳳仙花狀態下，他們會帶著**不耐煩**嘗試馬上處理這個湧入的刺激，並且將現實中的任務以最快的方式解決。

但是這種基於鳳仙花狀態所產生的倉促生活方式，隨著時間推移，讓粗糙現實與夢幻美好世界之間的差距越來越大，最後當事人因為持續不斷地匆匆忙忙而被現實吞沒，他只剩下極少或甚至完全沒有時間去作夢。在這階段，通常會出現一種不特定的，沒有辦法定義的失落感，並且進入沒有外在緣由而**憂鬱**與**悲傷**的階段，此時，所牽涉到的狀況是先前在溝酸漿軌道所描述過的歐白芥狀態，其強度可以從輕微的心情不舒暢，直到深層的抑鬱。

在某些狀況下，當事人可能會來到一種持續性的沮喪狀態、生出憂鬱的情緒，然後漸漸地這樣的憂鬱被視為稀鬆平常，他們完全意識不到，最多只會抱怨從來不曾有任何奔放的喜悅，就好似天空被灰色的煙霧如面紗般籠罩著，阻礙太陽奪霧而出。

針對兒童的治療，鐵線蓮花精軌道扮演很重要的角色。小孩生活在自己的世界，那裡充滿著幻想、對希望的想像，他們仍然真實地體驗到自己融入一個確實存在的精微現實*，這現實卻是成人們的感官所

---

*請參考《新巴赫花精療法2》第27頁以降。

捕捉不到的。小孩必須先學會熟悉這個物質的真實世界，而透過將注意力聚焦在粗糙物質的世界，超越感官的能力通常會漸漸失去。

人智學者稱呼這個幼兒發展成長的過程為「化身成人，在地生長」，這恰好對應到鐵線蓮花精軌道的適應症，也就是建立與世間現實的連結；至於這個過程有多麼痛苦，從長牙的階段就可以看出。一顆牙的「冒芽而出」也代表一個人從看似不存在，然而只是在現實中隱藏的**無意識**狀態，從此「破繭而出」。

彼得·達明安（Peter Damian）將鐵線蓮歸於巨蟹座[*]之下，它的守護星（Herrscherplanet）是月亮，在占星學中象徵著無意識，從這朦朧的狀態「甦醒」過來。在長牙的過程中，孩子會體驗到一種痛苦進入到現實的過程，這個過渡期恰好對應到鳳仙花階段。

相應於鳳仙花的同類療法製劑是洋甘菊，它是自然療法中治療長牙疼痛的首要藥方，不但能夠治療身體的疼痛，也有助於緩解哭哭啼啼的情緒——這也是這個生命階段最常有的特徵。

中醫針灸則是透過大腸經（鐵線蓮花精軌道屬此經絡）治療牙疼，而對現實世界感到陌生的鐵線蓮狀態也有其正向的意義，那就是有能力創造性的利用夢與**想像**，因此鐵線蓮也被稱為是**藝術家之花**。他們有能力將想像變成創作的**靈感**，然後為了創作，將真實世界的藝術與想像世界整合，這讓鐵線蓮特質的人機會實踐夢想，並同時展現出創造的潛能。

---

*請參考《新巴赫花精療法1》第194頁以降。

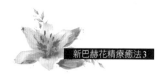

（b2）大腸經

　　大腸經循行於食指內側的指甲邊緣，由此向上延伸，經過食指、手腕、下手臂與上手臂直達肩膀，然後水平式向後轉向，直達第七節頸椎，再以銳角轉向上方，經過頸部、下巴、臉頰與上唇，最後終止在鼻側的鼻唇溝上方的終點。它的內在經脈由鎖骨上窩（缺盆穴）前上方往下分叉，經過肺臟直達大腸。

　　大腸經的適應症狀包括：牙痛、喉嚨疼痛和腫脹、聲音嘶啞、**流鼻涕、腹瀉與便秘**，以及經絡循行路線上的疼痛，特別是肩膀痛和手肘痛（例如網球肘），主要適應症是體液黏稠或體液缺乏的所有相關疾病，亦即因血液成分有缺陷所造成的不適。其主要的病因一方面是肝臟或腎臟解毒不良，或是腎臟及經由腸道和皮膚的排泄功能不佳，另一方面是病態的腸道細菌與真菌導致的**腸道中毒**，腐化的過程使得身體被毒素淹沒──這可能是許多不適症狀或慢性疾病的主要原因，長久以來生理醫學界也如此認為。巴赫醫師是這個領域的先驅者，早在1924年他就於英國同類療法期刊中發表了基本的理解與研究結果，題目正是「腸道中毒與癌症」，而其創新之處在於：從病人排泄物中的病態細菌培養並製造出疫苗，然後以此治療疾病，並且治療效果在當時令人震驚地好；尤其巴赫醫生日後依據同類療法原理將之勢能化後，成效更是明顯。

大腸經

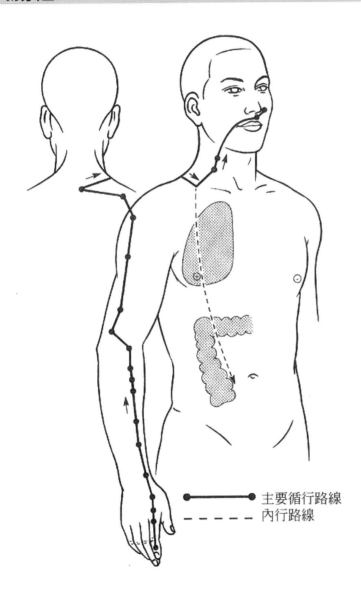

主要循行路線

內行路線

圖13　大腸經的循行途徑

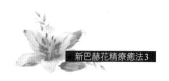

　　只可惜，巴赫醫師的革命性研究成果完全被遺忘，哪怕現今因環境污染、農藥和注射物帶來的殘留物所造成的腸道中毒問題比任何時代都來得嚴重。目前淨化腸道菌群的治療方法有時非常昂貴，且特別繁瑣，而且當代按照類似原理生產的疫苗，比巴赫醫師使用的疫苗基本上要複雜得多。所謂的「進步」很明顯的是遺忘、並「跨步離去」之前已證明是有效的方法。

　　各式各樣的皮膚問題，尤其是與體液黏稠或體液缺乏的相關症狀，都屬於大腸經的主要適應症範圍，尤其是體內無法經由大小便排泄的物質，必須透過皮膚來釋放，所以我們也可以透過清理腸道菌群來改善皮膚疣或青春痘。

　　皮膚問題可能與鐵線蓮花精軌道及大腸經相關，在許多案例上，我們可以獲得鐵線蓮花精軌道給予的指點，而下列的皮膚狀況中有些特徵可以對應到其他花精：

❋ 蒼白的皮膚：鐵線蓮
❋ 發炎的皮膚：鳳仙花
❋ 皮膚鬆弛、極度缺乏光澤：歐白芥

　　在新巴赫花精療法中，發炎的皮膚多數屬於鳳仙花圖像，而非一般認為的多青圖像。特別是過敏且發紅的皮膚表示出典型的鳳仙花行為，因為其特徵是完全沒有任何預警就「上膛發射」，而鐵線蓮／鳳仙花的反應機制正是從潛意識、隱藏狀況突然爆發出來。

　　其它不同類型的皮膚症狀歸類於不同的花精圖像，通常大部分都和病人典型的反應模式有關，因為屬於個人體質，所以透過治療也難有改善。從心靈層面來看，這種經常牽涉到個人的體質花精，無法使

用花精軌道的脈絡來加以看待[*]。以下幾個典型的花精會有下列的皮膚狀況：

❊ 病人怕癢：水堇（病人感覺到與環境接觸的強度過高）
❊ 皮膚乾燥：龍芽草、水堇（與環境接觸的部位變得乾涸了），更確切的說是「濕氣」，在所有文化中都被看成是情感的載體。
❊ 脫皮掉屑的皮膚：水堇（所建造的防護盔甲，將他們與環境隔離）

　　主要的問題有時也會指向栗樹芽苞，他們沒有能力從環境中獲得益處，也就是說無法收集經驗，這也會顯示在「與環境接觸的皮膚位置」上。這類型的人有一種內在的防衛態度、抗拒被其視為有敵意的外在世界，這同樣也會導致皮膚發疹。

　　除此之外，酸蘋果花也與皮膚有關，它屬於膽經，當皮膚問題出現時可考慮使用這支在膽經章節就被稱作是治療皮膚的花精。

　　有一些大腸與小腸的功能在中醫針灸上歸類於膀胱經的功能範圍，這再次證明了中醫針灸與巴赫花精療癒有著相同見解（「放下」的功能），而「給出」——大腸與膀胱相同的功能——在新巴赫花精療法上屬於矢車菊的議題。

　　潰瘍性結腸炎是一種急性發作的疾病，會漸漸導致大腸慢性發炎，甚至出現腹瀉且血便的現象。這個器官語言的象徵，明顯可見矢車菊性格所造成的障礙，尤其是那些典型的「諂媚者」，他們做盡所有的事，只為了在別人面前變成可愛的孩子。像這樣的「奉承者」或

---

[*]體質花精無論是哪一個花精，都與花精軌道的概念無關。在一生的歲月當中它不會改變，就評估表的系統圖來看，它處在的位置比基礎花精落葉松還要下面。

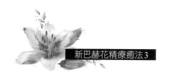

俗話說的「馬屁精」，他們透過腸道「發汗」流出「血與水」，只因為害怕失去別人的肯定。

鐵線蓮花精軌道的花精圖像，與某些大腸經穴位所代表的心理症狀間，有著十分令人側目的一致性：

鐵線蓮症狀：

❀ 健忘【曲池穴（Di11）】

❀ 困倦【三間穴（Di3）】

❀ 嗜睡【手五里穴（Di13）】

❀ 迅速耗竭【下廉穴（Di8）】

鳳仙花症狀：

❀ 過度敏感與過度激動【曲池穴（Di11）】

❀ 煩躁容易受到刺激【溫溜穴（Di7）】

❀ 煩躁激動的狀況【偏歷穴（Di6）】

❀ 發燒伴隨著極大不安，語無倫次、無法控制的大笑與放縱【陽谿穴（Di5）】

❀ 皮膚搔癢，沒有任何明顯的緣由【曲池穴（Di11）】

歐白芥症狀：

❀ 欲哭的心境【曲池穴（Di11）】

❀ 失眠【合谷穴（Di4）】

❀ 抑鬱【合谷穴（Di4）】

❀ 嗜睡【手五里穴（Di13）】

（c）外在花精—胡桃

當意識無法處理生活情境的變動，且當事人對此有不安／不知所措的反應時，可以使用胡桃花精。胡桃幫助我們脫離舊的事物，並接納新的事物。胡桃特別能夠**保護我們免於受到外來的影響**。它給予內在穩定感，並賜給我們力量，在緊急情況下協助對抗外在壓力，貫徹先前計畫好的構想。胡桃幫助我們面對典型的胡桃情境，例如遷居、職業變動、離婚等，另一方面也包括了內在轉化的階段，像是青春期與更年期。胡桃情境出現在當事人與外界互動時難以適應狀況已變化的時刻。

胡桃屬於金元素，這點是很明確的，而基於這個元素的**節律功能，它要求我們提高靈活度，去面對正在改變的外來刺激**。它的主要任務可以概括成：滲透性、交流、跨界、轉化。[77]「相較於其它身體器官，人類在呼吸活動*、皮膚及大腸進行著與環境最密切的交流，特別是皮膚、毛髮和呼吸道上皮細胞都暴露在非物質性的場域現象中——例如天候、電子、電磁和宇宙性的要素。對某些高度敏感的人或**容易受氣候影響的人**而言，某些物理因素可能引發特別的共振，例如天氣一變化**疤痕**就惡化之類的。」[78]

我在臨床上發現，使用胡桃來治療能量受阻的疤痕**有極佳的療效，可以取代自然療法中經常使用的局部麻藥（Procain，普魯卡因）。

---

*譯註：Respirationstrakt，亦即呼吸道。

**請參考《新巴赫花精療法2》第63頁。

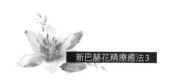

金元素具有調整節奏的功能，這功能不僅與肺部和大腸的功能息息相關，基本上也與呼吸及與其相關的攝氧容量有關，就連受到外界影響而造成生活節奏改變的情況，也必須從金元素入手處理。曼弗雷德‧波克特「也特別提到這一種生理節奏，例如**一日與四季的節奏，或是習慣的生活作息**。它們由外部而來，影響到人的性格。」[79]

胡桃花精的任務範圍還包括了輪班工人的調適困難，比方他們得從日班換成夜班（或是倒過來）工作。此外，我們可以使用胡桃治療由不同時區或不同氣候區返回原地所造成的適應困難，以及一般天氣轉換造成的問題，像是天氣變化、焚風等，使用胡桃經常會有不錯的效果。

6. 火元素

火元素的轉化階段相當於「一種功能，人們體驗到它是一種全然投入此時此刻的行動。」[80] 它「體現了一種積極的、活潑的行動力。」[81] 戴安娜‧康納利（Dianne M. Connelly）如此描述火元素：「充滿力量、主動積極、活力四射、充滿火花；在行動中散發光芒、令人振奮、五彩繽紛…如同火焰一般，這意味著在生活當中充滿激情。被點燃了的火花意味著，一個人對某件事滿懷熱情。」[82]

舌頭（「說話的工具」）、**血管系統和血液**，具有火元素的特色。下列的概念簡要地說明了火元素的功能性意象：「交流、活化、活力四射、展現特性」[83]。對此，喬恩‧格列帝曲詳細解釋：「血液系統與血液──如同語言一般──的功能是**溝通、交流**與**活化**整體。透過紅血球運輸氧氣，血液循環的活力原則獲得了保障。微血管將心臟的脈搏波動傳輸到器官外圍的區域，並賦予它們生命的律動。」

在這裡，**語言和血液循環**的功能展現出的是：「**連結與合一、脈動和活化**，這四者為火元素的功能性意象樹立了心理與精神的準則。」[84]

中醫文獻將**心臟**的功能範圍譬喻成是所有功能範圍的「君主」。「針對整體人格而言，統領性的作用力和清晰的洞察力由此而發。心臟有凝聚神志意識的力量，也就是『神』，它是能量的一種面向，心神的狀態會影響外形[*]、決定人格特質並賦予人格輪廓表顯。」[85]

「神」用來指稱「那一種力量，它讓人得以活靈活現又聚焦地表達生命：『神』擔負著人格的維繫、整合與完整化，就細部而言，可以將它理解為思想的一致性、語言的清晰明確性、堅定的目光、應變的能力、生活功能的協調性…」[86]，脈搏和呼吸的節奏屬於這個範圍，主管節奏秩序的「肺」的功能範圍則控制著呼吸的節奏，並預先設定脈搏的節奏；而主管協調的心臟的任務是：幫助維持兩者之間的平衡。

在此功能上，心臟的功能範圍決定「人格的所有積極性表達：有自信的舉止、集中與協調的意識、論證的合理性，以及意識的統一性。」[87]

依照傳統文獻的說法，心包經的功能範圍執行「『聽命行事者』的角色，由它發出**歡樂／興趣**（Lust）與**快樂／喜悅**（Freude）。」[88]，它也被稱為「相火」，而心臟的功能範圍則代表著「君火」。

若要完整表達火元素，那就是：**開朗／活潑**（Heiterkeit）與**痛快／愉悅**（Fröhlichkeit）。同樣地，「**笑聲對應火元素，是一種釋放性與**

---

[*]校註：即「神」會影響「形」，心臟主管形神的協調一致。

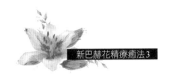

無拘束的人格投射。」[89]

　　縱情無度的感情會耗盡火能量，讓人精疲力竭，而不顧一切耗損自己的後果是：具有凝聚神志意識力量的「**神**」受到傷害，這或多或少會導致人格上的明顯崩解。[90]

　　缺乏火元素的能量會導致**抑鬱**，表現出來的形式是不快樂。在某些情形下，這意味著「對他人少了一份溫情與坦率，縱使這個人是自己親近的人；另外，這也意味著性冷感，因為火已熄滅，無法再點燃了。」[91]

　　過剩的能量可以由「不停不休、亂無章法、倉促慌亂的行動，在狂笑不止、恣意的情緒變化，及罕見的情緒激動中瞥見端倪。」[92]

　　過剩的能量同樣也可能導致強烈的熱情激昂，甚至達到**亢奮狂喜**（**Euphorie**）的情況，例如特定的歇斯底里就屬於這個範疇，類似的情況還包括：**急性的驚恐**以及由**疾病引起的易受驚嚇**，這些都是情感過量的表現之一。

　　火元素在五行中享有特殊的地位，因為它超越所有心理層面，甚至還代表著精神的面向。《黃帝內經》如此寫道：「任物者謂之心」、「神氣舍心」[93]，因此心也被稱為「生命之根源」。[94]

　　中文的「心」指的是心臟，此外也代表著「意識」，也就是「意識的內涵，是個體自我全神貫注之處，也是自我存在之處」[95]。在日常用語中，「心」經常代表著「『中心』，『身體的中心』、『人的核心』，是人類的根本，形塑了人的**本質**。」[96]

　　在過去，喜悅被歸於人類的核心，德國的文化也如此認為，然而就如喬恩‧格列帝曲所闡述的，它並非「一種單純對外在事物的共鳴，而是表達一種內在運作的和諧與一致性，一種『幸福』（Seligkeit）。」

　　我們可以將一致性理解成互相認同，在這種愛當中，朝向與萬物情感上的緊密結合，並且合而爲一，這在所有宗教中被視爲是人性的實踐。依據佛洛姆（Erik Fromm）《愛的藝術》（*The Art of Loving*）一書中的見解，這種愛毫無自私的動機，不帶任何個人性的擁有－企圖（Wollen-Haben），而是一種存在（Sein）的狀態。反之，擁有－企圖是一種不滿足、被勉強的狀態。

　　相較於心的功能性意象在精神面向上的完整性，其它的功能性都只是在通往實現的道路上，也就是還處在轉化的過程中。因此，相對於其它四個功能性意象，「心」享有特殊的地位，但這個特殊地位只適用於精神層面，而身體上的——功能範圍——則被統整在五行的轉化範圍內，就如傳統針灸觀點所表明的那樣。[97]

　　我們可以用一個四角形的圖來介紹心的特殊地位：四個受限於轉化過程的元素居於四個角，始終都在的火元素居於中心點*。

　　這張圖與榮格（C. G. Jung）人格類型的四個基本功能（思考、感官、情感、直覺）有相似之處，這四個功能也可依序歸類到四元素（土、木、水、金）。始終都在的火元素——在前面的介紹中處於其它四個元素的中心位置——相當於榮格說的連結元素（Conjunctio），它讓其他四種基本功能，得以用相同的強度自由發展與實踐。榮格認爲，四者協調一致的平衡狀態，是一種完美的呈現。[98]

　　來自霍恩海姆地區（Hohenheim）的西方神醫帕拉塞爾蘇斯（Paracelsus von Hohenheim）也提出類似的思維模式：五因（Entien）理論。這個由他所創出的「因」（拉丁文Ens＝存在的因）的概念，明

---

*請參考第160頁的圖18，其中心的「落葉松」即代表火元素。

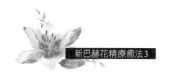
顯指向某種存在於人類心靈領域，且更多是存在於精神領域中的本質性事物。[99] 這個體系同樣是四分系統，其組成也類似中醫理論中四個外在的元素加上一個位居其中、始終都在的第五元素。對他來說，這個「『神因』（Ens Dei）代表每一個個體內的絕對性臨在。」[100]

（a1）馬鞭草花軌

馬鞭草花代表著**過度的熱情**。這個花軌典型的人，常試著透過**激昂的言語**，說服他人相信自己的理念。由於他們烈火般的熱誠通常不知界線，在其他人早已表現出興趣缺缺時，他們還在努力地論證，因此彼此的對話只好退化成一種只剩音效的暴力行為，尤其是馬鞭草類型的人很難傾聽，經常不斷地插話，讓他人沒有說話的餘地。

他們投身於一個議題時會充滿強烈的情感色彩，因為他們經常整個人，也就是同時將理性與感性帶入討論中。由於與周遭環境進行言語上的辯證時全神貫注，久而久之主體和客體的分際消失了，不知不覺中，他們所感知到的各個領域都成了自身的一部分，因此往往覺得必須為許多事情負責，但這些事原本不在他們影響力和責任範圍內。譬如，他們非常擔心環境污染、和受難者一同受苦、為許多對生活無感的人感到傷心難過，對全人類、甚至對未來世界感到憂心忡忡。

一個人在馬鞭草狀態下，會與周遭環境產生最強烈的能量交換，幾乎所有事情都讓他經歷到遠比平常更強烈的感情深度。此時，大量激昂的情緒湧現，能量也連帶沸騰不已，幾乎可說是「全心全靈」地投入。他們熱情洋溢，比方聽到喜歡的音樂或讀到一本迷人的書就陶醉不已；看見美麗的圖畫或秀麗的風景便進入狂喜的狀態，甚至出神。他們極端排斥令人不快的事物，其嚴重程度甚至會引起嘔吐、血液循環困難及其他身體症狀。

由於如此縱情揮霍的情感會消耗掉非常多的體力，**馬鞭草型的人做所有的事情，基本上都比其他的人耗費更多的能量**。這點在他們說話時尤其明顯。談話時，他們熱情無比、掏心掏肺、用盡一切氣力向對方盡訴一切，因此事後他們會感到勞累（連簡短的談話也是），甚至精疲力竭。他們夾帶著超量的情感熱衷地參與討論，並且已成為習慣，縱使是老生常談的話題如閒聊天氣之類的，他們也無法剎車。

在過度熱情和過度激動的階段，這些人常患有頭部熱與手腳冷的症狀，這表示甲狀腺暫時分泌過度。若有人反對他們的意見，喉嚨部位（馬鞭草反應區）＊則會出現壓迫感，好像有人掐住了咽喉一樣。如果他們為自己所設定的目標，因為外在阻力或時間不足而沒法實現，會導致內在出現反作用力，這個反作用力引發具攻擊性的激動情緒，甚至暴怒到呼吸困難（versucht Luft zu schaffen）。起先他們會非常激動地反應，之後企圖在某些情況下按照自己的想法力挽狂瀾、挽回頹勢，若是不成，他們往往暫時陷入深度的抑鬱，在此階段的他們毫無內在動力可言的。

他們無法忍受**軟弱無能的感覺**，這使得他們對不公不義的事極度**敏感**，無論是自己或他人遭受不公義皆如此。他們為弱勢者和無助者所投身的一切，全都出於內心的抗爭，反對任何形式的無助地任人擺佈（ausgeliefertsein）。

由於沒有能力認清和接受自己的限度，他們經常在心智上過度要求自己，長期下來便導致緊張性的**耗竭**。這種**角樹**狀態表現在精神上疲憊，以及或多或少有強烈的動力匱乏現象，並且出現大量的睡眠需求。還不到晚上，他們早已疲累不堪，早晨又遲遲起不了床，然而躺

＊請參考《新巴赫花精療法2》第255~256頁。

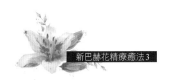

在床上越久，卻越來越疲累。這一點是可以理解的，因爲角樹狀態導因於智性與身體領域之間的不相稱。馬鞭草型的人對於特定事物過度熱誠，往往因此缺少對身體面向的平衡，自然沒有剩餘的時間從事其他活動了。

處在**白栗花**狀態時，由於前一段期間身體上**和**精神上都無法有動能，因此帶來了反作用力：思考再度活躍並漸漸獨立、不受控制，如此一來，就成爲名符其實的**強迫性思考**。思維在腦中不停地轉且持續重複著，就像跳針的唱盤，同時當事人反覆翻攪著一些問題，但答案總是懸而未決，或是無止境地進行**內心對話**，試圖向他人解釋自己在現實對話中沒能表達出來的內容。他們企圖服用提神的物質，例如咖啡、茶、尼古丁等幫助自己克服角樹狀態的疲憊感，不過卻帶來反效果。

（a2）心經

心經的起點在腋窩的中心點部位（極泉穴），它沿著手臂內側，最後來到小指甲的內後邊緣（少衝穴）。心經的內在循行路線有三條，都由心臟出發：一條路線水平地直達心經的第一個穴位（極泉穴）；第二條路線往下到達小腸經；第三條往上，經頸部與臉頰到達眼球。

心經的身體適應症除了經絡循行路線上的疼痛外，還包含了咽喉乾燥、強烈口渴、胸部疼痛及肋骨部位疼痛、功能性的心臟不適症*、緊張性心悸、神經性頻尿**、尿滯留以及視力模糊。

---

*請參考《新巴赫花精療法2》第255頁，心臟部位。

**請參考《新巴赫花精療法2》第255頁，膀胱部位。

　　心靈上的適應症則出現在心經的穴位上，這些穴位的號碼都標示在括弧當中。

馬鞭草症狀：

❋ 過度興奮【通里穴（H5）、神門穴（H7）】

❋ 巨大的內心騷動【神門穴（H7）】

❋ 興奮【神門穴（H7）】

❋ 易怒【神門穴（H7）】

❋ 憤怒【青靈穴（H2）、神門穴（H7）】

❋ 大笑不已的傾向【神門穴（H7）】

❋ 歇斯底里【靈道穴（H4）、神門穴（H7）】

❋ 非心因性的突發情緒波動【神門穴（H7）】

❋ 憂鬱與被壓抑的情緒【極泉穴（H1）】

❋ 抑鬱*【少海穴（H3─生命喜悅的穴位）、靈道穴（H4）】

❋ 睡眠障礙**【神門穴（H7）】

角樹症狀：

❋ 睡眠障礙***【神門穴（H7）】

❋ 抑鬱症****【少海穴（H3）、靈道穴（H4）】

---

*一旦當事人遭遇阻力，就無法實踐目標。

**因為異常興奮。

***累到無法入睡。

****徹底地過度疲憊，只想好好睡覺。

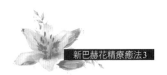

心經

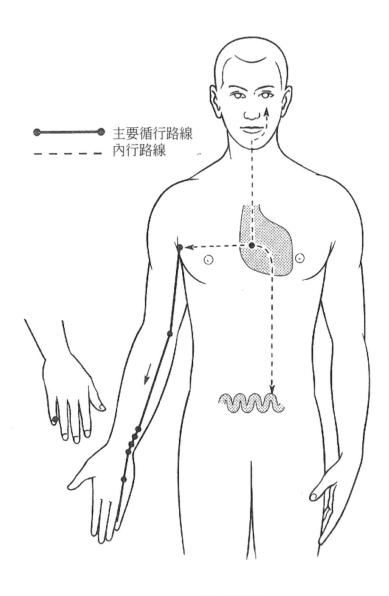

●━━━━━━● 主要循行路線
- - - - - - 內行路線

圖14　心經的循行途徑

132

❋ 情緒波動後的心理疲憊【少海穴（H3）】
❋ 神經衰弱【少海穴（H3）、通里穴（H5）】
❋ 情感冷漠【神門穴（H7）】

白栗症狀：

❋ 睡眠障礙*【神門穴（H7）】

　　以下還有一些適應症是我們在新巴赫花精療法中，尚未歸屬到馬鞭草花軌的症狀，但可以從馬鞭草的症狀演繹出以下情況：

❋ 缺乏勇氣【少衝穴（H9）】：
　　病人認為自己因缺乏能量（角樹）而無法完成某件事。
❋ 健忘【少海穴（H3）】：
　　個案在過度熱誠中（馬鞭草）消耗了所有的精力，或因過度勞累（角樹）而變得健忘。
❋ 強迫性的、無法克制的嘆息【神門穴（H7）】：
　　由於過度疲憊，生命變成沉重的負擔。

　　屬於心經的最重要適應症還有：因期待而帶來的焦慮情緒、臨考前的焦慮和怯場（通里穴〔H5〕、神門穴〔H7〕），這些都是典型的落葉松症狀，而基於火元素的特殊位置，這些症狀就其精神面向而言，可以在相應穴位上找到最重要的表象（Repräsentanten）。這點我

---

*頭腦無法關機。

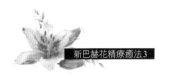

們可以由色彩共振法找到證明，這些顏色共振可以測試到經過落葉松反應區上的所有經絡。

有一些屬於心經適應症範圍的症狀，得追溯到馬鞭草花軌的典型錯誤行為，所以過度思考、**龐大的腦力工作**與大量的反覆沉思，都會對土元素帶來傷害，並因此導致火元素的耗竭，這一切會以下列形式明顯地呈現出來：心臟部位的疼痛、急促的呼吸、大量排汗、**手腳冰冷**和一般性的思緒混亂。[101]

至於壓抑下去的情感會導致心臟能量的阻塞，因而產生「心火」[102]，並在一些情況下發展出下列症狀：「因興奮引起的失眠與惡夢、精神混亂、幻覺，以及混亂無序的言語。」[103]

「強度上升的滔滔不絕地說話」[104] 是馬鞭草花的典型狀態，同樣也屬於心經的適應症。

（b1）龍芽草花軌

龍芽草是象徵**表面**的花精。由於害怕面對內心深處，龍芽草類型的人總是處於逃避自己的狀態，其座右銘是「轉移注意力」。他們感激地享用現代娛樂工業帶來的豐碩成果，像是電視、影視、電腦遊戲，此外也為了打發時間而上電影院、劇院、音樂廳或參加運動活動。他們當中有許多人喜歡從這個舞會到那個舞會，從這個酒店到那個酒店，不只處處有他們的蹤跡，同時也是好幾個俱樂部的會員。

這些人對外營造出很享受生命的愉悅的樣子，他們看似快樂且無憂無慮，心情總是很好，隨時準備很多笑話，向來不慌不亂。然而在表象的背後，事實上卻隱藏著深沉的心靈危機，他們的內心最深處極為敏感、容易受傷，而且強烈渴求和諧。因為這樣，他們基本上迴避任何面質自己的機會——同時也迴避面質自己的負向性。任何一種看似

不舒服的感覺都被他們立刻往下壓,剛要冒出頭的憤怒情緒也立刻被扼殺。他們藉由轉移注意力,努力地取代上述的負面情緒,並試著結交志同道合的朋友,一同找尋忘卻自己困境的辦法。有些人甚至會來上一杯酒或吸食一點毒品,好讓自己保持快活的心情,或者試圖在正向思考中獲得幸福,希望能夠脫離日常生活中令人討厭的事情。

有時他們似乎單純地為轉移注意力而轉移注意力,例如像被一種看不見的力量驅動,坐在電視機前或酒館裡度過一整夜,因為他們**相信自己無法忍受安靜和沉默**。然而同一時間,被他們壓抑的感受會以一種令人難以忍受的**內在不安**表現出來,在此之前,這種不安感只在意識的表層下悶燒著。由於內在的不安經常出現在精神漸漸安歇的入睡時刻,想當然地,龍芽草類型的人也因此十分逃避伴隨著不安與不好夢境的睡眠,因為夢境總是企圖處理那些未解決的衝突。眾所皆知,月亮的力量會強化我們的潛意識,因此龍芽草類型的人經常在月圓時飽受失眠的痛苦。

受到壓抑的部分,會進一步以心靈上的問題或身體的不適表達出來,並且分階段地出現。雖然這些壓抑的內容一旦浮現到表面,立刻會被龍芽草類型的人壓下去,但內在的壓力會再度升高,然後以症狀的形式讓人無法漠視它們。

這種持續不停的內在衝突,其另一個面向是:對來自周遭環境的干擾極為敏感。當他們專心工作或入睡時,就算是一點點的噪音也會激怒他們。不斷壓抑來自內在的動能──也就是一次又一次地與自己抗爭──佔據了他們大部分的意識,以致無法處理由外在而來的最小刺激,因為心靈上的壓力真的太高了。

龍芽草典型的人在與他人交往時,會很有意識地只維持在表面的關係,並且絕不顯露他們**真實的面貌**。他們以自身的魅力和笑話,富

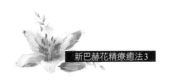

有技巧地轉移了內在的困難，並且扮演著最佳的社交夥伴，卻沒有能力與人建立較深入的情感關係，因為他們害怕在自己人格四周所築起的保護牆會因此被打破。這樣的害怕超過其它的感受，自然也扼殺了所有剛要嘗試發展出來的深入性談話。如此一來，他們只能維持極其表面與缺乏內在連結的接觸。

一旦內在的壓力變得過高，問題再也無法對外隱藏時，唯一幫得上忙的是：往前方遁逃。在補償的馬鞭草狀態下，當事人看似開始談論自己，但實際上是將議題往後延宕，用以迴避最根本的問題，例如突然開始熱衷於某些事，並讓這些事佔據全部的心思。他們不去解決自己的內在衝突，取而代之的是：乾脆給予生命一個新的意義。由於無法意識到這種**過度熱情**其實是一種託辭，他們深信自己是透過這種方式來實現自己。

不過，一旦受到外來的影響或突然覺察到他們的所作所為是沒有意義的，此時紙牌所搭蓋起的房屋就會倒塌，他們也因此被帶向**最深的絕望**中。當事人面對心靈負荷的極限，只能舉白旗投降。引發這種甜栗花階段的事件有：出乎意料的命運打擊、親人或朋友的死亡、事業失敗、經濟破產，或周遭環境帶來的阻力，這些都阻礙他們達到由野心所驅策的目標。

（b2）小腸經

小腸經從小指甲的外後邊緣（少澤穴）向上延伸，經由手臂的內側、下手臂與上手臂，直到腋下的後方，然後以鋸齒狀往上延伸，向

---

*請參考《新巴赫花精療法2》第248頁。

上到肩胛骨，橫跨斜方肌（Trapezius），在鎖骨上窩（缺盆穴）右角處往上轉彎，經過脖子側邊，來到下頜骨角的前方。從此處一分為二，一條分支經過面頰到達顴骨，由此進入到體內深處，終止於鼻根的眼角內側，而左邊的鼻根處恰好是甜栗花反應區*。

另一條分支則從下頜角延伸到眼角，在此處以銳角向後轉折，終止於耳朵的前方（聽宮穴）。

小腸經內部的走向，由鎖骨上窩（缺盆穴）分支，向下通往心臟、胃和小腸經。

小腸經的**身體適應症**有：此經絡循行路線的手指、手部、手肘部位和手臂的疼痛，上手臂的無力感、肩部不適、頸部肌肉的疼痛和腫脹、頭部難以轉動[105]、頸部僵硬、臉部疼痛、耳朵方面的問題、下腹部不適，以及所有由體液不調（Dyskrasie）所產生的症狀，這點我們已經在大腸經單元討論過了。

至於**心理適應症**則來自於小腸的功能。「小腸扮演的角色是吸收與轉化食物，也就是說把小腸中細與粗、清澈與混濁、固體與液體的部分加以分離，並且重新分配。我們可以稱它為『**潔與不潔的分離器**』[106]。這也發生在我們經驗到的各個層面上，小腸持續不斷地進行整理，將有營養價值的部分保存下來，把不需要的垃圾帶往身心靈能移除的地方。」[107]戴安娜・康納利如此寫道：「我們可以斷言，小腸經有感覺、有點子、有思想，能夠將不必要的廢物加以分離。」[108]

龍芽草的狀態是將重要的部分視為無關緊要，並試圖將它們排除在外，但那些被壓抑的感受必須透過身體被活出來，並且被體驗到。

---

* 校註：即「泌別清濁」。

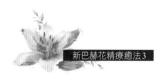

小腸經

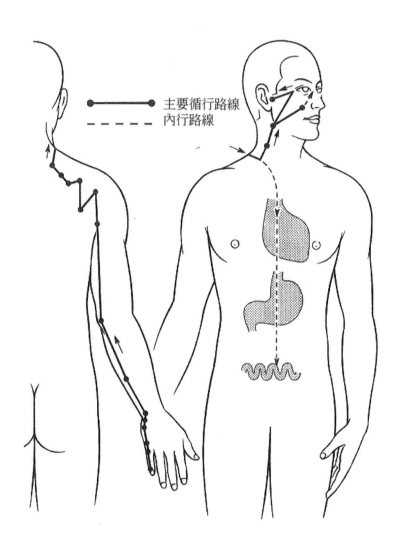

主要循行路線
內行路線

圖15　小腸經的循行途徑

138

　　小腸經的心理適應症包含在龍芽草狀態中被壓抑下來的症狀，但未必就是龍芽草的典型症狀。一條經絡穴位上的適應症會與其它經絡產生交互作用，因此龍芽草狀態也含括其它花精的症狀，這些症狀會在服用龍芽草花精後，再度浮現到意識的表層。

　　以下是小腸經的適應症，與其顯示出的相關症狀。經絡的號碼說明於括號中：

✻ 持續性的抑鬱【支正穴（Dü7）】
✻ 抑鬱症【後谿穴（Dü3）、陽谷穴（Dü5）】
✻ 心理上和性方面的神經衰弱*【支正穴（Dü7）】
✻ 極大的恐懼【支正穴（Dü7）】
✻ 過度焦慮【支正穴（Dü7）】
✻ 小兒的驚恐【陽谷穴（Dü5）】
✻ 虛弱【後谿穴（Dü3）】
✻ 緊張性的騷動【陽谷穴（Dü5）】
✻ 極度不安【少澤穴（Dü1）、腕骨穴（Dü4）】
✻ 眼部肌肉無法控制的抽搐【顴　（窌）穴（Dü18）】
✻ 無意義的亂語【陽谷穴（Dü5）】
✻ 瘋狂、狂躁症【陽谷穴（Dü5）、支正穴（Dü7）】

（c1）岩薔薇花軌

　　急性**岩薔薇狀態**出現在心靈上的緊急狀態，其特徵是：**恐慌、驚**

---

*神經性的疲憊。

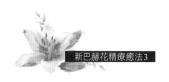

嚇、赤裸裸的恐怖感,甚至可能面對生死交關產生的恐懼,而引發此狀況的原因可能是危及生命的情境(例如意外事故或在極高車速下差點發生車禍)、威脅生命的疾病(心肌梗塞、氣喘發作、腦中風)、令人觀之膽顫心驚的醫學檢驗報告結果(例如罹患癌症或愛滋病檢測呈陽性反應),或是突發的驚嚇情境(比方屋裡突然出現怪聲,讓人想到可能是宵小入侵)或恐怖片。

這種恐慌通常伴隨著某些症狀,比方全身發抖、由背脊升起的冰冷寒顫、心悸、連頸部都感覺得到的強烈心跳、胸口有沉重無力感、彷彿腳下的地板塌陷了一般、腹部緊縮,或是喉嚨有異物感,此外典型的症狀還包含:牙齒打顫或「頭髮」衝冠,有時還會出現能量低到幾乎昏厥的情況,某些人則在這種狀態下有如被打了麻醉一般,失去知覺。

慢性的岩薔薇狀態是:急性緊急狀態下的情感被無意識地投射到外在情境中,讓當事人回憶起過往經歷過的創傷經驗。其運作的思維模式與感受通常在潛意識進行,並有以下的過程:

❋ 外在的情境好似用某種形式威脅人。
❋ 感覺到自己在此情境中全然無助,並且相信自己孤立無援。
❋ 想要遁逃。
❋ 害怕「無法從此脫逃」,加上徹底的無路可走。
❋ 想像自己必須熬過這種情境,卻毫無行動力。
❋ 有種受到擠壓的感覺,好似跛腳難行,心理上覺得被拘禁、四面楚歌,無法脫逃。

許多案例顯示,這導致一種看似毫無根據的恐懼,也就是,被

帶到一種我們**不願意陷入的情境當中**。通常那個引發岩薔薇情境的事件，部分會以**惡夢**的形式再度出現，有時也以清楚的回憶現身，大多數則透過象徵性的形象不斷重複。

在某些案例中，岩薔薇的情況歸因於許久前發生的心靈創傷，但它早已被當事人遺忘了，例如：出生或在母胎發展時出現危及生命的併發症、童年時期的炸彈攻擊事件（尤其是那些在轟炸期間出生的人）、身體虐待或暴力脅迫等等。當然也可能牽涉到老鳥教訓菜鳥的恐怖事件，或害怕被嚴格的父親毒打所引發的恐慌性害怕。

岩薔薇典型的人通常對外展現出冷靜的樣子，第一眼給人的印象並不膽小，然而他們特別弱的精神承受力使自己很容易陷入恐慌，並且傾向於將不愉快的事情搞成令人驚嚇的事件。由於他們經常以這種方式面對沉重、有壓力的情境，漸漸地他們嘗試把這些壓抑下來，特別是遇到極度令人感到恐慌的情境，幾乎很快就自動進入到**潛抑**的階段。然而這些被體驗到的情感基本上是意識無法處理的，所以**必須**對其予以補償。龍芽草的狀況在此具有保護的功能，它保護在潛意識中被視為具有威脅性的內容。

一旦內在的壓力過高，那被潛抑的感受便來到意識表層，同時將恐慌性的恐懼釋放出來，讓人失去控制與發狂，或違背意志做出某些可怕的事情。在龍芽草階段，先前所壓抑的情感與潛抑的記憶最多是出現在夢中，然而來到**櫻桃李**的階段，它們帶著強大的力量擠進意識表層。企圖控制這種黑暗動力的嘗試，帶來了**內在的精神壓力**，並透過強制性的行為表現出來，例如咬手指甲、緊張所引起的搔癢，不斷地抓癢，或緊張性的抽搐。在極端狀況下，甚至會退化成痙攣發作或無法控制的行為，而以上這些狀況的主要特點是絕對的**無力感，內心無法放下**。

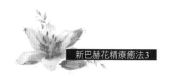

岩薔薇花軌和矢車菊花軌，再加上伯利恆之星，三者組成了新巴赫花精療法上**物質依賴**與**創傷**的花精軌道組合。典型龍芽草性格的人對酒精與藥物有癖好，他們借此讓自己保持好的心情並忘卻煩惱，這個症狀在龍芽草軌道中描述過了（龍芽草作為溝通花精）。在岩薔薇花軌中的龍芽草階段，創傷性經驗必須加以補償，因此在此階段他們對物質依賴的強度會更高。在櫻桃李的狀況下，物質的依賴更進一步成了強迫性行為，這特色正好是物質依賴的本質。戒斷症狀也是櫻桃李狀態的典型特徵。

（c2）三焦經

在中醫的針灸學說中，三焦經存在於三個部位，純粹是精微體的器官，並沒有任何粗身體面的物質對應。它的位置在胃部，從這個部位發揮對整個身體的作用力：「上焦」位於胃部的入口，影響肺部、心臟與血液循環；「中焦」位於胃部的中間，影響胃部、脾臟與胰臟；「下焦」處在胃部的出口處，影響肝臟、腎臟與膀胱。

這個能量系統的任務範圍與其他的功能範圍，一起延伸到體液循環與它的調節。貴朵·費雪如此描述其作用方式：「進到胃部的食物在中焦的影響下，一部分轉化為能量。與此同時，產生兩種不同的主要產物：其中一種是輕盈、純淨的能量，它們會往上升，到達上焦的位置；第二種產物是不純淨的液態能量，它們從中焦流向下焦，並從此處經由腸道抵達腎臟。」從胃部出口到腎臟的這段路線稱之為三焦經的內在通道，但不能想像成這裡確實有一條連結胃部與腎臟的通道存在。根據中醫針灸的學說，這是一條能量的通道，也就是專為導引不純淨能量的**引道**。在通往腎臟的路途中，不純淨的能量有部分會被淨化，廢物則被帶往直腸（Enddarm）。

純淨的能量由上焦流向肺部，並與宇宙能量（空氣）融合一體，這由純淨能量和宇宙性能量相混而生的榮氣（yong）*或供給營養的能量，來到前面的肩膀部位，進到肺經，形成人類最初的能量之一。

而不純淨的能量則從下焦流經三焦經的內在通道──小腸與大腸──到達腎臟，並且在到達以前，某些部分已被淨化，接著腎臟繼續潔淨這些能量並分解成液體，然後將尿液排放到腎盂；另一方面，腎臟也製造淨化過的能量，流向肝臟。這淨化過的「不純淨」能量，從三焦經的內在通道而來，形成了衛**氣（Wei-Energie）***。在中醫五行的理論中，水（腎）生木（肝），因此衛氣會到達肝臟。一部分的衛氣從肝臟流向膽囊，並由膽囊經由膽經達到眼角外側，在此，它們流向體表。衛氣在白天一整天中不斷地增強，來到眼睛部位的身體表面，並藉此讓人保持清醒；夜晚則隱退進到深處，造成睡眠現象。如果這個循環受到干擾，便會導致失眠****。衛氣從肝臟繼續往心臟（火），並且從心臟通向小腸，以便經由小腸經到達鼻根旁的內眼窩，在此，衛氣同樣來到了身體表面。」[109]

從這一段描述中，我們可以明顯看見三焦經的重要性。宋代出現的《中藏經》如此說道：**它的功能包羅整個人格**，並且「貫穿了整個身體，使內在和諧，調理外在，使左側發展，維繫右側，向上導引，

---

*校註：榮氣，即營氣。古文「營」、「榮」互通。

**亦即防衛的能量。

***校註：此段描述與中醫理論不同。

****校註：此段描述與中醫理論不同。

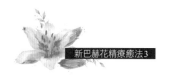
並向下宣洩，沒有任何經絡比它更重要。」[110*]

　　並不是任何時代都給予三焦經這種樞紐性的地位，通常它只扮演次要的角色，而在現代，由於人們發現三焦經與**內分泌系統**的關係，它在生物電磁醫學及能量論述中再次獲得高度評價，尤其是在克里安照相術中，三焦經成為觀察的重點。在某些針灸治療師的臨床治療上，三焦經也受到極大的重視，戴安娜‧康納利寫道：「由於三焦經與**所有器官連結**，如果有任何器官上的能量失調，都應該先檢查三焦經，看看其能量是否強烈與清澈。在沒有查看三焦經與其它功能的關係脈絡之前，人們是無法真正地診斷出病因的。」[111]

　　這點與新巴赫花精療法的經驗完全相符。新巴赫花精療法認為，隸屬於三焦經的岩薔薇花軌與矢車菊花軌兩者並駕齊驅、同等重要，這兩條花軌基於軌道的相互關係，形成了創傷花軌組合，而心靈的創傷經常與右邊大腦的障礙相關，以及／或者是荷爾蒙的失調，因此會**引發**各式各樣、彼此差異甚大的症狀，甚至可能造成嚴重的疾病。

　　每個治標不治本的治療嘗試，都會再度自動地翻攪起先前潛抑的情感，因此這樣的治療通常不會帶來任何療效，反而會引發層出不窮的反應。這種現象與中醫已知的某部分極為矛盾的效應相當吻合，它們可能是三焦經的障礙所引起的效應。戴安娜‧康納利一針見血地描述：「冷熱交替出現，情感與身體方面的阻塞也交替出現，這是有機體上的一種溜溜球現象。」[112]

　　三焦經以無名指[**]甲外後邊緣（關衝穴）為起點，經手、下手

---

*校註：原文請參見書末附表六之註。

**根據色彩共振法的測試結果，此經絡起始於無名指甲內後邊緣。

臂、手肘、上手臂直到肩膀，然後在此轉向到前方的鎖骨上窩（缺盆穴）。在這裡，內在的循行路線分岔並進入胸部深處，以及到達血液循環器官和三焦部位。三焦經的主要經絡以銳角的角度轉向身體背後，在斜方肌的上緣部分朝上轉向，經過頸部側邊到達耳朵，接下來環繞耳朵一圈，經過太陽穴，直到眉毛外側邊的尾端（絲竹空穴）。

三焦經的適應症有：經絡沿線上的疼痛，尤其是肩膀不適症、咽喉疼痛、耳朵的病症、頭痛、耳聾、麻痺、心不在焉[113]、**對天候變化敏感**、胸部及身體中間部位的窒息感[114]、風濕痛，以及肥胖症與厭食症[115]。

以下列出其相關的心理不適症，它們符合岩薔薇花軌的適應症。

岩薔薇症狀：

✻ 突然出現沉重、令人驚嚇的，從外部而來的影響【天牖穴（3E16）】
✻ 驚嚇、驚恐【液門穴（3E2）、天井穴（3E10）、瘈脈穴（3E18）、顱息穴（3E19）】
✻ 恐懼感【外關穴（3E5）、瘈脈穴（3E18）、顱息穴（3E19）】
✻ 惡夢【瘈脈穴（3E18）】

龍芽草症狀：

✻ 惶恐不安引起的心理疾病【天井穴（3E10）】
✻ 憂鬱【中渚穴（3E3）】
✻ 沮喪、憂鬱、冷漠的情緒【天井穴（3E10）】
✻ 惡夢【瘈脈穴（3E18）】

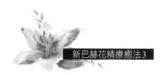
三焦經

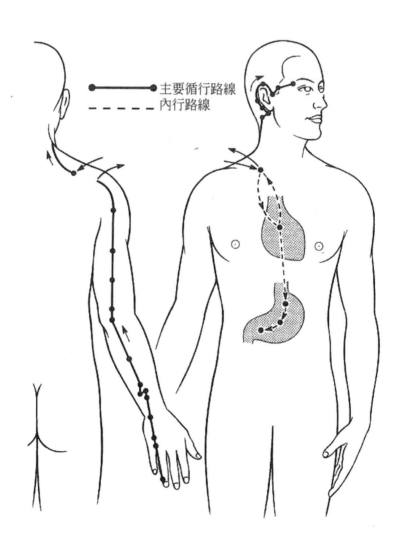

主要循行路線
內行路線

圖16　三焦經的循行途徑

146

櫻桃李症狀：

❋ 緊張、激動【會宗穴（3E7）】

❋ 激動莫名、語無倫次【液門穴（3E2）】

❋ 痙攣發作【會宗穴（3E7）】

❋ 癲癇【會宗穴（3E7）、天井穴（3E10）、絲竹空穴（3E23）】

　　我們要針對先前提到過的入睡前的能量流動過程，來做接下來的說明。根據當代的知識，松果體負責睡與醒的節奏*，除此之外，它也是我們內在時鐘的主要調節器官。感覺到有時間壓力，是這個器官的功能失調造成的。由於這個症狀恰好符合櫻桃李狀態的無緣由地疲於奔命及內心的騷動不安，因此我稱松果體為「櫻桃李器官」，並有下列這項事實可佐證：彼得・曼德爾透過治療松果體排除這種的內心**騷動不安**；而我們也可以透過服用櫻桃李花精達到同樣的效果。

　　根據能量學說常見的上／下兩極理論，以及克里安照相所顯示的相互關係，確實在松果體與攝護腺（女性則是G點）之間存在著一種連結，而櫻桃李反應區**正好在這些器官上方。內心釋放的重要性與性能量息息相關，這點自古以來眾所皆知。

　　前面提到過，肝經與松果體之間透過三焦經的內在循行路線存在著一種連結，這個事實提供我們為何櫻桃李狀態有一部分會過渡到鳳仙花狀態的解釋，同時也提供一個倒反過來的說明。外在狀況——例如交通壅塞——所引發的缺乏耐性，雖可以被控制下來，卻會導致內在不

---

*請參考第94~99頁有關肝經的説明。

**請參考《新巴赫花精療法2》第126~127頁。

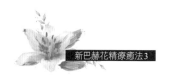

斷增強壓力，甚至「飆」到恐懼或「瘋狂」的地步；而同樣地，持續了好一段時間的櫻桃李狀態，有時也會導致匆匆忙忙的生活方式，這種方式經由短暫的橄欖階段，讓我們只認出它的鳳仙花性格。在這些案例中，引發櫻桃李狀態的原因通常被視而不見，因為缺乏耐心成了最顯著的性格特徵，最典型的例子是在服用鳳仙花花精後，症狀卻只獲得些微的改善。

由於在這種情況下，這兩種花很容易被混淆，因此下面稍加闡述兩者之間的差異。

缺乏耐心是鳳仙花的症狀，導因於一種內在不斷加快的節奏，由於總是處在匆匆忙忙中，因此常會出現緊張及緊繃的狀態。內心騷動不安則是櫻桃李的症狀，這症狀來自不斷壓抑負面的感受，導致產生極度的內在壓力，而這種因內在緊張引起的倉促，具有強迫性的特質。

典型鳳仙花的人，只要他願意，完全可以打從內心放下並放鬆下來，但典型櫻桃李的人沒有這個能力。我們可以將典型鳳仙花的人想像成滑稽劇中的角色，他可以從靜思、冥想中一躍而起，神清氣爽又精力充沛、充滿工作動力。相反地，典型櫻桃李的人卻筋疲力竭又頭痛萬分從徒勞無功的靜心中逃離，並且抱怨自己無法停止腦中的思緒，甚至沒辦法安靜坐下來。

使用鳳仙花花精對抗睡眠障礙通常會失敗，這一點也不令人意外，因為失眠經常是因內心騷動不安引起的，因此服用櫻桃李花精才會有緩解的功效。不過我們得更深入探討這點，因為櫻桃李狀態只呈現了冰山的一角，在先前的龍芽草狀況與岩薔薇狀況，也可能出現失眠的症狀。

（d1）水菫花軌

　　水菫是**優越感**的花精，這類型的人自覺在某方面比他人卓越，然而，他們更常透過一般行為而不是具體的言語陳述來表現這種優越感，例如他們避開所有紛爭，因爲生氣與爭吵有損尊嚴，並且基於同樣的理由也不會涉入他人的事務。

　　這種看似寬容的行爲並非奠基於理解與善意，而是一種內心與周遭的距離。他們的思緒圍繞在個人身上，比關心他人的福祉還多。由於具有相當的「客觀性」，在有麻煩或紛爭時他們是十分搶手的諮詢對象——雖然這是事實不容否認，但也在他們已過度膨脹的自我上火上添油，而且同時他們的傲慢也不允許自己接受他人的幫助。一開始，退縮只是心理性的，漸漸地，他們也退出了外在的生活圈，避免與他人接觸，最後變成獨行俠。

　　由於害怕過著凡夫俗子的生活，他們常尋覓著與眾不同之處，以合理化內在的優越感。爲了更能「鶴立雞群」，他們經常在對自己而言的重要事物上吹毛求疵，成了全然的完美主義者；不過在處理其它事情時則很無所謂，因爲把寶貴的時間浪費在雞毛蒜皮、無關緊要的事上有損他們的尊嚴。基於同樣的動機，他們也經常拒絕社交生活，那無止盡的傲慢讓他們看不起平凡的喜樂。

　　由於是自己選擇了孤獨，漸漸地他們也發展出或多或少的深度抑鬱。當事人無法找到出口，因爲他們疏於與人結交，因此少有知己，而且一方面又太過驕傲，在各方面都不願意坦承自己的困難。

　　他們在自以爲無以倫比的卓越性中，覺得自己在精神上無法被略遜一籌的周遭環境所理解，所以即使有人相伴也會感到寂寞。就算想接受別人的幫忙，他們也得從內在的空中樓閣走下來，但這無疑是

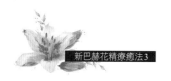

種羞辱,因此他們寧可完全按照以下格言行事:「帶著優雅與尊嚴毀滅」(這是過去上流社會流行的經典自殺動機)。

水堇典型的人極度怕癢,他們的皮膚象徵性地表達出:與周遭世界的接觸對他們而言太過強烈,有時甚至無法忍受。由於他們的感官過於敏銳,因此性事也會讓他們感到太激烈。

當事人處在水堇狀況時,內心多半極度地向內退縮,因為他們認為一切太過於平凡,配不上他們的尊嚴,一旦他們處在栗樹芽苞狀態,甚至會與外在世界保持距離,完全逃避令他們感到不舒服的事情和討厭的工作,一直拖延到最後的期限。如果有任何人警告他們得完成那些刻意忽略的責任,他們的反應通常是很不情願與很頑固,甚至充耳不聞。作為一位需要極大自由度的獨來獨往者,他們對於各式各樣的法規和專制高度敏感,會有意地漠視規則,甚至刻意犯錯。這種強硬的姿態所根據的座右銘是:「照做才怪」,所以即便如此做會傷害自己也在所不惜。我們很容易在叛逆期的孩子身上觀察到這一點。

栗樹芽苞典型者總是充滿了點子和高遠的計劃。他們的想法超前好幾步,老早就在考慮下下步要做什麼,雖然擺在眼前的工作都還沒開始,換句話說,他們不管眼前的事物,也忽視了很多事情,在工作時**無法集中精神**,因此頻繁地犯錯。除此之外,他們不注意日常瑣碎的小事,許多事在他們看來並不重要,因此**往往會犯同樣的錯誤**,這十分符合栗樹芽苞狀態的典型特徵:**沒有能力從自己的經驗中學習**。他們像被內在的火箭驅動一般,從這個經驗進入到另一個經驗,卻不去整理所經驗的一切。他們同時閱讀好幾本書、同時去做好幾件事,卻都虎頭蛇尾,沒能完成。久而久之,這形成了一種混亂的生活方式,生活充滿了不安、失序和內在的不平衡,一旦當事人發現無法應付自己惹出的麻煩,便會對所有的事情感到厭惡不耐。

　　栗樹芽苞典型的人晚上經常不能入睡，因為他們躺在床上編織著計畫。他們自己也很清楚，這是以人工的方式製造清醒，也心知應該為此負起責任，**然而**，他們總是知過不改，反而說服自己——為自己找藉口——他們得把這個主題徹底想清楚才能睡覺。可是等把事情想完後，通常已超過想睡的時間點，於是他們只好清醒地躺在床上，再也無法進入夢鄉。同樣的遊戲如此不斷重複，一夜又一夜。

　　他們一整個白天都在公寓裡來回走動，思考著怎麼完成這件或那件事，甚至在腦中想像自己正在做，然而事實上全是光想不練。他們經常開始一件事，隨即又擱下來，動手去做其它事；同樣地，在談話時他們也常從這個主題跳到另外一個主題，而且往往剛起頭說了一句話卻沒能把話說完，因為突然忘了究竟原來想說些什麼。**想法瞬間消失，以及對看似不重要的事情極度健忘**，這兩者絕對是栗樹芽苞的典型特徵，比如說他們經常忘記，五分鐘前把鑰匙放在哪了。

　　隨著時間的推移，這些明顯的弱點和缺失嚴重傷害了受虛榮心與傲慢影響的當事人，敏感地擾動了根深柢固的內在優越感。為了分散注意力和忽略自己的錯誤，他們進入**櫸木階段**，開始拚命找尋別人的缺陷，**批評成性**油然而生，對此我們可以依據其強度來加以劃分：

　　第一種情況，當事人看到他人的小錯誤時，並不會將觀察到的說出來，只在腦中貶低對方。

　　第二種情況，他公開批評、埋怨並且指責。對這類型的人來說，取笑、譏諷或甚至有意詆毀他人，顯然是一件樂事。

　　如果櫸木類型的人因別人的錯誤而遭受牽連，他們可能會以極度霸道的行為回擊，例如瘋狂地向對方大吼大叫、用最粗暴的措詞辱

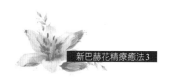

罵對方，並且很難恢復平靜。假使對方居然「還很放肆」地以言語辯解、捍衛自己，他們會隨之大發雷霆，在極端的情況下甚至會動手打人。

有趣的是，身體透過「過敏」表達出他們無法容忍他人的心態和行為。過敏是一種內在心態的結果，它不是基於別人可以看得見的行為，因此它出現在第一種潛在型的櫟木狀態中，特別是當事人因受過良好的教育而彬彬有禮、有所顧慮，或是不想讓自己不受歡迎時，他們會隱忍並吞下所有的不如意。

水菫花軌同樣也與上癮症有特定的關係，但不同於矢車菊花軌與岩薔薇花軌的癮症，這裡有種或多或少的優越感的特質。他們習慣逃避平凡無趣、平庸無奇，以及日常生活的一切，因此選擇吸食高尚文雅圈裡被眾人所喜愛的高級毒品（例如使用古柯鹼這類上流社會的毒品），或者想盡辦法打入名門雅士的社交圈，藉以凸顯出自己的優越及與眾不同的特點。假性的靈性生活、強迫性地靜心冥想也屬於這個類型，他們追求更高的發展只是為了超越他人。

這種人極度愛好自由，卻又對某事有著依賴性，這種矛盾行為的背後是典型的水菫習氣：想要與眾不同。在栗樹芽苞的狀態裡，當事人無法成功地從自己的習慣中脫離出來，因為不斷陷入相同的行為模式。

（d2）心包經

西方文獻中的「循環—性經絡」，中醫稱呼為心包經，這十分貼切地說明此經絡的作用，甚至比西方文獻中所使用的有些微誤導作用的稱謂：「循環—性」更加精準。「華人把『循環系統』這個詞取名為心包經，並將其視為心臟活躍主動的部分，相較之下，心臟本身只

被賦予儲存血液的功能。」[116]

心臟除了有泵血功能、控制全身的血液分布，以及供應血液的功能之外，心包經的功能範圍也要執行一定的荷爾蒙功能，特別是針對骨盆腔器官區域。在華人眼中，它的功能範圍是「喜悅與樂趣」[117]的來源，而法國人給這條經絡的稱謂是「循環—性」經絡，很明顯地，這稱謂稍嫌膚淺。性愛在身體表達上屬於五行中的水元素，我們的遺傳能量存在於此元素中，而生育子嗣是它最高峰的表達形式。一般的喜悅與性愛的歡愉，則是火元素的表達形式，它們與心包經有著特殊的關係，戴安娜‧康納利如此說道：「心臟的守護者心包經同樣有此功能：以平衡的喜悅與快樂滋養我們，古老的智者如此生活…，他們在喜悅與歡樂中仍然顯得莊嚴而平靜。他們遵循著自己的願望，完成他們的意志，並且從來不會讓自己的野心只專注在無意義目標的追尋上。」[118]

這個被伍思禮（Worsley）教授所選出的名稱：「心的守護者」，說明了此經絡的其他作用。「作為守護者，它的功能是照顧最高領導者，好讓領導者的任務能夠不受中斷地往前推行。守護者承擔了領導者如果沒有受到保護就必須承受的碰撞、瘀傷和創傷。『循環—性』經絡像是一個緩衝器，吸收重擊，使身體精神與靈魂得以完整維持、不受損害。」[119]

有趣的是，前面描述的水蓳性格中的傲慢，通常也具有保護的功能，透過它的幫助，當事人得以從周遭的攻擊中抽身而退，或是在充滿敵意的環境裡（比方監獄）倖存下來，並承受得了他人在身體或精神上的壓迫。基於這個理由，許多殘障者恰好與人們所想像的相反，「他們表現出傲慢與自大」，因為不斷被同情對他們來說無異於精神上的折磨。

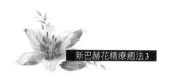

　　心包經的內在循行路線以胸部中間（膻中穴）爲起點，一條支線通往心包，另外一條通往三焦經，第三條直達乳頭外側的位置，在這裡，作爲主要經絡的第一個穴位（天池穴）直達體表，以圓弧的方式經過肩窩再延伸到二頭肌臂彎、下臂與手掌心，一直到中指甲的內後邊緣（中衝穴）。

　　心包經的身體適應症是：供血障礙、循環困難、因缺氧而引起的病症、在胸腔以及肋骨部位的壓迫感與緊繃感、功能性的心臟不適、心悸，以及經絡循行路線上的不適症；而從這個經絡穴位上的心理適應症可以看出，絕大部分都與水堇花軌上的花精典型特徵明顯一致。

水堇症狀：

❀ 不喜與人交際／怕見人【郄門穴（KS4）】

❀ 抑鬱【郄門穴（KS4）、大陵穴（KS7）、勞宮穴（KS8）】

❀ 性功能障礙【中衝穴（KS9）】

❀ 性方面易感興奮【大陵穴（KS7）】

❀ 意識障礙和行爲障礙【大陵穴（KS7）】

❀ 奔放的歡樂【勞宮穴（KS8）】

❀ 重複難以抑制的笑聲【大陵穴（KS7）】

❀ 大笑不止【大陵穴（KS7）】

栗樹芽苞症狀：

❀ 健忘症【郄門穴（KS4）】

❀ 失眠【內關穴（KS6）、大陵穴（KS7）】

❀ 躁動【曲澤穴（KS3）】

❀ 神經衰弱【郄門穴（KS4）】

心包經

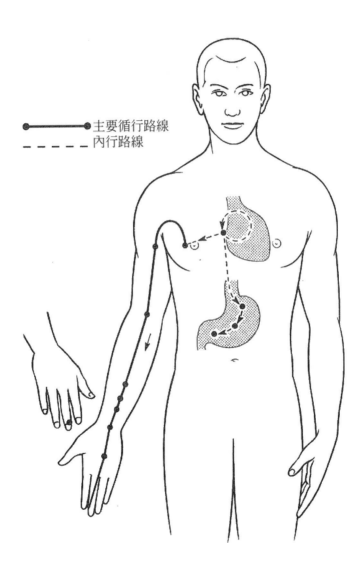

主要循行路線
內行路線

圖17　心包經的循行途徑

155

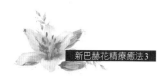

櫸木症狀：

❈ 激動【內關穴（KS6）】

❈ 攻擊性【內關穴（KS6）】

❈ 興奮【曲澤穴（KS3）、勞宮穴（KS8）】

❈ 神經性緊張發抖【間使穴（KS5）】

❈ 極度煩躁【間使穴（KS5）】

❈ 脾氣暴躁、暴怒【勞宮穴（KS8）】

❈ 突然暴怒，伴隨著喧鬧與大聲呼叫（Toben und Schreikrämpfen）
【間使穴（KS5）】

（e）外在花精─伯利恆之星

伯利恆之星是**心靈受創**的花精，適用於憤怒、悲傷、不幸的愛情、心靈受到衝擊後、失望之餘、聽到壞消息或所愛之人過世時；至於讓人生病的原因是出自突發的、高強度的創傷性刺激，或是出自相對較小卻維持很長一段時間的挫敗都不是重點，因為這兩種情況都會留下一種未經處理的心靈創傷。

在急性的狀態下，當事人第一時間會有的反應是：癱掉了，要幾分鐘或幾小時後才會意識到心靈上的痛苦。他通常會迴避周遭的人事物，想獨自面對自己的感受。

慢性的伯利恆之星狀態有一種特徵，它讓人不斷回想起過去不愉快的經歷。由於心靈上的創傷還沒有好好處理，外界任何的刺激——即便和引發創傷的刺激只有一點點相似處——都會將過去的創傷記憶再度喚回意識中。一旦老舊的傷口再度掀開，過去的痛苦又席捲而來，漸漸地當事人對創傷的反應與日俱增，容忍度也越降越低，最後小小的外在刺激就會讓他失去控制。此時他再也無法承受強度較高的情緒，

因為整個能量系統會立刻出現過度負荷的反應，很快便達到了心理負荷的極限，導致激動後十分虛弱、超出負荷的反應、因微不足道的事情而傷心難過，或因誤會產生而心情沮喪。有許多個案都生出一種情感上的冷漠，他們封閉自己，並將自己隱藏起來。

伯利恆之星的狀況，會在下列身體反應區表現出來：

區域	身體語言
✱在前額的中央部位，是「第三眼」的所在地。	我的頭部再也受不了了。
✱左眼部位（顴骨上方）	我不想看到這個。
✱胸口中央	我快不能呼吸了。（影響到的器官是肺） 我心碎了。（影響到的器官是心臟）
✱在太陽神經叢後方的脊髓部位	我的脊柱要斷了。（影響到的器官是脊椎） 我沒有辦法消化，胃裡好像有塊大石頭一樣。 （影響到的器官是胃部，因為背部部位氣場失衡，影響到前方的胃部器官）
✱肚臍	肚臍是我們的原始疤痕，它象徵著我們來到世界時，在生理上第一個受傷的部位。（生產時受到不自然的作用力除外，例如使用鉗子） 在做色彩治療時，我們可用色彩照射肚臍，以解除情感上的創傷。

伯利恆之星花精與火元素的關係相當明顯，因為心靈創傷會撼動及傷害到我們最內在的本質核心——這些創傷會特別觸動到我們全心掛

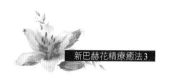

念的人事物。興奮、喜悅、樂趣,再加上任何形式高漲的情緒,都屬
於這個火元素的表達形式,但用情——無論是正面或負面的——都會造
成負荷,最後導致能量的耗竭。

(f) 基礎花精─落葉松

落葉松是**缺乏自信的花精**,這種典型的人常懷疑自己的能力,自
覺矮人一等,因為他們總是認為別人比較能幹。與人相處時,他們感
到羞怯與退縮,很怕自己出糗,只要被讚美就覺得難為情,因為他們
不覺得自己有機會成功。由於自認能力不足,就算成功,他們也視為
一時僥倖,難以接受別人的肯定。雖然他們明顯地渴望擁有自信,卻
似乎沒有什麼能幫助他們相信自己的天賦。

無止盡的無能感讓他們不敢嘗試做一些事,或者只要出現困難
就輕言放棄,原因仍舊是他們不相信自己有能力完成。他們自覺是失
能者,這感覺如此沉重地壓迫著他們,癱瘓了他們往前邁進的努力。
由於自認毫無價值,有時他們會隨波逐流、聽天由命,**沮喪**地癱在那
裡,甚至找不到動力去散步、在大自然中尋求休養生息,或用任何方
法振奮自己。因此,在極端的情況下,他們甚至無法享受生命中美好
的事物。

由於擔心無法勝任陌生的情境,落葉松典型的人特別**害怕新的
事物**,苦於有所**期待下的壓力、鎂光燈下的恐懼症與害怕考試**等等。
因為平日多半將自卑感壓抑下來,所以有很多個案都是在上述的情境
下,才發現到自己缺乏自信。

值得注意的是,透過火元素的典型特徵,這種自卑感受到了遮
蔽:龍芽草典型轉移自己內在的問題;馬鞭草典型透過過度熱忱,往
前遁逃;水堇典型由於自己擁有的正向特質,感覺自己比他人優越;

而典型岩薔薇的人身上，外在的引爆點最為重要。

在《新巴赫花精療法1》中，落葉松被稱為是**基礎花精**，因為缺乏自信是許多負面情緒狀態的根源，尤其在具備極陰特質的溝通花精上，例如矢車菊、水蕨、龍膽與溝酸漿，都可以看到這樣的關聯性。

缺乏自信也可以理解成對自己的**高我**缺乏信心，因此落葉松也是**初始信賴之花**，代表著火元素的內在核心本質，下頁圖18指出火元素精神面向的展現，以及它與另外四個元素的關係，在此巴赫花精軌道名稱取代了經絡的名稱，同樣地，五行元素也被與它們相對應的外在花精所取代。

如同先前所提到的，心經是火元素中最重要的代表，它的諸多穴位都擁有典型基礎花精落葉松的適應症。古老的日本曾有在心經上動手的刑罰，用以削弱罪犯的自信心，希望藉此讓他們不再危害別人。大橋涉（Wataru Ohashi）如此描述：「在東方的我們相信，戰鬥的精神棲息於心臟，由於心經的末端在小指，因此當小指受傷時，會傷及心臟以及戰鬥精神，基於此，在過去的年代，一旦犯罪者被關就會切斷其小指，以保證他們不會再用暴力與攻擊行為對社會帶來傷害。」[120]

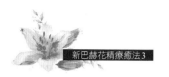

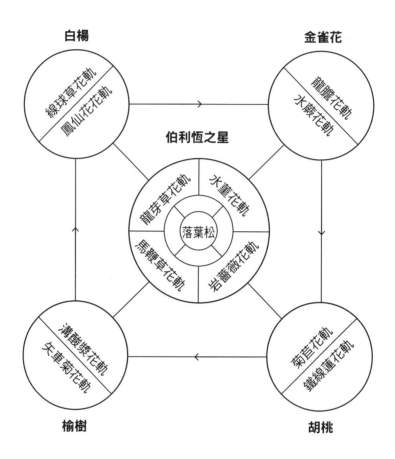

圖18　基礎花精落葉松的中心位置

CHAPTER *3*

月線

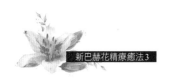

1.月線的發現

　　月線發現的靈感，來自於一篇以古老埃及象形文字所寫成的文稿。這文稿用某種神祕密碼記載著，如何針對身體特定點進行冥想活動。這些點和印度的脈輪不同，在文件附圖中——同樣也以密碼呈現——這些「意識點」以特殊的象徵符號標示出來。如果按照其所描述的方式實際操作，將會引起強烈的意識狀態改變，因此不難理解為何要這麼神祕地保護這個知識；同時我們也猜測，這套知識可能只以口傳的形式教導，因為附圖雖然標示出不同的點位，卻沒有名稱，而在文章中有名稱，卻沒有表明它們的位置所在。會這麼做應該是為了避免某些人在沒有獲得授權引導，卻能掌握這個神祕語言的情況下，就自行操作這個練習。

　　為了把這些點運用於治療上，我開始進行一些實驗。我想測試這些點對外在的刺激會有什麼反應，於是用有顏色的光束照在這些點上，並用三角錐形的玻璃儀器讓光束更加聚焦。當我以同一顏色的光，並以某種順序照射在這些點中的其中兩個時，出現了罕見的現象：氣場開始以有節奏的方式流動了起來。

　　我從來沒看過這樣的現象，一時無法解釋這代表什麼意思，然而這讓我明白了一件事：在這些點上進行外在刺激時，會引發身體能量系統強烈的反應，所以將它應用在治療上應該會有一些效果，至於它在醫學上的適應症尚且不明。

　　為了找到這個適應症範圍可能的線索，我先將這些點與彼得‧曼德爾提出的水平經絡連結在一起。一開始我在診間所做的嘗試是，安排在治療上出現困難的病患進行克里安照相，發現他們的骨盆腔裡有阻塞的現象後，我將某種順勢藥物注射到所有透過觸壓會感到疼痛

的點上，有趣的是，這些點和某些「埃及點」位在同一條設想出來的水平線上。後來我們發現，最有效果的水平線是恥骨下緣高度的水平線，處理這條線上的點時，骨盆腔裡能量阻塞的問題馬上就獲得解除，而且病人也感覺到自己原本像被一條看不見的皮帶束縛住，但現在被解開來了。然而，其它許多不適症的案例，效果卻不盡人意。

我的同事赫穆‧維德則獲得比較多的成果。一開始他的思考方向就和我不一樣，他將臀部上對觸壓敏感的某個點，和下腹部的另一個點連結在一起，因為他很早就在猜此處是能量中心。在這條線上，他發現總共有七個對觸壓極度敏感的點，而且在這些點上注射某種順勢藥物時，馬上就能解除病人的問題。他在治療前後進行克里安照相作為對照，發現這麼做的效果是帶來身體上半身與下半身能量上的平衡狀態。

之後我們採用這個新方法時，也根據這個指標：如果透過克里安照相發現足部發散出來的能量明顯地比手部的弱（或者兩者相反），這個治療就相對成功了，與它所處理的不適症是什麼毫無關係。此外，運用這個方法也能解決大腦功能偏側化的問題。

基於它在能量平衡上的效果，我的同事將這條線稱之為「能量線」。有趣的是，它在臀部上最低的那個點，剛好與恥骨下緣位於同一個高度上，而最高的點則與那篇象形文件中記載的某個點一致。

我們在接下來的嘗試中發現，身體的背面也存在著「能量線」，而且有著完全相同的效果。背部能量線從上面的某個點分成左右兩邊，然後往下延伸到臀部，這個點和彼得‧曼德爾（Peter Mandel）發現的下丘腦點一致，同時也在象形文件中以特別的方式被標示出來。和其它在古埃及文件中提到的點一樣，這個點並不屬於中國經絡的穴位系統。

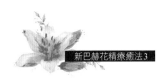

在下頁的圖19中，上述這些點以象徵的手法呈現，例如祭司的後方站著一位女神，祂以右手食指觸碰祭司的背部。我們從這張圖特殊的表現方式，以及食指指向背部那樣惹人注意的姿勢，推測手指接觸的位置應該具有特別的意義。

圖上沒有標示出這個點的名稱，文件中也絲毫未提及它的所在位置，如何將這兩者連結在一起，僅能透過口傳的教導得知，然而這張圖讓我們清楚看到此點的中心意義，以及依照文件中所描述的實務操作會帶來什麼效果。此外，圖中的其它象徵符號也隱藏著許多別的指示。

這些圖像的呈現方式很吸引我，再加上赫穆・維德以「能量線」治療所帶來的驚人成果，我認為能量線和這些埃及文件有關連。我想，這些點的背後是否還隱藏著更深的祕密？這些點只是類似經絡穴位，還是它們像脈輪一樣，代表著更大的能量中心？有天，我突然浮現出一個想法：這些「能量線」可能是某個整體的一部分。透過靈視，我看到一個從臀部開展出來的能量線系統，埃及圖像中被特別強調的那個點，在此系統扮演著中心位置的角色。就邏輯推論來看，這些線的起始點應該是位在那條我使用過的、連結「能量線」下方終點的水平線上，在身體前側，這條線位於象形文件所標示的恥骨下緣相同的高度上，若對應到身體後側，則是尾椎的頂端位置——這也在象形文件中被標示出來。在自然療法裡，這個位置被視作丘腦的反射點，而除了這個點及對角線的中心點（依據彼得・曼德爾的說法是下丘腦點），這個能量線的系統裡沒有其它自然療法中所熟知的點。

隔天，我馬上利用午休時間，在助理的骨盆位置劃出下方的那條線，然後利用一支按摩筆，沿著這條線測試觸碰的敏感度，結果發現在臀部的兩邊，剛好有十二個點對觸碰或多或少出現敏感的反應，並

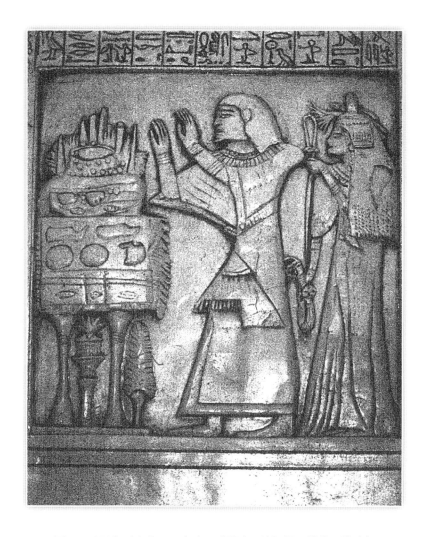

圖19　埃及象形文件一・古埃及浮雕（照片提供：赫穆・維德）

且結締組織上都出現一點點的下陷狀態。以按摩筆輕輕劃過皮膚表層時，還會有一種滑進一個小洞的感覺。

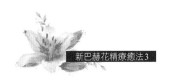

我猜測這十二條線*和經絡有著某種的關係，於是利用氣場敏感測試的方法，試圖找出其中的對應。由於已掌握經絡和巴赫花精軌道間的關連，所以我藉由當初得出身體反應區的方式，專注在其所呈現出的情緒徵狀上。

最外側的點，會產生一種恐懼感。我們馬上就知道，這條「能量線」對應到腎。它在大腦功能偏側化治療上的功效，也解釋了這之間的關連**。

很有意思的是過幾年後，我無意中看到帕玉荷魯（Pajuheru）出土的埃及《死者之書》中的一張圖，裡面同樣以密碼編寫的象徵方式表達出這件事，由此可見，位在「能量線或腎線」最下方的點能有效改善大腦左右兩邊的偏側化問題，對古埃及人來說早非什麼新鮮事。

圖20中同樣出現一位女神，但祂站在索卡里斯—歐西里斯神（Sokaris-Osiris）的後方並環抱著祂；而圖右側另一位祭司則舉起雙手做出祈禱的姿勢。女神的環抱看起來不太尋常，祂將右手放在我們所知的點上，左手則從左邊繞著歐西里斯神的身體，最後也停放在和右手一樣的位置上。這讓人不得不注意的姿勢，很明顯的是想強調來自左右兩邊匯聚的力量，以及讓我們清楚看到最重要的身體位置在何處。不僅如此，這裡也明白展現出陽性與陰性（在這個例子中，是以理性與感性的方式顯現出來）這兩極力量統一的重要性，而這是前面提到的第一份象形文件的重點。

經過了一段時間，透過這種新能量線的治療，我們慢慢建立起一

---

*譯註：請參考第169頁的圖21，可看到由點拉出來的十二條線。

**請參考本書第68頁有關大腦功能偏側化的說明。

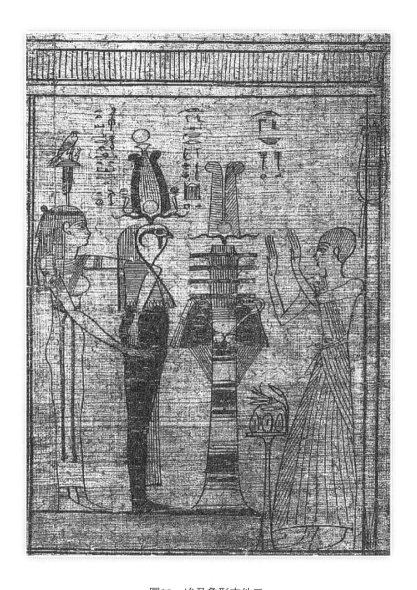

圖20　埃及象形文件二

授權自《在慕尼黑的埃及藝術》，慕尼黑國家收藏埃及藝術目錄手冊，作者：席薇亞‧休斯克（Sylvia Schoske）與迪特西‧維東（Dietrich Wildung），帕玉荷魯埃及《死者之書》第84張附圖，出版社：卡爾‧利普（Karl M. Lipp），慕尼黑。

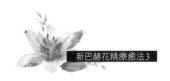

種獨立的診斷與治療方式，透過它，不僅可以改善身體不適，還可以處理負面的情緒狀態。由於這些在象形文件中提到的主要點，正是建構這些能量線的基礎，所以在這些點上操作時具有治療效果，同時若這些點被刺激，我們也可以**意識到原本無意識的內涵**。

以身心靈的觀點來看，不管這種覺醒的過程是發生在意識清楚的層面還是能量的層面，它都是任何療法的先決條件，例如古典的順勢療法正是以這個原則進行操作，因為身體的調節系統基本上是個鏡子，反映出生命能量受干擾所呈現的能量狀態，而古典同類療法的藥物指出了疾病的深層原因。

由於這種治療方式的效果作用在無意識上，就占星學來說屬於月亮的範疇，因此我稱這些能量線為「月線」（請見圖21）。它們是負面的心靈內涵在身體經絡系統的投射點。

2.月線系統作為心靈與能量層面間的轉換站

經絡穴位將身體的能量層面與粗身體面（也就是物質性肉體）連結在一起。當陰陽兩極的力量被干擾時，會經由這些通道（以及相對應的經絡內在循行路線）作用在肉體層面上；同樣地，如果肉體上出現不適的症狀，我們也可以透過在這些穴位上進行針灸治療來消除問題。

我當時推論，月線上的點也是以類似的方式作為心靈與能量層面間的通道站，如同經絡穴位一樣，它們也可以在兩個方向上產生影響力：心靈上的干擾會透過它們作用在經絡系統上，反之，藉由影響月線可以處理心靈問題。如此一來，我們便能把經絡穴位與月線點視為

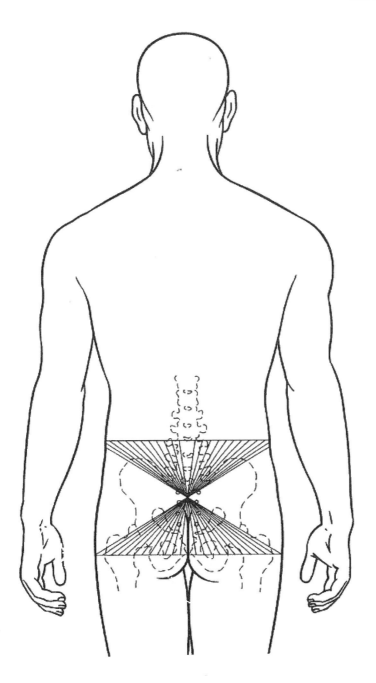

圖21　月線

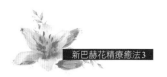

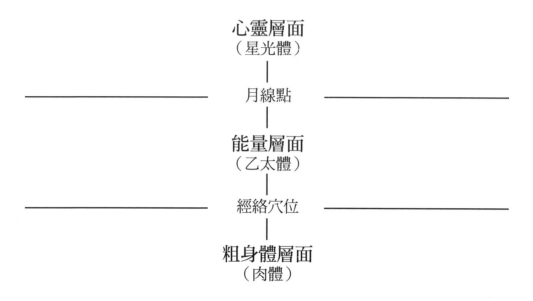

心靈層面
（星光體）
｜
月線點
｜
能量層面
（乙太體）
｜
經絡穴位
｜
粗身體層面
（肉體）

圖22 月線點與經絡穴位，兩者為不同層面的轉換器示意圖

不同層面間的轉換器，上方圖22可以幫助了解這個事實：

以下是我於診間進行月線治療時，在病患身體上得到的反應，從中可以清楚看出上述這種轉換的功能：

一位33歲的女性病患，當我在她的菊苣月線上做了點指壓與彩光照射治療後，在右下腹部感到抽痛，但她在呼吸時的不舒服感——也是我們治療的目的——卻獲得了大幅度改善。我請這位病人翻身，並請她告訴我感覺疼痛的位置，結果她竟指著菊苣反應區，這讓我驚訝不已；很明顯地，菊苣月線的刺激不僅在對應的肺經上產生（療效）反應，也對菊苣狀態帶來（過度）反應，而且讓身體在短短時間內就能

感受到。

我們的肉體透過經絡取得生命能量，如果身體某處出現能量缺乏或過剩的現象，便會造成功能上的干擾。當這樣能量失衡狀態變得特別明顯，或是持續一段足夠長的時間，將會在器官上造成長期性的損害。

經由月線轉換站，經絡系統獲取正向的心靈力量。如果一個人的行為與他的更高自我不一致，也就是人格和更高自我間出現衝突，那麼，依據愛德華・巴赫的看法，這將產生「負面的心靈內涵」，中醫則將此視為「內在的疾病因素」。這個負面力量將透過相對應的月線點，對相關的經絡與能量帶來干擾。

如果經絡穴位對觸壓出現敏感反應，表示相關的經絡有能量失衡的問題，這可能是造成當下某個不適問題的因素，但如果失衡持續了一段時間，也可能引發新的身體上的症狀。

以同樣的方式，月線也以對觸壓的敏感度，顯示出可能有某個心靈的問題正在發生，並讓相關情緒對應的經絡受到能量干擾。這可能也指出當下陰陽兩極能量失衡背後的心靈因素。

當時，我假設理性層面和情感層面間還有另一個轉換站，在此轉換站理性模式轉為情感概念，可惜我沒能找到它，與此相關的嘗試陷入了死胡同。之後成功發現並分類這個特別的轉換站，以及其他兩個轉換站的，得歸功於我的診所同事、同時也與我合著多本書的哈根・海滿恩（Hagen Heimann）。

理性層面和情緒層面間的轉換站，我們稱之為 R（Relay）3，此一中繼站位於體外並包圍著身體，是由12條平行線組成的橢圓形纏繞線。根據海滿恩的研究，從情緒模式到能量表現的轉變分為兩階段：

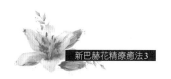

首先是透過 R2，它以類似於R3的橢圓線圍繞身體，然而距離身體更近；第二階段則透過 R1進行，R1由線束組成並圍繞身體，離身體的距離僅有3公釐。

由於從情緒層面到能量層面的路徑得通過兩個轉換站，距離非常長，因此在R2中切換的情緒模式會暫時儲存於類似電腦使用的資料備份結構中。月線系統負責執行這項功能，也就是建立「備份」，因此月線上的治療正是在出現錯誤時將數據還原。

3.月線測試作為新巴赫花精療法中客觀的診斷程序

在月線點上的測試，可以幫助我們以客觀的方式檢視來自晤談、同伴診斷法、身體器官語言法和從皮膚反應區所得到的各種線索，避免產生錯誤的詮釋，然而此法最重要的優勢在於，它可以讓我們在所需的軌道間進行對比。只要測試每個點對觸壓的敏感反應，我們就能確認在所發現的軌道中，哪一條花軌最需要馬上進行處理。被干擾最嚴重的軌道，正是造成當下身體問題的來源，同時有問題的測試點所延伸出來的月線，本身也適合用來處理症狀，因此可以說，巴赫花精療法與身體治療在功能上形成一個整體*。

有時透過晤談與測試所得的結果，看起來似乎相互矛盾，其原因常在於病患本身並沒有意識到真正的衝突是什麼，這種情況下，反倒是依據親朋好友的陳述及身體的症狀，我們比較能得知測試的正確

---

*譯註：意思是可以同時治療情緒與身體。

性。例如病人堅決否認自己有罪惡感，卻抱怨在太陽神經叢與骶骨的位置（也就是松樹反應區）上出現疼痛；或是那些在肺經經過的肩膀與手臂處常不舒服的人，在我們確認他們其實需要菊苣花精時，往往認為我們在詆毀其人格，並對這項診斷嗤之以鼻。有些人則向我們保證自己內心沉靜，但往往在頭部鳳仙花的位置抓癢，因為他們剛好就在那個地方有著（神經性）頭皮發癢的問題；又有些人感覺在喉嚨的水菫位置上卡卡的，他們說在面對其他人時容易感覺自己比較卑微，而非優越，然若我們追問這種感覺是否適用在生活所有層面上時，他們就會承認在某些領域——至少是專業領域上——自己明顯比別人來得好，而且多少會對此感到「有一點點」驕傲。也有人講話就是繞來繞去，真正的想法卻絕口不提，因為不想讓對方對自己有不好的印象，如果治療因此而沒有效，他們要不是把問題推到治療師身上，就是安慰自己說這些不舒服的問題應該是身體自然老化的關係吧；最後，有句俗語說：「努力工作是高貴的情操」，但我們質疑這句話可能來自一個橡樹類型的人所說。然而不管如何，月線測試會證實，某些我們自以為的美德其實不過是藉口。

在巴赫花精療癒裡有個早為人知的事實，那就是如果有些花精的狀態是當事人覺得自己沒有、甚至是抗拒的，通常它們反而是最迫切需要的，這是因為自我治療非常困難。常常就是這些沒有被發現，甚或是被抗拒的負面心靈內涵，造成治療上的障礙。

下面的案例讓我們清楚看到，如果沒有進行月線測試，問題會如何難以處理：

一位29歲的病患，將自己真正的問題壓抑得很深，以至於不管是透過兩小時的晤談還是依據他陳述的身體症狀，我們都無法得到關於

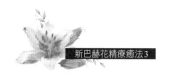

問題背後真正原因的任何線索。在晤談中，對方完全沒有提到菊苣、紅栗花還是忍冬的情緒，但我們在檢視菊苣花軌的觸壓測試點時，卻驚訝地發現這是最被需要的花軌；接著他做氣場測試，在胸部的忍冬位置則呈現出極度失衡的沉默反應狀態[121]。我問他是否偶爾會懷念過去，或是有點類似鄉愁的感受，他都加以否認，不過他承認在進行心理分析時，曾出現對所失落的「天堂」的渴望。就心理分析師的結論來說，當他遭遇到令自己氣餒的處境時，潛意識裡就會出現想回到母親子宮的願望。

為了釐清問題，我一開始只開給他忍冬花精，要求他連續三天，每小時一次，以一般稀釋濃度的方式服用；此外還要求他一天三次，將同樣的花精乳霜塗抹在胸部與腹部忍冬的位置上。

三天後，他在電話中說覺得自己有精神多了，但也感覺到內心好像有股力量在蠢蠢欲動，不過，比起以前為他的工作及生活帶來巨大麻煩的那種被動等待的態度，現在這個狀態的問題並不大。當他閱讀書中有關菊苣花軌的段落時，心中有種被說中的感覺，他覺得這個花軌完全符合原生家庭的氣氛，然而他也必須承認，不只是在他家裡可以看見這個花軌所描述的行為模式，他自己其實也是如此，只是在進行心理分析時，他一直爭辯並否認自己有這個問題。由於他對於自己內心具有這樣的面向感到格外不好意思，所以在我面前絕口不提這事。

我在實務工作中發現，以下的做法有不錯的效果：一開始先讓病人服用第一次花精複方，並持續進行約兩週，這段時間內可能會出現一些初步的反應，這些反應讓我們可以針對這個配方的效果進行初步的推斷。如果在此時進行月線測試，便會得到一個基本上更客觀的結

果。

　根據《新巴赫花精療法1》中所描述的進行方式[122]，我們建議，不管病人覺得是否適當，都要將測試結果中受到最嚴重干擾的花精軌道中的失調花精加入到花精複方中——無論患者是否認爲花朵是正確的，不過這個做法得先取得病人的同意才能進行。針對這種服用方式所產生的反應，常常會得出關於這些的明確線索：這個花精是不是眞的被需要，或是得將這條花精軌道中更深層的花精加進來。

　如果在接下來的花精治療過程中出現任何不明朗的現象，又或是治療效果停滯不前，這時我們才需要再進行測試。

4.進行月線測試的方法

　進行月線測試時，我們需要準備一些工具：

- 一卷用來尋找點的軟尺
- 一支眼線筆，用來標示點的位置
- 一支專門的觸摸探測針*，用來測試每個點的觸壓敏感度

　這些用來測試的點，位於月線下方的終點和尾骨齊高的水平線上，其最外側的終點，在這條線和經過股骨大轉子垂直線的交叉位置上（請參考圖23）。股骨大轉子是身體側邊，大腿骨上最突出的地方，其位置大多位在尾骨高度下方約0.5~1.5公分處。少數的情況下它

---

*由德國Fa. MeTePro公司生產，其地址為Hildastr. 8, D-7520 Bruchsal

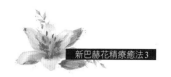

會和尾骨同高，這樣一來，月線的外側點就會和這個點一致。

　　由於翻身時皮膚表面會滑動，所以我們得從側邊探觸這個點。若受試者很瘦，一般來說並不難，這個點可以清楚浮現；若測者越豐滿，這個尋找的工作就會越困難。不過不管怎樣，**找到準確的股骨大轉子，是進行月線測試的最基本條件**，如果這個點沒有被準確地找出來，得出的結果就不可信。

　　接下來，使用眼線筆將股骨大轉子標示起來，同時為了比較有方向感，還可以在臀部上方與尾骨底端的位置上畫一道短短的線，然後我們就用探測針比較粗的一端，尋找之前描述的月線外側點（圖24）。這個點位在探測針能明顯感受到的小凹洞裡，如果我們站的位置是在另一側，並且將身體往前彎，會比較容易進行這個動作（請參考圖24），所以也可以用這個方式來尋找股骨大轉子的位置。

　　一旦找到這個點，就能開始標示其它測試點，我們可將軟尺放在尾骨底端與外側點間（如圖25），而每個測試點的位置請參閱書末附

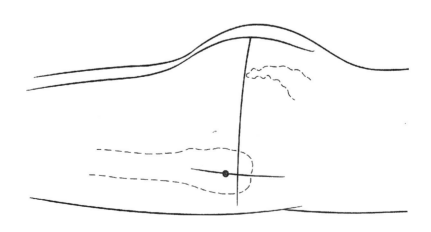

圖23

錄一的三張表。比較方便的操作方式是將軟尺的一端放在尾骨末梢，
然後從內往外測量，而非以相反的方向進行，所以我們在表格中將尾

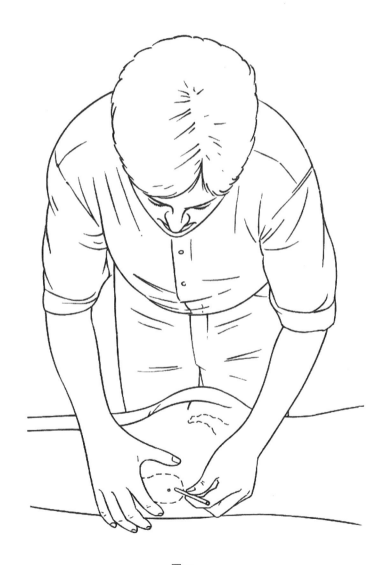

圖24

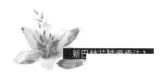

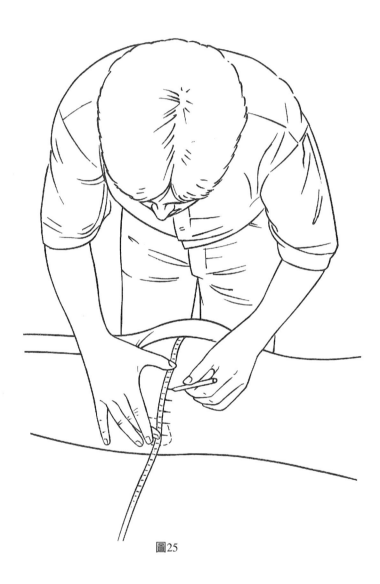

圖25

骨標示為0以表示起點，此外並針對不同的骨盆寬度列出每個點的位
置。至於測試點上的數字則基於實用考量，由外往內標示。

　　所有的測試點都位在能量線的底端，而尾骨末梢本身並非測試

178

點；不過位在股骨大轉子的外側點，則對應到腎經的測試點，也就是
溝酸漿花軌。

把所有的點都畫出來以後，就可以開始進行測試。我們以探測針
較鈍的一端，一個接著一個地測試它們對觸壓的敏感反應；過程中重
要的是在所有測試點上，施壓的力量必須保持一致。

進行第一輪檢測時，將所有產生敏感反應的點標示出來，第二輪
則將這些被標出來的點進行比較，並依據它們對觸壓的敏感度分成三
個等級。感覺到最痛的點得到三個×，中等程度的得到兩個×，再弱
一些的一個×。除此之外沒有必要細分下去，也就是說，不需要考慮
那些只有產生一點點反應的點。

整個測試的流程看起來似乎很簡單，但有幾個重點需特別注意，
其中最重要的是要準確地壓觸到每個點，不然結果就會不對。為了避
免因為幾公釐的誤差所造成的錯誤，我們有個簡單的訣竅：在皮膚表
面上滑動探側針，感覺掉進一個小小的凹洞時，這個地方就是測試
點。我們也可以透過這個方式修正標示不準確的地方，不過遇到皺紋
很多、或是在夏天容易特別油膩的皮膚時，會出現探測針容易滑動的
問題，這時可以在尋找測試點的當下，針對性地以各種不同觸壓力量
來測試，以便取得準確的結果。

有些病人一開始會完全沒有反應，有些人則碰到每個點都會覺得
痛，這時就需要改變觸壓的力道。只要記得，我們的目的是找出最敏
感的測試點，那麼就算遇到這些情況，也不會造成太大的困擾——當
然，這是需要許多練習才可以做得到。

面對一些非常不敏感的病人時，還有可能出現另一種情況：他們
的測試點會因為經過觸壓而被「啟動」。這時候以相同的力道重複做
一次測試，就能明確地找到我們所要的結果。

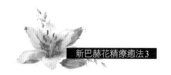

在進行第二輪的時候，每次只取二到三個測試點相互比較，否則病人容易混淆自己的感受。我們先將第一對最敏感的測試點挑選出來，並和第二對最敏感的點比較，然後繼續和第三對比較，以此類推。藉過這種方式，可以精確地將這些測試點依照觸壓敏感度區分開來。

另外很重要的一點是，臀部兩側都要以上述方式加以檢視，因為兩邊的結果可能有所不同——從使用電子經絡檢測儀和克里安照相的經驗中，我們早已得知有這樣的可能性存在。

以及還要特別注意，若因為不確定而在一個點上進行太頻繁的測試會導致傷害，並引發觸壓敏感度發生變化，這樣一來測試越久，得到的結果就越不準確。

為了方便評估，我們可以將月線上測試的結果填進評估表中（參看書末附錄二），和花精軌道對應的經絡名稱，則可以經絡學中慣用的縮寫代表。

將臀部兩邊測試所得的打叉數相加起來後，就能得出每個測試點受到的干擾程度和其先後順序。如果兩邊的結果差異非常大，必須檢查是否測試過程中哪裡出錯了，假使都沒有問題，就需要靠某種程度的治療經驗，針對這樣的結果進行判斷。

相對於針灸治療、指壓或是彩光照射治療，就新巴赫花精療法來說，詳細區分被干擾程度最強和次強的花精軌道並不是很重要，因為測試的目的是為了補充晤談所得的診斷結果，讓判斷可以有更完整的依據。

如果測試評估的結果和晤談出現明顯的矛盾，可能的原因之一是，病人認為自己最明顯的花精軌道並非當下最急迫的問題，但月線測試的結果才是目前最需處理的狀況。一旦展開治療後，問題的狀態

與發現的結果都會跟著改變，原本沒意識到的衝突可能浮現到意識表層並需要處理，這會使病人突然之間感覺到不舒服的地方變多了，而且無法明確說出自己的問題到底在哪裡──這時候月線測試的重要性就浮現了，它可以幫助我們發現這些沒有被看見的、在心裡悶燒著的衝突。

我們在月線測試中還發現一種很有用的診斷方法，它提供了許多可能性，是其它方法要花許多力氣才能辦得到的，例如和中醫的把脈相比，這個方法好學許多；與需要技術、器材及攝影工作室的克里安照相術相較，它的費用也更平價。一旦掌握這個方法，每次測試只要花十分鐘，在少數情況下，也只要十五分鐘就可以結束。

然而，這個方法需要非常多的練習，才能準確找到測試點的位置、抓到適度的觸壓感覺，以及用相同的力道執行整個測試工作。所以我們建議大家──尤其是治療師們──最好能參加相關的課程*來學習這個方法。

除此之外，我們也發現了脈輪與經絡的關聯性，並研發出新的檢測方法，事實證明這種方法比月線診斷法更簡單，而且最重要的是更有效，因為脈輪有個一直不為人知的任務──作為更高層級的控制器官，控制著針灸經絡的轉化循環。為此我們可以透過**敏感的脈輪診斷法****測出受到最大干擾的花精軌道，甚至在更進一步的測試中能測出急

---

*可以寄信給德國身心靈課程資訊站（Postfach 1712, D-63407 Hanau），或是向Anasta出版社詢問相關資訊。

**譯註：請參考柯磊墨（Dietmar Krämer）所著的《顏色、聲音與金屬的新療法》（*Neue Therapien mit Farben, Klängen und Metallen*）。

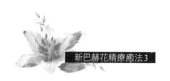

性的體質花精。這種新的診斷法只需1至2分鐘，目前已取代了只使用在治療月線時所需的月線診斷。

 # 5.治療的可能性

月線治療可透過類似經絡針灸的方式來進行，但處理起來卻簡單得多，我們只要診斷出受到干擾的經絡、或是受到干擾的月線就可以了，因為針灸時要找出特定的穴位，但在月線檢測上不用。換句話說，我們處理的不只是整條月線，也是整條經絡。至於刺激點的方式完全由治療師決定，可能的方法有：以針進行治療（例如針灸）、以指壓棒按摩、以注射順勢療法的藥物或在某些點及整條月線上進行彩光照射治療。

相對於複雜的中醫把脈診斷技術，這個方法只要檢視幾個點的觸壓敏感度就可以，而且根據和巴赫花精軌道的關聯性，我們可以從病人的心理（出現急性不適症狀時的當下心理狀態）得到相當精準的線索。心理治療（加上巴赫花精）與以身體為導向的能量治療方法，在此便組成了一體的診斷與治療概念。

以下這些案例，說明了新的治療方法的作用方式與效果；至於其中處理的月線點，以及處理方法的詳細過程，請恕我們只能在為治療師開辦的課程中分享。

案例一

有位73歲的女士抱怨肩膀前側會痛，該處正好位在肺經於這區域的循行路線上。肺經花軌／菊苣花軌的測試點顯示出她非常疼痛，病人的行為也表現出菊苣的特質，比如期待我將全部的注意力放在她身

上，如果我治療她的時候跑去接個電話，或為其他病人打個針，她馬上就會有受辱的反應。

將某種處理肺部與關節的順勢藥物注射到菊苣月線的點後，她感覺疼痛馬上消失了，並且效果持續了好幾天，而第二輪的治療也產生同樣的成果。這樣的療效並非來自於使用的順勢藥物，因為如果將它注射在中醫的穴位上，通常改善的效果只會漸漸地一次比一次好，像這樣瞬間改善的現象非常少見，不過注射在月線點上卻是稀鬆平常的事──當然先決條件是，診斷的結果必須是正確無誤的。

疼痛的解除通常可以持續好幾天，然後就需要進行下一輪處理。但和針灸治療，或是在針灸穴位上進行注射治療不同的是，病人在月線治療的空檔期間，疼痛的問題幾乎是感受不到的。

此外，病人的不適問題顯然是因過度勞累引起的，所以我們額外開給她一瓶榆樹乳霜。回去後，她打電話來取消下一次的看診，因為不舒服的狀況已不再出現了。

案例二

一位37歲的女士有暈眩的問題。我已經為她治療很長一段時間，治療方法中也包含巴赫花精。她告訴我，最近她的焦慮感變得更強烈了，例如她在面試時非常緊張，以至於當考官在場時完全吃不下東西，甚至無法喝水，回到家後，她因為這個恐懼感而全身僵硬。還有一次，當老闆叫她過去時，她嚇得一直發抖。當時她連動也不敢動，就怕老闆發現她的狀況。

根據她告訴我的其他陳述，她覺得自從接受新巴赫花精療法後，她的心理狀態不再像以前那麼常走下坡，如果還是出現的話，她就會非常難過，有種被擊倒的感覺，甚至不想再活下去了。她試著想把這

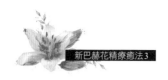

種感覺壓下去，但開始服用花精後，她就沒辦法壓抑了。

在此之前，我為她進行的治療一直忽略了溝酸漿整條花軌的問題。自從接受花精治療後，她的內心狀態開始有所變動，這使得原本潛藏的溝酸漿與歐白芥狀態，以某種強度清楚地浮現到意識層面上，而她所說的暈眩感，正好與這個反應有關。我們都知道，這與和溝酸漿花軌繫在一起的腎經相關，同時也是大腦左右半部偏側化造成的影響。

當我們在溝酸漿月線點上，注射可以穩定賀爾蒙系統的順勢物質後，一開始她哭得很厲害，但緊接著暈眩感不見了，而且之後再也沒有出現過。

案例三

一位47歲的女士陳述自己頸部僵硬，並且在肩膀大腸經的部位感到疼痛。她還告訴我們自己對靈異世界很有興趣，人世間的生活對她而言是種折磨。

這種對另一個世界感到渴望，而且覺得那裡應該會更好更美，是典型的鐵線蓮狀態；此外她的情緒中流露出淡淡的憂鬱味道，這也指出她具有歐白芥這個花精的狀態。

透過月線測試，我們證實鐵線蓮花軌，也就是大腸經的測試點對觸壓的反應最為敏感。當我們在鐵線蓮月線的點上注射微量元素鈰和硒，並在整條月線上進行彩光照射治療後，她的肩痛與頸部僵硬的問題就都不見了。

案例四

一位55歲的女士患有高血壓，因此家庭醫師開給她 β 阻斷劑

（β-Blocker）。她的收縮壓雖然獲得改善，舒張壓卻維持一樣的高度。在開始進行治療前，她的血壓值是165／105，當我在她的溝酸漿月線上進行指壓與彩光照射治療後，她覺得頭痛和暈眩，這時測到的血壓是215／120。由於這很可能是暝眩反應，所以我請她先躺下來，讓治療效果能慢慢地發酵出來，過了十分鐘後，血壓值顯示為160／90。再過了一小時，數值就降到理想的120／80。

然而，我在這裡必須補充說明的是，針對這些不適症狀所採取的月線治療，效果常常只能維持幾天，所以治療必須持續下去；不過相較於其它生物性的療法*，月線治療需要進行的次數比較少。此外，從案例四中得不斷監控血壓來看，可以清楚地推想得知，像這樣的治療形式只能由具有自然療法證照的療癒師，或是接受過自然療法訓練的醫師才能操作。

案例五

一位38歲的女士的肩頸處強烈疼痛，而她覺得和伴侶不幸福的親密關係是最主要的原因。她形容男友像暴君一樣，試圖把她馴服成一個對他百依百順的人。這位病患說，她無法抗拒男友的要求，因為她在情緒上非常依賴他，並且兩個人不管是在才智還是情感上，幾乎沒有任何可以相互分享的事物，唯一可以行得通的溝通方式就只有性，而這常常被用來作為替代關懷的工具。

她心靈上的問題——也就是無法放下的狀態——漸漸地在身體上呈

---

*校註：主要指一些非藥物性的治療方法，比方說這個案例是高血壓，生物性的療法就是指非降血壓藥物的治療方法，例如針灸治療、推拿治療、彩光治療等。

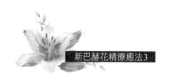

現出來，而且就器官的象徵語言來說，剛好是扮演同樣功能的器官——膀胱。她頻尿得越來越嚴重，肩頸上的疼痛剛好位在膀胱經的影響範圍，而且一如我們預料的，在所有月線測試點上，反應最敏感的正是矢車菊花軌和膀胱經。在性關係上的依賴是矢車菊花軌的特徵，這個問題在她身上一目了然。

當我們在她的矢車菊月線上進行彩光照射治療，以及在其所屬的點上注射順勢藥物後，原本一直困擾她的肩膀疼痛很快就不見了。

仿照彼得·曼德爾的操作方式，赫穆·維德在上下對角的點線間建構了一些特殊的點，並嘗試在這些點上運用由我所發展的巴赫花精彩光療法*，結果產生了一些類似進入冥想狀態的效果。在經過照射後，個案常形容他們有這些感受：放鬆、溫暖、沉靜、生病的身體部位有種搔癢的感覺、能量的流動、背部像是被水流沖洗著，以及一陣又一陣的清涼感。也常有病人描述，他們的心感受到一種全然放下的狀態，以及從中生出一種能力，即接受一切事物原本的樣貌。為此，我稱這些月線點為「**月線心靈轉化點**」。

其中特別明顯的，是岩薔薇花軌穴位上的冥想效果。一開始個案會感受到深層的寧靜，並且有種好像離得遠遠的感覺，漸漸地，對周遭環境的認同感慢慢消失，看周遭事物感覺就像在看電影一樣。與此同時，他們也感受到自己好像和一切脫離，進入放鬆、舒適與沉靜的狀態。

這種感受有多強烈，受到個人敏感度影響，但不管怎樣，幾乎

---

*在之後的出版書籍中，我們將介紹巴赫花精軌道與彩光之間的關係。

每個人都會感覺到某種程度的放鬆，以及身體上出現舒適的感受。然而，正如哈根‧海滿恩後來的研究所顯示放鬆只是一種副帶的作用。由於我們只有在治療岩薔薇花精軌道時才能觀察到真正的冥想效果，因此他對這些月線點擁有主要的冥想效果表示質疑，所以在需要使用彩光活化過的水*進行治療的患者身上，他轉而治療與月線相關的心靈轉化點。緊接著，在下一刻，原本缺乏色彩的部位被填滿了，而如果採用彩光所活化的水，必須喝上好幾週才有效果。

由此可知，月線的「心靈轉化點」最終是將色彩浸潤到身體。如果用彩光照射針灸穴位，只有此處的色彩缺陷會消散，雖然原本令人困擾的不適消失了，但身體的色彩缺失情況仍然存在。

在下面的案例中，我們可以看到在這些特殊的點上進行彩光照射治療後，身體上出現什麼反應。其診斷方式是基於情緒徵狀所下的判斷。

案例六

一位27歲的女士感到疲累、噁心，並且在松樹反應區有腹痛的問題。我們在矢車菊花軌上的月線心靈轉化點上進行彩光照射治療後，這些問題就消失不見了。

案例七

一位44歲的女士不僅內心和外在世界隔開來，同時過著離群索居的生活。基於這些線索，我們在她水堇花軌的月線心靈轉化點上進行

---

*譯註：使用彩光照射杯內的水，之後一整天當中一口口地喝此彩光水，如同巴赫花精療法中的杯水法。可參考《顏色、聲音與金屬的新療法》第87頁以降。

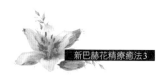

彩光照射，治療後，原本臀部關節上的不適症狀不見了，而且她感覺雙腿變得輕鬆自在。

案例八

一位42歲的男士因為極度疲憊而來求助。這一年來，每天只要接近下午五點時，他就會突然感到非常疲累，情況嚴重到必須馬上躺在床上睡覺，因為他完全無法打起精神做任何事。每次他都會睡得很沉，直到女友晚上七點回家時將他叫醒，然後接著勉強可以撐到晚上十點，但期間其實也不太能做些什麼。此外，他的雙腿軟弱無力，而且還有暈眩的問題。

根據中醫的經絡運行時間，下午五點屬於膀胱經。他那溫厚的特質以及樂於助人的態度，在在顯示出矢車菊的問題，尤其他常免費幫人修車，更容易讓人覺得他好利用。他往往因此犧牲整個休息時間，而且窩在車子底下不舒服的姿勢，也讓他在結束工作後感到全身僵硬，此外帶來的膝蓋疼痛問題也讓他幾乎站不起來。

我們在屬於矢車菊花軌或是膀胱經的月線測試點上進行觸壓時，果然顯出這裡是最敏感的點，而在他的矢車菊花軌上的月線心靈轉化點進行彩光照射後，他察覺到在被照射的穴位上有股強烈的溫暖，並且往雙腿方向延伸過去，同時原本感覺膝蓋裡好像有的「一團東西」，也在治療過程中慢慢消失不見。等整個治療結束後，他神清氣爽地站了起來，臉上的表情也不一樣了，外表看起來變得很有活力的樣子。過了三天，在回診時他告訴我們，整體來說，他原先的疲憊感已經好了許多，腿部的狀態也有明顯改善。後來他又開始修理汽車，但就算他整天必須蹲著工作，也不再覺得有什麼不舒服，並且原先半夜上廁所會暈眩的問題再沒有出現過了。

CHAPTER 4

全花精軌道組合的治療

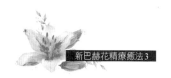

 # 1.概論

在使用巴赫花精進行療癒的經驗裡，有時我會依據病人的症狀開出一整條軌道的花精處方，這時會出現一些無法以花精本身療效來解釋的奇特反應。下面的這個案例，讓我注意到這些反應背後的作用機制，並開始針對這個機制進行一連串實驗。

一位47歲的女性，因為長期的疲憊狀態來到我的診間。這四週以來，她常在早上起床時咳得很厲害，而且聲音聽起來很沙啞。她說這次「感冒」的初期並沒有出現發燒的症狀，卻有四肢沉重的感覺，當時她全身無力，一點精神也沒有；到現在她還是覺得滿累的，就連站著也可以睡得著。由於她出現了典型的橄欖疲弱的狀態，而咳嗽可能代表有失調花精橡樹的問題*，所以我問她：「最近如果累的時候，是不是會傾向硬撐過去？」她說確實如此，因為她非常沒有耐心。除此之外，只要長時間沒有進食，她的身體內部就會出現顫抖的現象**。

基於上述這些明確的徵狀，我開給她整條鳳仙花花軌的花精；此外因為她對較大的聲音很敏感，而且是第一次使用花精複方，所以還加了溝酸漿和伯利恆之星。兩星期過後，她說這些花精讓她更加疲憊。當時我認為這是一般的暝眩反應，請她繼續服用這個處方；再過兩週後，她的咳嗽比較好了，但卻感到更疲累。

她的橄欖狀態很明顯，卻在繼續服用橄欖之後變得更嚴重，當時

---

*請參考本書第91~94頁「鳳仙花花軌」章節。

**請參考本書第91~94頁「鳳仙花花軌」章節。

的我難以理解爲何會這樣。我們早就知道，使用花精進行療癒時，如果出現暝眩反應，讓病人繼續服用下去（有時會改用較少的劑量）症狀會慢慢減輕，病況也會持續好轉；我也曾觀察過，如果給錯花精，也會因爲心理狀態開始流轉，而使眞正的問題浮現到意識的表面，這時也會產生不舒服的反應。但是，服用**正確**的花精卻導致持續性的惡化，眞的是非常奇怪的現象。有一種可能是，這是古典的順勢療法中所謂的過度反應現象，也就是即便使用的藥物是正確的，但如果服用過於頻繁，藥物引發的刺激也會造成過度反應。這種反應方式只有在治療方法干擾能量系統的調節機制時，才會出現。

順勢療法認爲，生病是生命力（海尼曼將它稱爲「迪娜蜜絲」〔Dynamis〕）受到干擾的結果。基於「以同治同」的原則，一帖適當的順勢藥物能將出現偏差的問題予以導正，而在進行測試時，這些藥物會在健康的人體身上產生和病人類似的症狀。

若以中醫的穴位觀點來看，數千年以來，疾病也被視爲是生命力或「氣」受到干擾的後果，而且氣具有陰陽兩極的特質。中醫認爲，當陰陽失衡時便產生疾病，而透過針灸，可以改正這種能量失調的問題。

與上述兩者相反，巴赫花精的作用並不在於改正失調的狀態，而是透過本身具有的頻率振動，將人格與高我之間受到干擾的接觸再度建立起來。愛德華·巴赫認爲，「花精之所以能夠療癒，並不是因爲它直接處理疾病，而是讓高我的美好頻率在體內振動，並在此當下，讓疾病如白雪般在陽光下消融。」[123]

然而在這上面這則案例裡，根本談不上什麼「消融」。花精帶來了不好的反應，而且只能以能量層面的過度干預或失調來解釋，但這基本上又是不可能的，因爲理論上花精只會作用在心靈的層面——在身

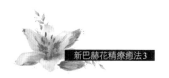

心靈的領域裡被稱為「星光體」，我們的各種情緒（快樂、悲傷、憤怒等）在這裡起伏著。相對的，針灸和順勢療法發揮的區域，則是位於克里安照相中可見的能量體或乙太體上，這兩個層面是我們的生命力（不管以什麼樣的名稱來稱呼它）的所在，在此，整個身體全部的功能都透過能量來進行調節。

這些讓我們明白，如果病人服用花精後問題卻變得更加嚴重，這絕不是作用在心靈層面的結果，而是作用在能量體，所以我們或許可以推論，如果**以這樣的組合**來使用花精，可能會在身體的能量系統上產生像順勢藥物或是針灸類似的影響？又或是，**服用一整條花軌**的花精，可能就像找到**正確的數字鎖密碼**？或者我根本就搞錯了，太急於給個解釋，並引伸出錯誤的結論？還是我被一個「偶然的意外」給蒙騙了？

我打電話向同行赫穆‧維德請教，他告訴我說，當他開給病人整條花軌時也觀察到這種現象，因此他建議將陰與陽屬性的軌道組合在一起使用，如此才能平衡它們在能量層面的作用。

當時我已經知道經絡和花精軌道之間的關連，且經絡彼此是成對的，所以很快就找出需要的軌道組合。依循這個原則，對應肝經的鳳仙花花軌，必須和屬於膽經的線球草花軌組合在一起。

此時我好奇起來，個案是否也呈現出後面這個花軌的問題呢？為此我詢問了病人，並得到以下回覆：

- 她在工作時要求得很精準。
- 上外面的廁所時會覺得噁心。
- 出門後常常又跑回家，看看是否所有的電器設備都關掉了。
- 她心情常常起伏很大，一下子有嗨上天的感覺，一下子卻又難過得

想死。

這些典型的線球草與酸蘋果特徵，讓我更確定要開給她一整條的鳳仙花精軌道與一整條線球草花精軌道。此外，基於謹慎的考量，我在這套花精組合裡保留了伯利恆之星。

服用這帖「地獄處方」兩週後，病人承受不了了，她全身無力、極度疲憊，整個人像是快死掉一樣，所以我要她馬上停止服用這些花精。

當上述的過度反應慢慢消退後——如同順勢療法中熟知的反應方式——原有的疲憊感也幾乎不見了。之後這症狀又出現時，我只開給她鳳仙花和橄欖，然後立刻有效。有另一位同事跟我說，當他在處理鳳仙花花軌時也遇到同樣的反應。

以上這個案例告訴我們：首先，我做的**花精診斷是正確的**；接著，之所以會出現**負面的反應，是因為給了整條花精軌道**的花精。

接下來的另一個嘗試，是因為病人的治療效果停滯不前，我想使用整條花軌來加強花精的作用，但同樣帶來強烈的反應：一名61歲的病患在服用岩薔薇與水菫花軌，並加上伯利恆之星後，也出現了和上一個案例相同的失敗結局。這名病患不管在生理上還是心理上都退回到治療的原點，她抱怨說，這個處方把她拋回到半年前的狀態，所有原本已消失的問題，現在又再度浮現。

在檢視了所有相關的檔案後，我歸納出一個重點，那就是大多數治療失敗的例子，其實都和使用整條軌道有關。比如一位29歲的女性在服用線球草與龍膽花軌，並加上伯利恆之星與落葉松後，一開始病況雖然有好轉，但接下來就出現這些負面反應：她的憂鬱狀況變得很嚴重，以至於不知道要怎麼活下去；有時覺得很沒有精神而取消和別

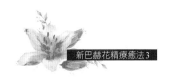

人的約會，因為覺得自己沒辦法前去赴約；她的恐懼感越來越強烈，就算整晚開著燈睡覺，但睡了兩個小時後，就會因為做噩夢而嚇得全身是汗地醒來。

在這個案例裡，錯誤的軌道組合在心理層面造成極大的擾動，讓個案的整體狀態變得很糟。我們明顯忽略了白楊的問題，所以在服用花精前被隱藏起來的恐懼，現在強力地浮現到意識的表層；此外就算她服用了龍膽和野薔薇，但這兩種情緒問題反而變得更嚴重。其它根據症狀所開出的花精，也完全沒有表現出正面的效果。

這些服用了整條軌道後出現的反應，以及赫穆・維德在他的治療工作裡收集到的經驗，都清楚地指出一個重點：這些反應絕對跟經絡有關。

如果我們將兩個彼此不合的軌道搭配在一起使用，就會出現負面的影響，而且這種反應是可以透過經絡理論加以解釋，某些情況下甚至還能事先預知。可以說這麼說，**使用整條花精軌道確實會造成與該花軌相關經絡的反應**。如果我們依照針灸經絡的原則來開立花精軌道組合，接下來便會看到巨大的治療效果，這療效將使巴赫花精療法中為人所知的一切都黯然失色。當然，以這樣的方式來使用花精還需要注意一些特別的規則。以此為基礎，我們漸漸地將整條花精軌道組合的使用，發展成一套獨立的治療方式。

2.花精軌道之間的關係

如前所述，以傳統的經絡學來看，陰陽能量的失衡會導致疾病。療癒的目的是重新恢復能量的平衡狀態，因此決定要選擇哪些穴位時，病人陳述的問題並不是那麼重要，最關鍵的反而是能量診斷的

結果。疾病的症狀提供了找尋問題背後能量失衡的線索，若要做出精準的診斷，必須掌握非常精微的把脈技術。在手腕上有三處把脈的位置，把脈時要能分辨表層與深處的脈象，如此才能清楚釐清十二經絡的狀態。藉由感受脈象的品質（例如觸感是否擴及整個手指的寬度，還是如絲線般的細微）與強度，我們可以分辨出每一條經絡蘊含的能量是否充足或匱乏。

就中醫來說，治療是將能量從過多的地方傳送到過少的地方，然而要特別注意一點，是讓位在經絡裡的生命能量（氣），像河流一般以特定的方向流動，也就是說，如果把它想像成一個畫面，氣不能「逆流」而行。我們可以把穴位理解成「閘門」，透過它們的協助能導引能量的流動。

後面圖26的「轉化循環圖」說明了能量流動的方向，我們可以把它當作一張治療路線的地圖。此外如同圖中所示，能量的轉移只能依照箭頭的方向進行。透過以下的說明，我們可以更加理解穴位的治療方式。

狀況一

假設腎經呈現出能量匱乏的狀態，但肺經的能量是充足的，我們只要扎兩根針（每次都要扎身體兩邊）就可以讓能量平衡。以能量匱乏的地方為出發點，並依循「弱者向強者請求援助」的原則，所以我們要在腎經上屬金（對應肺經）的穴位扎針。

狀況二

腎經依舊處在能量匱乏的狀態，但這次能量過剩的地方在脾經。依據同樣的原則，我們先將針扎在腎經上屬金的穴位，將導致肺經能

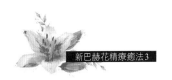

量的減少,接著再扎肺經上屬土(對應脾經)的穴位,能量匱乏的情形就能透過脾經過剩的能量來平衡。在這個操作裡,我們需要扎四支針。如果我們捨棄相生循環的路線*,改採相剋的路線來治療**,處理起來會更簡單:只要用兩根針,並且扎在腎經上屬土的穴位就可以了。

狀況三

若腎經能量過剩,肺經處在能量匱乏的狀態,此時絕對不能處理肺經上屬水(對應腎經)的穴位,因為這樣生命能量就會出現逆流的現象。就治療的路線來說,這時有兩種可能:如果走相生的循環路線,先取肺經的屬土穴位,接著依次取脾經上屬火的穴位、心經的屬木穴位,最後取肝經的屬水穴位,這樣一共需要扎八支針。如果走相剋循環的路線,則只要四支針就可以解決,也就是先取肺經上屬火的穴位,再取心經上屬水的穴位。

巴赫花精的療癒機制,是透過給予身心正在受苦的人所缺乏的頻率,讓他能夠重新處在和諧的狀態,並藉此產生療癒的效果。花精只作用在心靈的層面,而不像順勢藥物會在能量系統上進行調整,但花精能消除造成能量障礙背後的心靈因素,因此也能間接影響到經絡系統。下面的例子可以讓我們更加理解。

我們知道花精軌道和經絡間有對應的關係,例如亢奮的馬鞭草狀態對應的是心經的陽的狀態,患者在生理上會感受到神經性的心悸與心跳過快的問題,此時服用馬鞭草可以減緩過度熱情,以及病態的

---

*請參考本書第49~53頁有關五行的說明。

**同上

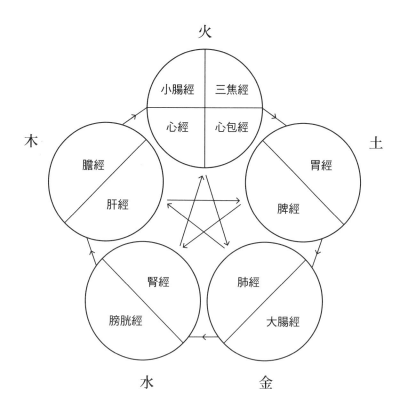

圖26　五行與十二經絡的轉化循環圖

「火性」投入狀態。原本加諸在心經上的、因過度緊繃的思考與生活方式所帶來的壓力會減輕，且身體上的不適症狀也會漸漸消除。

　　屬於補償花精的角樹狀態對應的則是心經的陰的狀態。心智上過度耗損的後果，是讓人在生理上感到神經性的疲憊，以及出現低血壓的問題。服用角樹可以消除心智上的虛弱狀態，長期使用也能幫助血壓恢復正常。

　　如同第三章節已經描述過的反應，服用整條花軌似乎會**直接**侵入能量系統，一方面這讓人推想可能是種「數字鎖機制」，一條花軌

197

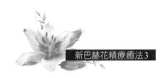

的三種花精就像「正確的數字組合」，可以讓我們直接進入能量的系統；另一方面也可從巴赫花精治療的角度，找到效果為何會這麼強烈的線索。

我們常常可以觀察到以下現象：當服用一條花軌中的兩種花精時，第三種花精的症狀會變得更明顯，例如服用了白栗花和角樹之後，馬鞭草會變得強烈。這是一個非常正常的反應，因為當較上層的花精已經不需要時，較深層的狀態就會浮現到意識的表層。如果我們一起給馬鞭草和角樹，有時本來已處理掉的白栗花狀態又會突然出現——假設這是因為太早停止服用白栗花造成的效果，那此時服用馬鞭草和白栗花應該可以緩解這個問題，但也曾經出現一些案例，角樹虛弱的狀況又跑出來了，有時甚至變得更嚴重。如果我們開給角樹和白栗花，故事又會從頭開始。

這種病人一直跑到另一個狀態的情況，讓治療工作看起來像是在打擊九頭蛇，或像是在打乒乓球似地反覆不定，然而若一次開出一條花軌所有的花精，當事者就沒有機會可以逃跑，他將被迫面對自己的衝突。當然與此同時，整條花軌也會影響它所對應的經絡的能量。為了能更清楚地理解，我們必須詳細檢視每條花軌的特質，為此，我們把花軌分成兩種：陰性與陽性花軌。

矢車菊、鐵線蓮和龍膽花軌，從它們所表現出的徵兆可判斷是典型的陰性軌道，而且一條軌道裡由兩種陰性花精（例如在矢車菊花軌裡的矢車菊和松樹）與一種陽性花精（冬青）所組成。鳳仙花與馬鞭草花軌的陽性特質也很容易就能看得出來；但水蕨花軌也是一條陽性花軌，因為強而有力的葡萄藤狀態相對於另外兩種陰性的水蕨和野燕麥來說，來得強勢許多。同樣地，溝酸漿花軌因為特別外放的石楠狀態也屬於陽性。

陰性花軌對應的是陽性的經絡，反之亦然。然而我們在此得先分辨陰虛的狀態（能量匱乏）與陰性器官（具有陰性功能的器官，也就是儲存器官）之間的差別，雖然中國人都以同樣的名詞「陰性」來表達，但所謂陰性經絡並不是指該經絡的能量狀態（充足還是匱乏），因此所謂的陰性花軌也只是描述該花軌的特質（外向／內向，積極／消極），而非指稱對應的經絡系統的能量狀態。

每條花軌都帶有陰性與陽性的特質在裡頭，如果表現夠強烈的話，將會在所對應的經絡中引發能量上的陰或陽的狀態。我們還記得，花精是為當事人帶來其所缺乏的頻率振動，而當我們服用一條陽性花軌時，一定會在所對應的經絡裡引發陰性反應，因為整條花軌中的三種花精內涵都會展現開來，自然也會表現出該條花軌的陰性或陽性特質。

如前面所提到的，過度反應會發生在所對應的經絡上，但為何只服用同一花軌的一種或兩種花精不會出現這種問題，服用整條花軌才會呢？針對這個現象，我們只能以上面的理由來解——這和解密碼鎖的道理一樣。

以這個角度來看就比較能理解，服用整條花軌為何會引發過度反應，因為一定會刺激到經絡系統裡的能量狀態。至於會產生多大的負面影響，和當事人的能量系統如何對當下的狀況做出反應有關，以及是否能修正暫時性的失衡狀態；而經絡系統的狀況又和病患的情緒狀態牽連在一起。簡單來說，**當該經絡出現能量失衡的問題，而且所屬的花軌也出現障礙的時候，就會導致負面的反應現象。**

由此我們得出這樣的結論：如果兩條花軌在它們所對應的經絡能量系統裡產生剛好相反的影響，我們可以把它們組合在一起使用，因為它們所產生的能量反應能彼此相互平衡；而在實際的操作上，每個

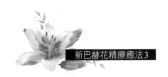

組合都包含一條陰性與一條陽性花軌，同時它們所對應的經絡彼此能夠進行能量交換。我們可以從轉化循環圖看見這些經絡彼此間有箭頭的連結，同時能量影響的方向也要加以注意。

下方圖27依舊是轉化循環圖，只是將經絡改為所對應的花軌，五行則由所屬的外在花精替代。針對兩條花軌的組合，首先有三種可能性：

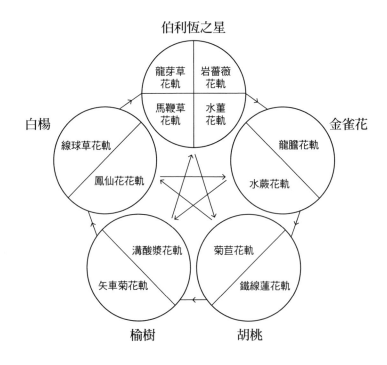

圖27 花軌的五行轉化循環圖

可能性一

將五行中同一屬性經絡所對應的兩條花軌組合在一起，例如將對應肝經與膽經的鳳仙花與線球草花軌一起使用。

這種操作方式，符合經絡理論裡扎針在通道穴位或連結穴位的概念，但如前所述，這個方法的效果不好。

可能性二

依據**相生循環**來操作。例如鳳仙花花軌必須和矢車菊花軌組合在一起，因為「陰性的」矢車菊花軌會在所對應的膀胱經產生陽性能量，如此一來，過多的能量會依照箭頭方向流入肝經，與此同時肝經也因服用鳳仙花花軌而出現能量降低狀態。

但這樣的組合也無法帶來期望的效果。

可能性三

依照**相剋循環**進行組合，例如將鳳仙花花軌和鐵線蓮花軌一起使用。

這個方式能帶來不錯的效果，但前提是，病人的情緒與病徵必須對應所開出的花軌特性，否則有時會出現激烈的反應（這是和一般花精治療不同的地方）。不過，只要我們好好注意一些必要的原則，就可以避開這些問題。

我們可以從相剋循環的運作方式，來理解為什麼只有第三種組合行得通。五行元素透過相剋的關係彼此控制與監督，因此相較於相生循環，當經絡出現能量失衡時，透過相剋循環所連結的其他經絡反應會比較敏感。此外前面也有提到，造成問題的能量同時會影響兩邊的狀態：一邊是負能量會依照箭頭的方式影響下一個經絡，另一邊是，如果生病的器官不受相剋器官的影響，也就是中醫說的「反侮」（德版原文：「對抗」或「忽視」它的功能），那麼相剋器官自己也會生

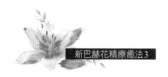

病[*]。

　　這樣相互影響的特性，似乎對整條花軌的組合是重要的。我常觀察到服用整條花軌時，在相剋循環裡連結的其他花軌的反應會變得更明顯，甚至在動物身上也是如此，例如有隻狗在服用水堇與岩薔薇花軌，也就是對應心包經與三焦經的花精之後，突然出現了典型的菊苣行為——在相剋循環裡，水堇花軌的確和菊苣花軌有連結。

　　前面我們有提到一個服用鳳仙花軌道，結果引發更嚴重的橄欖疲憊狀態的例子，當時這個狀況和隱藏的歐白芥症狀有多大的關連我們不得而知，但之後我常看到類似的案例。這些案例中，開出整條花軌會在相剋循環、相對的軌道出現一些無法辨認的、有時不太典型的狀態（大多數是失調花精的狀態），這些狀態導致了過度反應（狀態）；然而如果讓當事人服用適合的花精，這些不適症狀常在短時間內就會消失不見。

　　其實，也不一定是服用整條花軌才會出現這種現象，我們在一般診斷工作裡也常常看見和相剋循環有關的問題。心靈上的障礙常會以生理的方式，出現在對面花軌所對應的經絡問題上，例如我們都知道，恨意與憤世的情緒會影響到關節，因為吞下去的憤怒或壓抑的攻擊情緒會導致「自我攻擊」，從而在身體上出現風濕的症狀。

　　再舉幾個例子：

- 憤世情緒（楊柳）屬於龍膽花軌，在相剋循環裡，是和溝酸漿花軌及腎經連結在一起；而在經絡學裡，骨骼與骨架歸屬於水元素。

---

[*]請參考本書第49~53頁有關五行的說明。

- 對應膀胱經的矢車菊花軌也包含一個具有攻擊情緒的成分（冬青）。在相剋循環裡，和它互補的是岩薔薇軌道與三焦經，而風濕正是這個經絡的主要徵狀。
- 當我們內心無法放下（龍芽草和櫻桃李）時，也常會出現膀胱經的膀胱不適症狀或頭痛的問題。

可以說諸如此類的情況，簡直不勝枚舉。

根據相剋循環產生的花軌組合，我們發現它們之間有一定的邏輯，而且症狀（尤其是溝通花精的部分，其他的花精則是溝通花精之後的延展）也彼此相容，這是在其它的組合方式裡看不到的。有些組合呈現彼此互補的特質，例如矢車菊／馬鞭草（被影響／影響他人，獲得認同／認同他人，被他人吸引做某些事／鼓舞他人），鳳仙花和鐵線蓮同樣屬於這種組合（不耐煩／冷漠，急躁／倦怠，停不下來／昏沉），以及龍芽草與菊苣組合也是如此（表面／深層的感受，不表達感覺／常常述說受到傷害的情感）。

不過有兩種組合卻是行不通的：水堇／矢車菊，以及岩薔薇／菊苣。不管是理論上或實際操作上，這兩種組合都沒有什麼意義；不過一旦把屬火的陰性與陽性軌道做交換，就產生出在新巴赫花精療法裡最重要、也最常使用的軌道組合：矢車菊／岩薔薇，以及水堇／菊苣。

矢車菊與岩薔薇是軌道組合裡彼此互補的最佳例子。就上癮來說，龍芽草（喜歡使用上癮的物質，讓自己的情緒能好一點）和櫻桃李（強迫性行為）是一邊，矢車菊（意志薄弱，並且容易依賴他人）是另一邊。在創傷造成的影響方面，這兩個軌道也是互補的：一方面，岩薔薇是治療過度恐慌的花精，龍芽草與櫻桃李是壓抑後的結

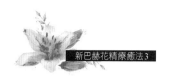

果；另一方面，矢車菊代表無法防衛來自外在的影響，多青是內在的反抗情緒，而松樹則代表著有時遺留下來的自責感。此外，再加上所屬的外在花精伯利恆之星，用以處理心靈上的震驚狀態。

水菫與菊苣也是互補的組合：將自己和外世界隔絕開來／勒索他人來關注自己，寬容／操控，追求獨立自主／讓別人依賴自己，追求完美／試著讓別人完美（例如不斷努力培養出完美的伴侶或孩子），不期待周遭環境給予自己什麼／期待周遭環境給予一切等。

事實上，這兩種軌道組合在經絡上是矛盾衝突的，所以我們懷疑，它們所對應的經絡陰陽屬性是不是搞錯了？我們發現，原本屬陽的三焦經其實是負責賀爾蒙系統，而產生賀爾蒙是比較緩慢與被動的過程，就像是一般的儲存器官一樣，所以它應該比較像是陰性的經絡。

而前面章節提到過，心包經代表心臟積極活動的部分，就古老中國人的概念來說，心只具有血液儲存的功能*（陰性）；但心臟的幫浦功能卻是抽換血液的積極性活動，所以應該歸類在所謂的工作器官。

而且，因為岩薔薇花軌是一條典型的陽性花軌，應該對應到一條陰性的經絡才對；同樣地，陰性的水菫花軌應該對應到陽性的經絡。

如同我之後所發現的，依照上面模式所產生的軌道組合，是屬於四層身體概念中較為上層的調節系統**，但這個部分以及月線的應用方法，我將在下一本著作***裡另闢章節做說明。透過彩光共振的操作程

---

*校註：心主血，並且心為君主之官，主君火、主神明，為發號司令之處；而心包屬相火，為執行君令之處，主掌心臟節律性的搏動及動靜脈血液循環功能。

**脈輪作為上層調節系統，控制著經絡的轉化循環，由此可以導出豐富的新診斷法和治療法。

***請參考《新療法：彩光、聲音與金屬》原書第76頁以降。

序，我們測試月線點在身體的位置，這應證了我主張的軌道組合的正確性。

我們用下面這個新的評估表，呈現**軌道彼此間的關係**；另一張附錄二的表，則多出一行用來紀錄月線，並多出空間記錄在下一本書中會介紹的巴赫花精彩光測試。

這張表中，外在花精依其五行的分類和同樣屬性的花軌組合在一起，而且是以對應陰性經絡花軌為主，原因是因為就經絡學的概念來說，儲存器官是主要的，而工作器官是次要的。透過運用整條花軌的實務經驗，我們也證實這樣的進行方式是正確的。

如果在服用全花軌組合（**兩個花軌與一個外向花精**）時，因為症狀不是那麼明顯的關係，而忽略掉所屬的外在花精，或是服用不對的花精，那麼被忽略的花精的症狀就會突然出現或是變得更嚴重。我曾在治療我兒子發燒時遇過這樣的情況：當時我因為他在發燒前幾天出現了變得比較嚴重的不耐煩情緒，開給他鳳仙花花軌與鐵線蓮花軌。那時我應該加白楊，卻搞錯了加進胡桃花精，結果當天晚上他做了很可怕的噩夢；不過，對治療發燒的功效卻沒有因為弄錯花精而受到影響。

外在花精	伯利恆之星		金雀花	胡桃		榆樹	白楊
失調花精	松樹		酸蘋果	甜栗花	櫸木	野薔薇	歐白芥
補償花精	冬青		岩水	馬鞭草	栗樹芽苞	楊柳	鳳仙花
溝通花精	矢車菊		線球草	龍芽草	水堇	龍膽	鐵線蓮
失調花精	白栗花	櫻桃李	野燕麥	忍冬		歐白芥	橡樹
補償花精	角樹	龍芽草	葡萄藤	紅栗花		石楠	橄欖
溝通花精	馬鞭草	岩薔薇	水蕨	菊苣		溝酸漿	鳳仙花
基礎花精	落葉松						

軌道彼此間的關係表

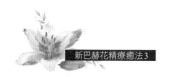

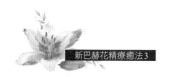3.以全花精軌道組合治療急性問題

　　以全花軌組合來進行治療，特別是在處理**急性身體**上**不適症狀**上，已證明相對於其他花精治療的運用方式簡單得多，且來得更有效。使用這種新的方法，我們只需要正確地辨識出當前所需要的花精就能處理問題，其它也被需要用來處理這個急性問題的花精，會從軌道及組合關係自動出列，有時甚至只要找出其中一種特別引人注意的花精就夠了。比如個案出現一些急性症狀，尤其是特別害怕「失去自制力」或「六神無主」，這時我們就可以確定要給他矢車菊花精軌道與岩薔薇花精軌道，另外再加上伯利恆之星。

　　個案**初發身體不適症狀前的情緒狀態**，尤其是這個情緒對當事人來說是不尋常的、或者在當下以非常強烈與明顯的方式表現出來，這個情緒就很明確地提醒我們該開出什麼樣的花精組合。例如：一個原本開朗的人，突然之間變得憂鬱（歐白芥）；或者本來很積極的人，突然出現少見的疲憊感，而且最想做的事情是睡覺（角樹）；有些人會在某個時候無來由地感覺到壓力，以及出現被時間追著跑的感受（櫻桃李）；也有些人會覺得對什麼事情都興趣缺缺，面對工作拖拖拉拉的（栗樹芽苞），但他本來不是這種個性。有的人則發現自己沒什麼體力，並且突然覺得工作起來比平常更吃力（橄欖），甚至有種像在消耗身體老本的感覺（橡樹）。

　　在小孩身上，這種「徵兆」特別明顯，因為小孩比大多數的大人更能開放地表達他們的感受，比方一個原本比較安靜的小孩，會在某個傳染病在自己的身體爆發出來前，突然變得非常沒有耐性（鳳仙花），而且如果沒有馬上得到他所要的，反應會非常暴躁。類似這樣的反應，我們也常在小孩要長新牙時觀察得到。

　　另外有些孩子會在半夜變得特別黏人，哭著要求別人對自己的關注（石楠）。尤其是當孩子長麻疹時，這是典型的現象，當生這種病的時候，孩子會對光線特別敏感，這也告訴我們要使用溝酸漿軌道。

　　由於這些症狀都是在疾病開始發生**之前**就出現了，所以不必等到疾病爆發後才處理，至於要給予哪些花精，與情緒問題所發展出的身體不適症狀毫無關連。所以，誠如巴赫醫師主張的，在疾病發生之前進行**預防性的治療**是有可能的*，如此一來，疾病發生後所出現的問題，就能透過事先的防範而減緩，甚至可以避免疾病爆發。

　　比如說，當生病前出現一個不尋常的感受，我們就可以把它給「逮住」。雖然還沒出現咳嗽或流鼻水等任何症狀，但一感覺到不舒服，或是出現一些「不一樣」的感覺，這時我們只要觀察在這個階段最明顯的情緒狀態，就可以得知能拿來預防即將發病的花精是什麼。若是已經生病了才開始進行治療的話，一樣可以採用同樣的處方。

　　有些人之所以生病，是因為沒有得到他想要的東西，或是別人做出的決定是他不想去共同承擔的。遇到這樣的人，治療師很難進行療癒工作，因為他並沒有真的想恢復健康，反而可以透過生病從中得到一些好處。像這種菊苣類型的人是很難診斷出來的，因為當事人並不想承認自己在情緒勒索別人，而且更主要的是他們無法意識到自己的動機。此時，如果我們透過軌道間彼此的關係，就比較容易發現病人真正的狀況；尤其是處理急性問題的時候，造成身體不適症狀的情緒症狀會比平常更加明顯。

　　如果病人近來特別愛發牢騷，或是喜歡指責別人的不是（櫸

*請參考《新巴赫花精療法1》第222與223頁。

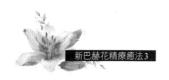
木）；或者最近注意力變得很難集中，腦袋裡的想法會突然消失不見（栗樹芽苞），此時我們可以開給他水菫／菊苣的花精軌道組合，另外加上外在花精胡桃。若他對不公不義的事情突然變得很敏感，以及越來越想說服別人接受自己的想法（馬鞭草），這時候就可以考慮使用龍芽草／菊苣花精軌道的組合，外加胡桃；而如果個案在生病過程中進入最深層絕望的階段（甜栗花），也適用這個相同的組合。由於馬鞭草同時出現在兩條花精軌道中，必須繼續檢視其它的症狀才能確定病人當下的狀態是屬於哪條花精軌道。

針對身體不適的症狀，我們可以考慮相關的巴赫花精皮膚反應區*，以及經絡的循行路線，這可以讓我們在診斷時更容易決定需要哪些花精。此外，如果治療師懂得經絡學的專業知識，也可以透過釐清和經絡之間的關連，得到更多有價值的治療線索。

在處理身體問題上，服用全花精軌道組合所產生的功效是最顯著的，因為此時花精的療效也作用在能量體上，也就是同時處理對應到的經絡；如果我們又將花精外敷在所需要的皮膚反應區**的話，效果會更明顯。但在急性的問題上，其實光是使用這個新的治療方法就能很快出現療效，外敷反而變得多餘了。

即便如此，我還是想在此強調，**以巴赫花精來進行自我療癒，無法取代治療師或醫師*****。疼痛是身體發出的警訊，應該先弄清楚它的成因，或是為隱藏在疼痛背後具有嚴重後果的疾病作出診斷與釐清，之

---

*請參考《新巴赫花精療法2》第39~40頁。

**請參考《新巴赫花精療法2》第57頁。

***請參考《新巴赫花精療法1》第223頁。

後才能進行治療。這個基本原則也適用於傳染性疾病上，這些工作應由治療師或醫師接手。

原則上，巴赫花精作為支持一般醫療性或自然療法的輔助治療是可行的，但在處理嚴重病症時，我們絕對不建議使用全花精軌道組合，因為它可能會引起一些反應，讓治療過程變得更複雜，尤其如果又服用錯誤的花精軌道組合的話，會為治療帶來不必要的阻礙與困難。不過在這種狀況下，以外用的方式在對應的身體反應區使用花精是可行的，而且就算用錯了，也不會帶來什麼問題。

儘管有限制，但對想進行自我療癒的一般人來說，這個方法還是有很大的應用可能*，特別是可以用來處理許多日常生活中發生的問題，比方一些小的不舒服症狀如：胃部不適、緊張性頭痛、背部及關節問題，還有一些輕微感冒症狀如咳嗽、流鼻水等。

最常用來處理急性問題的花精軌道組合有矢車菊與岩薔薇花精軌道（同時加上外在花精伯利恆之星），以及鐵線蓮與鳳仙花花精軌道（加白楊）。巴赫醫師的救援花精就是以這兩種花軌組合中的成分所組成的：第一個組合中的伯利恆之星、岩薔薇與櫻桃李，還有來自第二組合的鐵線蓮與鳳仙花。

以全花精軌道組合治療急性問題時的服用方式，和一般的方法相同：從每一種花精的儲存瓶裡直接滴兩滴到一杯水中，然後每15分鐘到半小時喝一小口。如果不舒服的感覺慢慢減緩，就拉長飲用的間隔。

*請參考《新巴赫花精療法1》第217~218頁；以及《新巴赫花精療法2》第54~55頁。

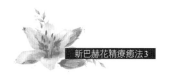
很多時候，我們也可以採用另一種證實有效的方式：以上述的方法準備好花精水後，在大約10至15分鐘間，以每分鐘一次的間隔來喝，接著就停止服用，讓藥效慢慢作用。假使處理急性問題時，照這種方式服用花精後症狀改善的效果不佳，就改用較大的間隔來繼續服用。如果只是一些小問題，通常都能順利解決，很快就不需要再喝下去了。

至於急性心靈上問題的治療，簡短說明如下：目前我們已經很清楚，使用全花精軌道治療的效果遠不及使用單朵花精，因此只要使用當下狀況所需要的花精——在緊急情況下，通常只需要一朵花——就可以了，使用的方式如同上面提到的「杯水法」。

4.個案實例

案例一

我們在一位31歲的病人身上，以月線診斷法測試他的龍膽花軌／胃經，發現對應的測試穴位是對壓力最敏感的部分，但病人在當下並沒有呈現出龍膽、楊柳與野薔薇的狀態。病人在14年前曾罹患過胃炎，當時花了很長的時間才痊癒，在後續幾年裡偶爾會出現輕微的胃部不適症狀，但透過一些植物性的藥物、針灸或神經療法，很快就將問題解決了。這幾年來，這些問題已不再出現。

不過根據測試結果，他的胃依舊是一個「病灶」，所以我們將一種順勢藥物注射到龍膽月線的穴位，隔天他感到非常疲累，累到無法下床，而且不只是身體層面上筋疲力竭，連稍微動一下腦筋都非常吃力。閱讀對他來說完全辦不到，只是看了幾行字，無法忍受的頭痛、暈眩及虛弱感就會出現。

當他14年前罹患胃炎時，最開始出現的正是這些症狀。這段期間，虛弱感出現得比以往頻繁，只是程度上沒那麼強烈而已。每次我們讓他服用橄欖與角樹時都沒有什麼效果，直到後來才發現這其實沒什麼好訝異的，因為實際上這樣的狀態是野薔薇的問題。而且就算意識層面上，當事者已經處理了當時胃炎背後的憤世與聽天由命的情緒問題，但這些訊息還是儲存在身體的細胞裡。

如同《新巴赫花精療法2》中說明的*，我們透過一些線索發現細胞具有記憶的功能，只有當深藏於其中的負面情緒都被刪除了，引發的症狀才會真正被療癒，否則這些隱藏的有問題的訊息會形成一種能量性的、或是物質性的病灶，並且如同那些案例一樣，隨時透過各種症狀、各種形式讓我們注意到它的存在。

這位病人在床上幾乎躺了一整天，而且情況沒有絲毫改善，後來他決定利用巴赫花精來療癒這個令人困擾的狀態。我們以杯水法的方式讓他服用龍膽花軌及與之互補的軌道，才過了兩個小時他就可以起身下床，並且感覺不到身體有哪裡不舒服。他覺得自己狀態很好，還跑去參加一個街頭慶典直到半夜三點才回家。隔天，不舒服的感覺又回來了，但這次只需要一個小時服用一次花精，問題就消失了。

案例二

有陣子我常忙到三更半夜，某天早上醒來時，我覺得全身癱軟無力，而且額頭熱熱的、身體輕微冒汗，一量體溫竟然已經38度。由於隔天就要去度假，沒辦法和病人改約其他時間，我只好拖著病體到我

---

*請參考《新巴赫花精療法2》第56頁。

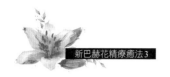

的診所。到了以後，我馬上準備了一杯加了鳳仙花花軌和鐵線蓮花軌再加上白楊的花精水，喝到第三口後，我感覺額頭已經恢復正常了；我的助理十分驚訝，她很難理解為什麼我的體溫可以在十分鐘內產生如此大的改變。又喝了幾口這帖「神奇藥水」後，我原本的虛弱狀態也慢慢解除了。到了下午，我忘記繼續服用，結果突然間虛弱的感覺又出現了，而且額頭又開始發燒起來。我又再一次服用花精，效果和第一次一樣好，那之後，原本的症狀就完全消失不見了。

案例三

我有一位親戚，他在工作上經歷了一段勞心勞力的階段後，拖著極度疲憊的身軀來找我。我在他的肝經六號穴位上施行與其對應顏色的照射治療後，他的疲憊感不見了，但他出去散步了一會兒後同樣的問題又跑回來。後來我以杯水法讓他服用了鳳仙花花軌與鐵線蓮花軌後，不到幾分鐘的時間，就出現**和彩光針灸治療法一樣的效果**。

這個例子清楚呈現出，巴赫花精軌道與經絡穴位治療，在兩個不同的頻率層面上體現出相同的原則。以全花精軌道組合進行療癒的巴赫花精治療，與透過針灸或彩光照射的經絡治療或月線治療，都是從不同的層面來處理相同的干擾問題，所以遇到上述這些案例時，這些治療方法都可彼此交替使用。

5.以全花精軌道組合治療慢性問題

只有在治療遇到阻礙，或是一開始治療有改善，之後卻呈現停滯狀態時，以全花精軌道組合來處理慢性問題才有意義。其中一部分的原因，是因為這個方法對治療師的要求很高，在診斷上不容許有絲毫

的錯誤，若是服用錯誤的花精軌道組合好幾天，有可能會讓問題變得更加嚴重。另一方面，就算採用了正確的軌道組合，也可能會出現激烈的反應——此處所指的是暝眩反應，這和服用錯誤軌道組合所產生的不良反應不同，但需要非常豐富的實務經驗才能判斷。如果出現暝眩反應，我們需要更多治療的技巧才能評估病人的敏感程度，以決定適合他的服用劑量。

除此之外，在服用一小段時間後很可能就得立刻更換花精軌道組合，因爲透過一整條軌道組合的處理，表層的問題常能很快就解決，而較深層的衝突此時就會浮現到意識表面。**如果我們服用不適合的**（或是像下面這個例子中「不再適合的」）**軌道組合，常會出現越來越嚴重的症狀，恰好符合當下應該採用的軌道組合**。這種現象，我們可以在每次都不一樣的月線測試結果中得到證明。

基於上述原因，我們建議只採用全花精軌道組合處理急性狀況，因爲服用期間較短，加上當下浮現的症狀比較明顯，可以避免發生上面提到的問題。

對於慢性問題，我們建議按照《新巴赫花精療法1》介紹的程序進行，如果在治療的過程中出現停滯或治療障礙，此時，理論上可以用全花精軌道組合加以治療，不過必須排除所有失調狀態——除了出現問題的是屬於這全花精軌道組合的失調花精。同樣地，這也適用於外在花精。若要確認診斷無誤，特別建議透過月線測試或脈輪診斷*。在排除了治療障礙後，可以再次討論所有的症狀，以《新巴赫花精療法1》介紹的程序繼續治療。

---

*譯註：參考柯磊墨《色彩、聲音與金屬的新療法》，第217頁以降。

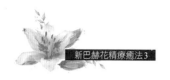

　　然而，現在我們已清楚知道，這種「治療障礙」的背後隱藏著其他治療層次的干擾，所以每一花精都配有一種精油，對應另一個層次（在星光體範圍內），並且每一花精有一礦石做為理性體的對應物*。只要使用根據該巴赫花精所對應的精油或礦石，這樣的治療障礙便不會再出現，因此更有意義的是，找出實際造成治療停滯的原因，並處理其他的治療層面，而不是強行使用全花精軌道組合進行能量的調節。

　　使用全花精軌道組合治療兒童慢性病，基本上沒有問題。儘管如此，我們現在過渡到一個階段，只在兒童出現急性症狀時，才使用全花精軌道組合來治療身體上的不適。只有在很明確的情況下，我們會於短時間內穿插使用全花精軌道組合，除此之外，兒童問卷中的訊息幾乎只用於幫助做診斷，而治療兒童時也依照《新巴赫花精療法1》描述的程序，「從上到下」進行治療。

6.個案實例

　　為了說明可能產生哪些不同的反應，我們用以下案例讓大家了解「迂迴的治療過程」。

　　一位48歲的女性，在第一次服用花精處方的五週後出現強烈的饑餓感。雖然根據她的陳述，服用後曾經出現短暫的暝眩反應，之後整體的狀況就有了明顯的改善，但過度的饑餓感也為她帶來嚴重的問

---

*譯註：參考柯磊墨《精油與寶石的新療法》。

題，尤其是體重不斷往上跳。

她的饑餓感在下午五點（膀胱經的時間）最為明顯，而就她自己的描述，矢車菊花軌也是她最主要的問題；此外，當時她正要和先生分手，但情感上她非常依賴他。透過月線測試，我們找出最明顯的問題出現在岩薔薇的軌道上，而這又和矢車菊花精軌道屬於同一組合，所以我們開給她這帖戒癮花精組合，並加上所對應的外在花精伯利恆之星。

兩週後她告訴我，最近一週以來，她感覺回到「過去的狀態」。她再度感受到內在的不安、焦慮感，還有心臟跳得很快，記性也變得很不好，有些東西會突然間就「不見了」（栗樹芽苞）。另外，她會在開始做一件事情後沒多久就放棄，接著開始做另一件事，然而到最後，她覺得做什麼事都很無趣。根據這些症狀，我們讓她以杯水法服用菊苣與水堇花精軌道組合及胡桃花精，她每一分鐘就喝一小口，過了十分鐘，心臟的不適感就不見了。

之所以會採用這花精組合，主要的線索有：

- 在服用先前的軌道組合後，突然出現非常強烈的栗樹芽苞狀態。
- 針對病人依賴對象轉移的狀況（從伴侶轉移到食物），我們開給她直接對應的戒癮組合花精，但這時候出現了困難。此時採用胡桃，能幫助病人重新開始人生的新階段。
- 心臟的上方是忍冬的身體反應區，病人也說非常懷念過去美好的時光。她自述每次都要很努力地告訴自己「不要忘記當時早已出現問題了」，否則她很難下定決心跟伴侶分手。
- 她肩膀及手臂上不舒服的地方，位於肺經循行的路線上。

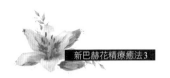

　　由於這個花精組合很快就治好了心臟不舒服的問題，所以我們開給她同樣的處方，並以一般的劑量與滴瓶的方式服用。過了一個禮拜，她說她的心理狀態很好，原本四分五裂的感覺有大幅度的改善，手臂也沒什麼太大的問題。以前她每天早上五點（肺經運行時間）就會醒來，而且因為疼痛的關係無法再入睡，但現在已經不會這樣了。

　　然而兩週過後，她抱怨突然又出現了疲憊的感覺，而且因為很累，唯一想做的事情就是躺著不動。她一下子就對工作完全提不起勁，但冥想、參加身心靈課程或事物卻沒有問題。很明顯地，她將不想做的事情推到一邊，甚至為了替逃避工作尋找迴避良心的藉口，還讓自己呈現虛弱的狀態，這些現象都透露出雖然已**服用**栗樹芽苞花精，問題反而變得更嚴重，但正如我們之前提到的，這種現象只有在服用整條花精軌道才可能出現。

　　基於她在這段時間對身心靈事物投入巨大的熱情，就算已經處在筋疲力盡的狀態還能擠出體力去參加，以至於身體透過在甲狀腺劇烈的疼痛發出警訊，所以我們給她一瓶馬鞭草乳霜處理承受壓力的頸部，並且讓她繼續服用目前的處方外，再以杯水法的方式每個小時一次服用栗樹芽苞花精。

　　四個星期過後，我們再幫她做了一次月線測試，發現這時最需要的花精軌道是線球草，岩薔薇的測試點幾乎沒什麼反應。病人承認自己的確非常完美主義，求學階段她會追求所有科目的成績都要很好（酸蘋果），如果考個80分就會覺得自己很差勁。此外，當下內在的分裂狀態也讓她很受不了，再加上膽經的位置上出現頭痛的問題，因此我們開給她線球草與水蕨花精軌道，以及金雀花花精。

　　然而才過了三天，這個處方就因為她覺得很不舒服而必須停止。她感到很無助，同時完全束手無策，最想做的事情就是打電話給她的

先生。她經常在想，如果沒有她先生，她什麼事也做不了，**她需要他的建議**。她說每次只要先生出現，她的心情就很愉快，而且會有一種世界又恢復了秩序的感覺；但先生會藉此不斷利用她並以各種方式欺騙她，甚至還會嘲笑她無法獨立自主。

我開給她的處方，終於把她問題背後真正的、隱藏在深處的原因，也就是**對先生的依賴性**，拉到了意識的表層。此時**水蕨**花精破繭而出成為妙藥，幫助她從宛如暴君一樣的先生身旁「解放」出來，而且她的先生早就不要她了，因為他找到了另一位女伴。

到目前為止，不管是水蕨還是野燕麥，都沒有顯示出是必要的花精。直到現在，我們才清楚看到個案內在的空洞與無意義感。沒有了先生，她似乎找不到任何生命的方向。由於個案當時的狀況很不好，而且原本的處方所造成的反應對她來說太強了，所以就算處方是對的，我還是將它立刻停掉，換句話說，如果病人的狀況沒那麼糟的話，我有可能會讓她以較少的劑量繼續服用。

接著我又考慮到，她在當下迫切需要這兩條花精軌道組合的溝通花精，而所屬的失調花精一向都有開立，所以，我把開立全花精軌道組合的策略做了調整：雖然從她身上可看出兩條花軌的補償花精，但我只開給她溝通與失調花精，新的處方由水蕨、野燕麥、線球草與酸蘋果組成。為了避免病況又倒退回去，所以我又加上之前曾使用過的花精軌道組合中最重要的花精，也就是矢車菊、松樹與櫻桃李。此外，因為她抱怨自己缺乏自信，並且出現存在焦慮，是以我又加上了落葉松與龍膽，增強她堅持下去的力量。像這樣的案例，是有可能開

---

*請參考《新巴赫花精療法1》第205頁。

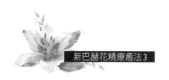

出超過七種花精處方的，甚至是有必要的*——假使我們想撫平上述的過度反應，並且想讓病人呈現出對應的情緒，那麼多給一點總比少給來得好。

過了一週後，病人說她現在感覺好多了。當她獨自面對抉擇時，已經完全沒有焦慮感，甚至現在又可以工作了。強烈的飢餓感已經緩解，體重也跟著下降了。

從上面這個案例中，我們可以看到使用全花精軌道組合治療的典型過程：有時會出現非常強烈的反應，而且，由於原本隱晦的衝突強烈地浮上意識表面，使得處方也必須經常改變。除此之外，每次的診斷都要完全精準，尤其當狀況變得不好時，然而我們常常從症狀中無法清楚看出，到底是哪些深層的衝突造成這些不明確的反應。像上面這樣的案例，錯誤的詮釋可能會帶來嚴重的後果，所以嫻熟掌握**月線測試技術或脈輪診斷是絕對必要的**，它能幫助我們進行客觀的診斷。

針對這個案例，如果我們不採用上述的處理，而是採用一般的花精應用方法，身體的不適感應該無法這麼快解除，但心理的反應卻會舒緩許多。分手的經驗原本會為當事者帶來更大的問題，而她遭遇到的困難其背後更深層的原因，很可能本來沒辦法這麼快就找出來。雖然花精治療具有心理治療的特質，但透過花精軌道的處理，心理治療在此也變得多餘了。

7.花精軌道之間的關係提供了診斷的線索

　　前面提到過*，**心靈上**的問題往往不會表現在所屬花精軌道相關的經絡上，而是在互補花精軌道的經絡上出現**身體上**的症狀。同時，在這互補的花精軌道裡，常指明有一種花精是迫切需要給予病人的，然而這朵花精的症狀卻非常隱晦，有時甚至呈現出相當不典型的樣貌，以至於被我們忽略。有鑑於此，我們更要把「最受阻花精軌道」的互補花精軌道擺到放大鏡下仔細檢視，這一點特別重要，因為這條互補軌道所對應的皮膚反應區，可以提供給我們一些諸如內在衝突的訊息，它們是當事人沒有意識到、或只稍微意識到的，因此無法單從談話中就能辨識出。

　　如果有一條花精軌道受到最大程度的干擾，那麼絕對不應該忽視它所屬的外在花精，因為這支外在花精是必要。我經手過許多案例，那些沒有被發現的負面情緒狀況會在治療過程中形成嚴重的問題；反之，如果非常迫切需要一種外在花精，我們要立刻想到，這表示下面有一對花精軌道是我們要注意的。

　　當我們使用附錄中的評估表——請按照《新巴赫花精療法1》所介紹的方式使用**——，並透過談話將所得出的花精做上記號時，可以很清楚地看見上面闡述的關聯性，這有助於簡化評估的結果。

---

*請參考本書第194~205頁〈花精軌道之間的關係〉。

**請參考《新巴赫花精療法》第176頁。

CHAPTER 5

補充

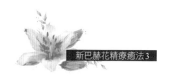

1.針對形成沉默皮膚反應區的補充

當我們依據皮膚反應區的身體地圖，以巴赫花精來處理身體的
不適症狀時，曾出現過一種情況：將花精塗抹在不舒服的地方沒有改
善，但治療另一個相距較遠的反應區卻有效果。我將這些反應區稱為
「沉默反應區」*，因為它扮演著「能量性火爐」的角色，會在身體其
他部位造成不適問題，但在自己的位置上卻不會會出現疼痛。沉默反
應區只能透過敏感性的診斷方法發現**，不過也能依據某些特定的關連
來進行推測***。

造成沉默反應區的因素，除了在《新巴赫花精療法2：反應情緒的
身體地圖》一書中所描述的，還有另一個原因：現有的負面情緒並**沒
有在所屬的反應區上造成不適**，但潛藏的心靈問題造成了**與受影響花
精軌道相關的經絡上的干擾**。這時可能出現的後果，是在**經絡循行路
線**上產生各種不適症狀，比如在薦骨受到干擾的松樹反應區會引起額
頭疼痛；在左手上臂受到干擾的楊柳反應區會引發胃部不適。

基於這樣的關聯性，如果經絡線上出現不適的症狀，和這條經
絡對應的花軌上至少會有一種花精的沉默反應區與此相關。如果我們
針對這個反應區進行處理，就可以消除在這條經絡線上出現的疼痛問
題。

治療時，我們透過將彩光照射在月線點或整條經絡路線來找尋並

---

*請參考《新巴赫花精療法2》第44頁。

**這裡指的是氣場測試，請參考《新巴赫花精療法2》第49~52頁。

***請參考《新巴赫花精療法2》第45頁。

確認沉默反應區，根據患者的反應來判斷問題是在疼痛部位本身，還是經絡受到影響。從以下的案例可以看到，這種方式非常耗時，而且很複雜，所以現在我們不再使用這種方法，而是直接採用氣場測試來檢視患者身上所有對應的皮膚反應區，這樣更簡單且節省時間。

案例一

　　一位36歲的女性，抱怨左臉頰顴骨下緣的地方感到劇烈的疼痛，這個問題困擾她已經好幾年了，而且總是毫無預警地發作。

　　因為痛的地方是在橡樹反應區，而且病人也表明自己常過度投入工作中，所以我先在對應鳳仙花花軌與肝經的月線測試穴位上照射需要的顏色。一開始有點改善，但沒多久疼痛感又出來了。

　　疼痛的位置同時處於小腸經的範圍，而且不舒服的感覺是從小腸經上的穴位（顴髎〔Dü18〕）向外擴散出來，所以我接著處理對應龍芽草花軌與小腸經的測試穴位，結果彩光才一碰到皮膚，疼痛馬上減弱了。當我繼續針對龍芽草線上的月線心靈處理點進行治療，五分鐘過後，所有不舒服的感覺就完全不見了，同時她也覺得內心平靜了許多。

案例二

　　一位38歲的男性，抱怨左上臂內側有疼痛感。我們先在對應的心包經與肺經上進行彩光照射來測試，但沒有出現任何效果。接著，因為疼痛位置在溝酸漿反應區上，所以我以腎經對應的顏色照射在這個位置上，很快地疼痛感就獲得減緩。最後，我們再以順勢藥物注射在溝酸漿月線點上，病人的不適就完全解除了。

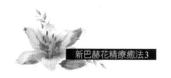

　　針對出現軀幹部位的不適，還有第三種可能性：在背部受到干擾的區域，會擾亂前面的身體部位（或以相反的方向），並在那裡出現不舒服的狀況。醫學界早就發現這樣的現象，其中自然醫學以分區治療的概念來處理，而根據我在診間的觀察與經驗，上述機制也適用於巴赫花精的治療工作上。

　　基於這個事實，如果出現心臟不適的情況，我們得測試背部肩胛骨之間的溝酸漿皮膚反應區；如果上腹部出現問題，也應該測試胸椎區域的伯利恆之星反應區。

　　在下面的例子裡，我們針對不同器官列出以上三種可能性，從其中能可看到依據經絡與皮膚反應區所得出的花精，彼此屬於同一個議題，並且具有邏輯上的意義。

第一例

　　　　器官： 膀胱

　　　　任務： 放下

　　　　軌道： 矢車菊　為了獲得認同而抓住別人不放、上癮行為

　　　　　　　　冬青　　抓住負面不放

　　　　　　　　松樹　　抓住愧疚感不放

　前面反應區： 松樹　　抓住愧疚感不放

　　　　　　　　馬鞭草　因為過高的自我要求無法放過自己

　　　　　　　　岩水　　抓住某些道德或是理念的想像不放

　　　　　　　　龍芽草　壓抑不舒服的事情；內在無法放下

　後面反應區： 松樹　　抓住愧疚感不放

第二例

器官： 胃

任務： 消化

軌道： 龍膽　　　擔心、苦思、被來來回回的想法折磨著

　　　 楊柳　　　無法「消化」生氣的情緒、憤恨

　　　 野薔薇　　無法「消化」外在的情況，也因此而停滯
　　　　　　　　不動

前面反應區： 松樹　　　　無法「消化」自己的過錯

後面反應區： 伯利恆之星　無法「消化」不舒服的經驗

2.關於皮膚反應區身體地圖的幾點說明

　　自從巴赫花精皮膚反應區這個概念公諸於世後*，常常有人問我，為什麼以敏感性手法所發現的區域都是四方形或三角形的，而不會有圓形或出現彎曲的部分。答案其實很簡單：它和大多數的反射區與身體能量線所遵循的法則是一致的。

　　所有的經絡線都是垂直的，同樣地，由威廉‧費茲格羅（William Fitzgerald）所發展，且作為足部反射治療基礎的身體反應區，也是呈現這樣的圖像：身體分區對應著滋養它的脊髓分段，在軀幹的部分是水平的，在四肢的部分則是垂直的。

　　除了一般我們知道的經絡線外，彼得‧曼德爾還發現其他水平與對角的經絡線。如果把這三個層面組合在一起，就形成以下曼德爾發

---

*請參考《新巴赫花精療法2》。

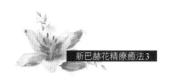

展出的經絡線方格圖（圖28）。在結構上，所有的巴赫花精皮膚反應區都對應著這個身體的格線。

3.關於身體地圖於耳朵部位的幾點說明

早在好幾千年前，中國人就發現外耳上有具治療效果的穴位（即耳穴），然而直到二十世紀，法國醫師保羅‧諾吉（Paul Nogier）才開始對耳穴進行有系統的研究。至目前為止已發現上百個耳穴，但耳穴和經絡毫無關連，而是腦部各個區域於外耳表面的反射區，從中我們可以得出整個身體的對應地圖。

同樣地，我在外耳上也發現許多**微小**的巴赫花精皮膚反應區，但在耳朵小小的區域上，我們很難精準劃分這些反應區。如同前面所做的推論，三十八種花精在這裡都有自己的反射區，但除了局部皮膚狀態的改變外，這個耳朵花精反應區看來沒什麼治療效益，所以我就沒有再深入研究。就我目前所知，以花精對應的彩光在耳穴上進行照射治療，會是比較值得探討的領域。

4. 牙齒和花精軌道間的關係

牙齒和花精軌道間的關係，可以從早已為人所知的經絡與牙齒間的關係推論出來，但它對巴赫花精治療來說沒什麼重要性，我之所以提到，只是為了本書寫作的完整性而已。

在某些案例中，我可以透過牙齒部位找到可能需要的對應花精，其後也證實這些花精是正確的。比如有位病人經常圍繞與矢車菊相關的主題和別人產生衝突，她的上顎門牙就常常出現問題（對應腎經／

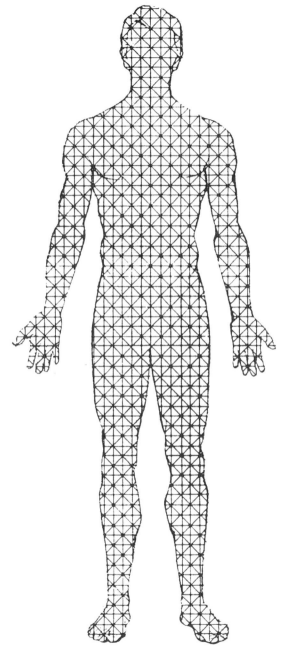

圖28　身體經絡線的方格圖

摘自彼得・曼德爾的《顏色穴位治療實用手冊》（*Praktisches Handbuch der Farbpunktur*），
Energetik，Bruchsal，1986。感謝出版社允許轉載

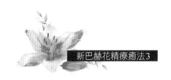

膀胱經），另一個病人則「製造」出血液循環的問題，讓自己能夠逃避應該面對的工作（菊苣）：他抱怨上排左邊第四顆牙齒老是牙齦發炎（對應肺經／大腸經）。

所有在口中出現的不適症狀，都可以成為進行治療的線索，例如：

• 只有在一顆或兩顆牙齒上有牙周病。
• 某一顆特定的牙齒出現對冷、熱或是接觸敏感的問題。
• 某顆特定牙齒特別容易蛀牙。
• 一顆被壓迫，必須透過手術拔除的牙齒（如智齒）。
• 在嘴巴兩邊相同的位置上，出現牙齒或牙肉的問題。

在下列圖表中，我們按一般牙科的做法將牙齒編號（圖29），所對應的花精軌道則以溝通花精為代表。以下這個對照表，能幫助我們對口腔內部的關係有個基本的概念。

上顎：

11, 21	溝酸漿，矢車菊
12, 22	
13, 23	鳳仙花，線球草
14, 24	菊苣，鐵線蓮
15, 25	
16, 26	水蕨，龍膽
17, 27	
18, 28	馬鞭草，龍芽草，岩薔薇，水堇

下顎：

31, 41	溝酸漿，矢車菊
32, 42	
33, 43	鳳仙花，線球草
34, 44	水蕨，龍膽
35, 45	
36, 46	菊苣，鐵線蓮
37, 47	
38, 48	馬鞭草，龍芽草，岩薔薇，水堇

　　最後，我想再提醒一下，這裡所說的關聯性只能作為診斷參考。以巴赫花精來處理牙齒的問題，看起來似乎完全沒意義，但誠如前面所說的，對維護牙齒的健康來說，心靈的和諧和合理的飲食絕對同等重要。

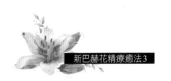

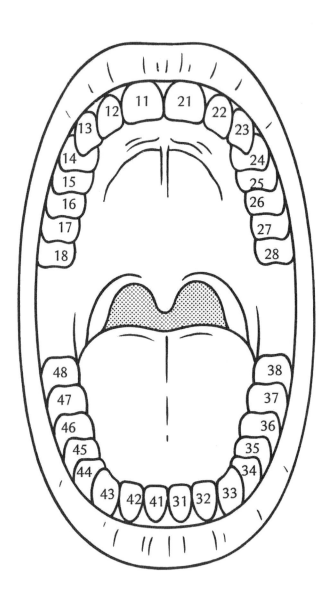

圖29　上下顎的牙齒位置圖與編號

CHAPTER *6.*

夢與巴赫花精

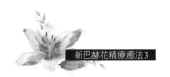

1.概論

服用巴赫花精後，常會出現鮮明的夢境*，而且可分為以下兩種：

- 夢境象徵性地表達出，透過服用的花精正在處理哪些問題。
- 夢境指出重要的內在衝突，此衝突是服用的花精複方尚未處理到的部分。

基本上，這些夢境會比平常來得清晰，而且也比較不容易解讀。它們經常會指出某種特定的花精，並以典型的或夢中的行動呈現這種花精的特質，例如酸蘋果的夢大多和清除骯髒的東西有關，這清楚指出作夢的人以某種形式感受到自己的不潔。以下這些案例，讓我們得以一窺這個令人驚奇的領域。

2.成人的夢境

案例一

一位63歲的女性很害怕自己感染到不好的東西，為此她會避免使用家以外的廁所。她也不想出門度假，因為不想睡在陌生的床上。

服用**酸蘋果**後，她作了一個奇怪的夢：她的兒子在一個**垃圾桶**裡，她的叔叔站在旁邊並對她說：「現在我們把這個蓋子打開。」她帶著驚嚇醒來，然後再也睡不著。

---

*請參考《新巴赫花精療法1》第197~198頁。

好幾年前她進行過甲狀腺的手術，就身體語言來說，這可能表示在她的生命中，有一些她不願意吞下去的東西：由於兒子是同性戀，長久以來她一直試圖隱瞞這件事情，很顯然地她為此感到丟臉，因為按照中產階級的道德觀，他的性傾向是不道德和骯髒的。

然而她的夢境表達出，她內心最深處並不同意自己把兒子視為「敗壞家風」的人，還把他當成髒東西和垃圾般地藏到垃圾桶裡不讓其他人看見，於是在這個例子中，甲狀腺承擔了垃圾桶的功能。這裡需要注意的是，甲狀腺上方正好是酸蘋果的位置。

過了幾天後，她作了另一個非常強烈的夢，而且也是相同的主題：在一間地下室裡，她正整理堆積如山的**骯髒衣物**，同時必須把它們洗乾淨。她的先生還運來整車的**垃圾**，地下室裡的廁所也**非常骯髒**。

一般來說，夢中的地下室象徵著潛意識。這是一個堆放（心靈）垃圾的「地方」，所有在日常生活中干擾著我們、而且我們不想接受的東西都會跑到這裡。

上面描述的夢境很典型，它讓作夢的人清楚知道，酸蘋果花精在她的地下室裡正在做什麼事：處理所有她覺得骯髒的東西。

案例二

一位26歲的女性在服用酸蘋果之後，作了一個可怕的噩夢，在夢裡她忙著**打掃**。但是接下來的幾天，她感到沉靜許多，而且遇到混亂失序的狀況時，也不像以前那麼情緒激動了。

案例三

一位43歲的女性服用第一次的花精處方後，告訴我她作了三個

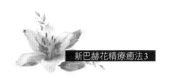

夢，這三個夢都指出龍芽草花精，但它不在處方裡。之所以會這樣，是因為第一次諮商時，我們沒有發現她會對外隱藏自己真正的感受。

這些沒有透露出來的情緒，可能是她有意隱藏，也可能她沒有意識到自己背後真正的問題。但這些在服用花精後出現的夢境，卻以較為戲劇化的方式呈現出這個議題：

第一個夢境：她躺在擔架上捐血，但只抽出一些血清，紅色血液很少。她試圖去擠壓，想讓更多血液流出來，旁邊幫忙的人對她說：「**妳必須把真正的東西交出來，其實妳有所保留。**」有個架子上掛著一些庫存的血液，但都被燒掉了，只能看到一些灰燼。她問這些是否也壞掉了，得到的回答是：「這些也都壞掉了，但是妳**不要講出去，其他人不需要知道這件事。**」

第二個夢境：她帶著褓褓中的嬰兒去看醫生。當她解開嬰兒身上的衣物時，才發現孩子沒有雙腿，她對醫生說：「拜託您**千萬不要傳出去，其他人不需要知道這件事。**」

第三個夢境：她夢到兩個孩子，一個年紀比較小，另一個比較大。較小的孩子病得很嚴重，而且還發高燒，她問年紀大的孩子，小的到底怎麼了。她得到的回答是：「沒有人問我這個問題。這是因為注射血清的時候給錯了劑量。」

我們之所以使用血清，是為了遇到會造成疾病的「外來刺激物」時能讓自己產生免疫力。它可以讓受到感染的人避免生病，這也意味著外人看不到我們已經感染的事實。這樣，與「病原體」的「接觸」

就不會產生任何後果,而且可以隱藏起來。

但注射疫苗也有可能帶來傷害。如果注射水痘疫苗後,皮膚沒有長出疤痕,也就是沒有造成皮膚的發炎*,這時病原體(水痘病毒)會往體內入侵,以至於就算過了好幾年,還是有可能造成許多不同的不適**,而我們也不會把這些不適症狀和疫苗注射聯想在一起。很久以前,順勢醫療就已經知道會有這樣的現象。

在我的追問下,病人想起來她幼年接受水痘疫苗注射後,的確沒有產生什麼反應。

案例四

一位27歲的女性,在我詢問時無法清楚說出自己的困難到底在哪裡。面對大多數的問題,她都會以不確定的字詞來回答,如「也許」、「或許」或是「可能吧」。透過氣場測試所得的花精***,也和由談話中推斷的不同,於是我先開給她野燕麥花精,希望能幫助澄清問題。雖然談話中並沒有透露出野燕麥的訊息,但野燕麥的其中一個反應區,在氣場測試時呈現出受到干擾的現象。

當她下次來看診時,說她作了一個夢,夢中她被**刺了一刀**。我問她被刺的位置,她指出的地方剛好就是野燕麥區。

---

*校註:打完水痘疫苗後,有些人會有皮膚發水痘的現象,水痘結痂後會留下疤痕。

**校註:例如水痘感染後可能產生肺炎或腦炎等併發症,或是水痘病毒隱藏在神經裡,多年後產生帶狀泡疹。

***請參考《新巴赫花精療法2》第49~52頁。

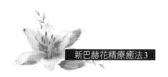

案例五

　　一位44歲的女性有著極大的自責感，並在近期因為無法適應新的工作環境而越加嚴重。四週前，我已幫她處理強烈的背痛問題（伯利恆之星反應區）、薦骨的不適感（松樹反應區），還有心臟不舒服的症狀（馬鞭草反應區）。氣場測試時，她的右邊肋骨冬青，以及脊椎下方的野燕麥也有很不平衡的狀態，所以我們開給她以下處方：伯利恆之星、松樹、胡桃（針對新的開始）、金雀花（由於一些事情的發展不如所願，因而產生的無望感）、野燕麥（不斷地找尋目標及轉換工作，卻無法擁有充實的滿足感）、落葉松（害怕失敗）和龍膽（不停地懷疑，而且根據她的說法，對上帝也缺乏信任）。

　　後來她告訴我們，整體來說感覺還不錯，但自責感、恐懼感及不確定感卻沒什麼改善，而且她想喝到可以真正幫助她找到人生目標的花精。

　　由於野燕麥到目前為止都沒什麼作用，現在只剩下龍芽草有這個可能，因為這位女士前往自己內在的通道很有可能被掩蓋住。另一個指向龍芽草的線索是她提到：死亡的恐懼（岩薔薇）一直跟隨著她（如《新巴赫花精療法1》中提到的，我們的意識很難處理死亡恐懼，因此常進入補償花精龍芽草的階段）。除此之外，這位病人還抱怨自己很難將想法貫徹下去（矢車菊）。

　　由於她的主要問題很清楚是和矢車菊與岩薔薇花軌有關，而且四週前，她在伯利恆之星的位置有疼痛的問題，所以我決定以全花精軌道組合來治療。也就是說，我讓她服用矢車菊、冬青、松樹、岩薔薇、龍芽草、櫻桃李，以及所對應的外在花精伯利恆之星。

　　過了六週後，她告訴我們出現了明顯的反應：她受到強烈的良心譴責與自我批評，因為她發現自己很愛說謊。在某個特定的狀況下，

她突然意識到自己在說謊，而且她覺得說謊是件不好的事。

我請她描述發生了什麼事，才知道她所謂的「謊言」比較像是搞錯狀況，但她堅持認為這是一種無意識的說謊，而且是因為自己的無知而無意識地想編造出一些說辭，好讓自己不需要承認其實根本不知道事情的真實狀況是什麼。到現在她才清楚看見，自己常在遇到類似情況時出現這樣的行為。

如果這裡牽涉到的是說謊的行為（就我來說，是真的「無意識的」），我們當然可以認定這是來自矢車菊的動機，也就是害怕如果承認自己不知道某些事，就會得不到別人的認同；由於她也陳述出一些屬於矢車菊症狀的問題，所以有這種可能性存在，但事實上並沒有她認為的這麼嚴重。而她這種強烈的反應透露出了，服用龍芽草花精後出現的自我認識，把她對自我要求的高度浮到意識層面上，此外現在整條馬鞭草花軌的問題也都顯現出來：她抱怨角樹疲弱的狀態，而且腦袋裡好像一直有唱盤在播放音樂一樣（白栗花）。馬鞭草似乎也在龍芽草—馬鞭草—甜栗花的花軌中反應著，一方面，龍芽草在馬鞭草的下方，所以會強化位在上方的馬鞭草；另一方面，她的絕望感也顯露出明顯的甜栗花狀態。但這樣的反應只是暫時性出現，不像白栗花的症狀是常常困擾著她。

她在服用花精後的反應指出了兩個重點，一是龍芽草引發了過度反應；另一個主要的問題，是出在矢車菊與馬鞭草這組花精軌道組合上，而在她描述的一個夢境中，我們看見這些以象徵的形式呈現出來：她夢到必須去看牙醫，因為她有兩顆智齒斷了，而且正在腐敗。

牙齒象徵著力量與生命力，動物透過啃咬來防衛、保護自己不受攻擊者傷害，所以完整無缺的牙齒是很重要的生存基礎，同時動物也以牙齒來攻擊對手，讓自己的意志能貫徹下去。在夢境中如果出現掉

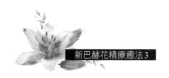

牙齒，代表防衛力量及保護自我意志不受外在影響的能力下降，而這個現象剛好符合矢車菊的問題。

還有一個重點是，在夢中斷的是智齒，因此也要釐清和「智慧」的關係。我認為龍芽草具有「開啓潛意識」的效果，可以幫助我們認識自己；此外牙齒讓我們可以攝取食物，依此類推，智齒或許可以被視為攝取「精神」食糧的象徵。

若以另一種方式來解釋，同樣可以得到豐富的啓發：在針灸經絡學裡，牙齒一般來說劃分在水的屬性，因為所有和堅固與穩定有關的——例如骨骼和骨架——都屬於這個元素，而且它與意志有關。這位病人陳述的主要問題是矢車菊花軌，在能量層面上，這條花軌對應的恰巧是屬水元素的陽性經絡。

案例六

一位26歲的女性在服用花精後作了一個夢。夢境裡她惹了一個人生氣，這個人被弄得很不開心，於是拿著一把槍追殺她，但最後他們和解了，而且夢裡的「對手」還對她說這只是開玩笑而已，但是她不可以再挑釁他了。

這個夢境清楚地指出冬青花精，但它不在當時她所喝的處方裡。透過服用松樹，位在下層的冬青負面情緒因此浮現於意識表層上。

病人在第一次談話中就自述是容易生氣的人，有時候一些小事也生氣，但主要都是氣自己。夢境中的陌生人象徵著她潛意識的另一個人格，並試圖以這種方式讓她知道，不要再這樣下去了。

案例七

一位49歲的女性服用野燕麥後，夢見自己在森林裡的一棟旅館，

並遇到一群或認識、或不認識的人。當她想回家時已經不知道自己住在哪，而且沒有任何人得上忙。

夢境中的森林象徵著潛意識。菲德烈・杜塞（Friedrich W. Doucet）這麼說過：「如果夢境是在森林中進行，通常和集體潛意識的原型有關，這也是童話與傳說常見的表現方式，因為就某種程度而言，童話、傳說與神話是族人的夢境。」而認識的和不認識的人，代表著在她人格中意識的和潛意識的面向；旅行則象徵當事人的「生命之旅」，也因此「通往回家的路」指的正是找回自我的路。綜上所述，夢境指出了病人的困境：她還沒找到生命中自己的位置。

再者，由於夢中的森林代表集體潛意識，所以這個夢可能還蘊含著更深的意義：那條「通往回家的路」是指前往我們真正的家的路，也就是回到上帝的所在。在印度哲學裡，我們將這條生命之路稱為「達摩」（Dharma）*。「達摩」是我們在生命中真正的任務，藉由任務的完成，我們得以實現自我。如果我們的作為與道和諧一致，在前進的路上就不會遇到太大阻礙，因為我們將獲得所有正向的自然力量；但如果我們的作為與道不一致，生命就會成為一場無意義的爭鬥。

到目前為止，這個病人的生命就是這樣的一場爭鬥。一直都有人欺騙她，就連她聘請的律師，本該是要幫她爭取權益的，也在金錢方面利用與欺騙她。針對生命的意義與目標，她說曾經有段時間，不知道自己到底是為了什麼而活著，當時她覺得自己無法從這場生存的戰鬥中脫身而出。這個服用了野燕麥後的夢境是非常典型的，它處理仍存在於意識表層背後的衝突問題。

---

*譯註：達摩在印度教中意謂著一個人的正當義務與責任。

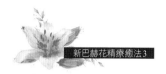

案例八

　　一位44歲的女性，抱怨在忍冬的位置上心臟覺得不舒服。我問她是否經常沉浸於過去美好事物的回憶中——有些甚至是童年時光——她回答以前沒經驗過什麼美好的事情。從談話中我得知，她因為陷入過去可怕的經歷所帶來的恨意，將過去所有美好與甜蜜的記憶都刪除乾淨。

　　但我們所壓抑的，也會壓迫著我們，所有不想在意識裡接納的部分都會留存在身體裡，因此不難理解為何就她的陳述來看，忍冬好像不適合她，但在忍冬反應區卻出現反應。當時她已服用伯利恆之星與楊柳來處理過去負面經歷帶來的影響，所以之後也沒有再想起不快的事件，而且請她回憶過去時也感覺不到什麼憤恨的情緒；但她服用的花精對心臟的不適卻一點作用也沒有，於是我開給她忍冬和其他花精一起服用，此外還給她一罐忍冬乳霜，讓她擦敷在疼痛的反應區。

　　過了一個星期，她分享了以下的夢境：她在一間到處都是胡蜂的大房間，並被關在一個玻璃籠子裡，雖然她是安全的，但也因為外在的威脅，讓她無法離開這間牢房。在相關的文獻中，夢到昆蟲和自律神經系統（vegetatives Nervensystem）有關。因為她的心臟問題的確是自律神經系統所造成的，所以這個夢境與現實相符。

　　而比心理學上的解釋還來得有趣的，是順勢療法的觀點。夢到昆蟲可以使用三種物質來處理，由於個案心臟的問題未改善，所以我開立其中一種藥物，並且是高劑量的。之後，她的疼痛明顯地改善了，過了六週後，她告訴我們一個新的夢境：她夢到**童年時的家**，而且就快要爆炸了。她快速地帶走一些生活物資，如麵包和水這些東西。

　　這個夢顯示她對過去的印象——也就是全然的負面與沒有一絲幸福的感受——正在逐漸消解，而且她快速地拿走活下去最需要的東西，

也就是麵包。在基督教，麵包是身體的象徵；而水更代表著心理能量與生命。我們知道生命的起源與水有關，而有趣的是，在中國的五行學說裡，遺傳能量也劃分在水元素中。

在同一個晚上，她作了第二個夢：她夢到**有毒的瑪利亞甲蟲**。只要有人被牠們刺到就會死；但當她被刺到時，她把甲蟲拿開，把傷口清理乾淨，然後活了下來。

是忍冬花精把過去的「刺」拿掉，並清除了遺留下來的痕跡，而聖母瑪利亞的處女之身，似乎提示了一些線索：她已經44歲了，但還是單身。在第一個夢中象徵的內在疏離感，也延伸到她和外在世界的關係。我的紀錄顯示，早在第一次談話時她就提到心臟的問題，而且說了一個和甲蟲有關的夢，但當時我沒有和忍冬聯想在一起。那個夢境是：整個房間充斥著**褐色的甲蟲**，牠們的腳彼此相互掛著，形成一大團的東西，就像蜜蜂擠在一起圍繞著女王的感覺。

說完夢境後，她告訴我，身體裡面還有那種刺痛的感覺。她抱怨她的不安感及心臟的不舒服，並且沒有任何理由地突然哭了起來。基於她當下不舒服的位置，我開了忍冬給她。她在這之前就常有這樣的問題，但尚未以花精治療時，有一段較長的時間都沒出現什麼不適。在第二次加了楊柳後*，這樣的不適感又出現了。

案例九

一位49歲的女性，在服用花精後作了一個夢：夢中她和一個年紀較大且保守的男人結婚，接著家中突然出現了一位龐克男子，她先生

---

*譯註：這位女士一直有楊柳的議題。

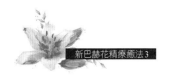

因為自己保守的價值觀無法接受他，但她覺得並沒有多糟糕，而且還跟先生說，人們可以把**這一個與另外一個連結在一起**。

家象徵著「靈魂的所在之地」，在那裡有著我們人格中不被陽性的或理性的那一面所接受的部分，但陰性面卻可以接受，並且表示「兩者可以連結在一起」——這裡指的可能是連結情感和理性。

病人說，她這一生放棄了許多自己想要做的事，但自從父母親過世後，她就把工作辭掉，並透過放下所有和父母有關的事務來整理自己的過去。她和父母的關係非常糟糕，所以她覺得，他們的死對她而言是一種解脫。她對許多過去經歷的事感到憤恨，而且認為命運對她不公平，所以已經有一段很長的時間，我們都是以伯利恆之星、楊柳與野薔薇來治療她。

這個夢境指出了**岩水花精**。尤其「保守的」（Konservativ）這個關鍵字是個明顯的提示。之前我其實已給過她這個花精，但壓抑需求*其實還有一個更深層的因素：這之所以發生，是來自純粹的憤恨情緒！基於同樣的理由，許多年來她都拒絕所有會讓她想起父母的事物。我問她，是否偶爾會想起過去美好的事，但她回答在整個童年時光裡，沒有經歷過任何美好的事物。

過了一週後，她夢到了蜘蛛和蒼蠅。如同前面的案例所描述的，夢到昆蟲常和忍冬有關。現在我們知道怎麼解釋這種夢，也知道應該連結在一起的兩者是「現在」與「過去」，但這恰好是這位苛刻的主人無法接受的。

---

*譯註：壓抑需求也是岩水的特色。

在這個案例中，我開的處方裡並沒有針對真正的問題，卻把隱藏的忍冬狀態，以及她在潛意識中對不曾有過的幸福家庭的渴望，都拉到了意識層面。在服用楊柳的時候，她就已經夢到自己和家人又再度相遇。

在接下來的複方中，除了所需要的花精外，我們還開給她忍冬和岩水。過了四週，我又給她楊柳和野薔薇來處理過去的問題，以及線球草，讓她「到底是要這樣，還是那樣」的症狀不會那麼嚴重，並幫助她將「這一個與另外一個」連結在一起。此外，線球草也在岩水的下一層。

五週後，她又來到我的診間，並告訴我一些夢境。在其中，她有一種自己好像突破了一道牆的感覺。

案例十

一位45歲的女性在服用某次的花精處方後，作了一個在教堂裡舉辦婚禮的夢，但這場婚禮其實只是好玩的而已。她是新娘，婚禮很好玩，而且充滿了笑聲，尤其是大家都把新郎當作笑柄來嘲笑。

她醒來後回想起，這個場景其實在她年輕時真的碰到過。當時大家都喝了很多酒，於是在一間酒館裡假裝舉辦了一場婚禮，她扮演新娘，而她的「新郎」則被大家惡整。後來她為了這件事情，良心不安了一陣子。

在這個夢裡，那個長期以來讓她滿懷愧疚感的場景被拉上意識層面，很顯然地這個情緒並沒有好好處理，而是被壓抑下去。因為**松樹**並不在當時的處方中（針對是否有愧疚感的問題，她在當時是否認的），所以她的高我突然發出這個警示，提醒她要回頭處理過去這件事。

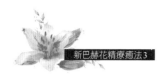

案例十一

一位32歲的女士服用了花精，處方中有矢車菊和岩薔薇花軌，此外還加了伯利恆之星。她的兒子在小時候曾因心靈上的創傷而服用這帖處方，由於她覺得自己這次遭遇到的也是類似的情況，所以服用了同樣的花精。

一開始她感覺不到有任何反應，於是增加使用劑量，後來她作了一些強烈的夢，並且記得其中一個夢境是：她在自己的車庫裡被搶劫。她坐在車內，突然間後座出現了一個人，然後她的後背有股不舒服的感覺。接著她就醒來了。

夢到「被偷」象徵著損失，這可能和作夢者「個人的價值有關，以及喪失和外在世界間的關係」。汽車作為移動的工具，可能也在告訴我們，這牽涉到她在「生命旅程」上的損失。

恰好此時，這位病人非常興高采烈地說她最近接觸了身心靈圈，對她而言猶如找到了新的人生方向，而且因為這個緣故，她現在和以前有過衝突的一些朋友和解了。但實際上，他們之間的關係可能沒有這麼樂觀，這個夢境透露出「並非如此」。由於對身心靈知識的過度熱情，所以她現在一直想說服別人接受她的想法，我們也因此很容易就能想像到，她和這些非身心靈圈的朋友們的關係只會為此陷入困境。

這個夢境指出的花精是馬鞭草，服用了這個花精後，她說內在那股一直想說服他人的強迫感，已經明顯地放鬆許多。

案例十二

一位47歲的男性，在服用含有酸蘋果、龍芽草與其他花精後，夢到有老舊茅廁的房子。裝糞便的桶子已經清理乾淨，並被

一套現代的清洗設備給替代。夢境裡出現街道的名字：賽德曼街（Scheidemannstrasse）與「在涵洞上」。同一天晚上，他還作了第二個夢，夢中他身處在一個名叫達姆城（Darmstadt）的城市。

　　他在第一次談話中說，原則上他習慣自己解決問題，遇到令人憂心的事也都是自己承擔；他不需要安慰。然而同時他也告訴我們，雖然他在外表上給人的感覺很冷靜與放鬆，但內在其實是非常不安的。

　　這個夢象徵著，舊有的「廢物」（被壓抑的不舒服經驗）被清理掉並被排除出去。雖然夢到廁所、清洗或其他類似的東西時，我們通常都會視爲和酸蘋果有關，但這個夢比較傾向是**龍芽草**的議題。由於到目前爲止，病人都習慣把所有不舒服的東西壓抑下去，而不是加以處理，所以必須要用現代的清洗設備來替代舊有的（意思是不符合現在的意識狀態的）裝糞便的桶子。此處的「清洗設備」應該是指廢物的清理要越快越好，而且不該留在潛意識中。同樣地，賽德曼街應該也是強調這個意思，在夢中的道路或街道往往象徵著我們的生命之路，這裡賽德曼街的意思可能是此人應該要分離、清除一些東西[*]。但病人認爲，這裡可能隱藏著和性有關的意義，因爲他最近交了新女友；不過就這個夢境來看，我覺得並非如此，因爲這個意義和夢裡發生的其他事情一點關係也沒有。

　　由於「涵洞」一詞意指某物是空的，也就是空虛的，所以從整體脈絡來看，這象徵著他的情感生活是空的。由於慣有的壓抑機制，他實際上只體驗到情感的一部份而已。

---

[*]譯註：賽德曼街原名爲「Scheidemannstrasse」，其中Scheide有「陰道」和「分離」的意義，Mann是「男人」，Strasse是「街」的意思。

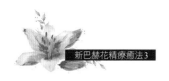

此外城市名「達姆城」其實是由兩個字所組成的：腸子和城市*。夢裡出現的城市，象徵著「作夢者心靈的居住範圍，以廣義的角度來說，它是心理的領域，並受到和外在世界互動與關係的影響。」而病人和外在世界互動的方式，是將所有不舒服的感受都壓抑下去，並當成「心靈廢物」般堆藏起來。

這樣的詮釋也與病人的身體狀況相對應：他的腸道裡累積了許多廢物，所以他同時也服用排毒藥物和益生菌來重整腸道菌相。有趣的是，這種治療方法很像夢境中清理茅廁的方式。

同一天晚上，病人還作了第三個夢：他走在石頭路上，結果腳上一顆大大的疣不見了。這個夢境象徵著他的龍芽草問題消失了，他走在自己要走的路上，而且是崎嶇不平的石頭路，同時沒有選擇繞道而行。這意思是說，他要接受不舒服的感受、面對問題與內在的衝突，並且有意識地經驗與處理它們。

服用了龍芽草九個月後，某天洗澡時，他發現腳上的疣真的不見了。

案例十三

一位45歲的女性在服用**白楊**後，夢到一隻**大丹狗有著一雙乾掉且瞎掉的眼睛**。

人們訓練狗來執行看守的工作，由此推論的話，夢中出現狗可能象徵著看守員的意涵。「在遠古的神話世界裡，狗是屬於死亡女神的。地獄之犬看守著通往死亡國度的入口。」[130]而在她描述的夢境

---

*譯註：達母城原名為「Darmstadt」，其中Darm原意為「腸」，Stadt意為「城」。

中，狗似乎也有這種功能，她說她感覺到黑暗的力量，而且感覺自己會受到攻擊；她可以感覺到作怪的鬼魂、聽到巫毒的鼓聲，以及感覺到讓她陷入恐慌的陰影。她在陳述時，我們從她講話的方式與字句間感受到一股興奮感，並且從她發亮的眼睛中明顯感受到，她其實非常著迷於這些超自然的現象；雖然對這些事物感到恐慌，但她好像也為自己有這些不尋常的體驗而覺得驕傲。

夢境中，「看管死亡國度的地獄犬」那雙乾涸且瞎掉的眼睛是要告訴當事者，她必須自己**有意識地**，將可以看到另一個世界的**眼睛給關起來**。我們的注意力放在哪裡，就能感受到那裡，因此這位病人並非如她所認為的，是這些精靈鬼怪的受害者，而是因為她將注意力都投注在這些事物上，使得當她和黑暗世界「互動」時召喚出這些現象。

接下來的這個夢境則是告訴當事者，她是否還會遇到這些事情，其實取決於自己的行為：她夢到女兒打電話來，並且說：「媽，我要把電話掛了，而且要等到妳知道妳要的是什麼之後，我才會再和妳通電話。」她的一位兄弟也在旁邊，而且還有一匹**黑色的馬**。

一般來說，夢境裡的馬代表著生命的力量，而馬的顏色可以幫助我們理解要將生命的力量引導到哪個方向。在中古世紀，黑色的馬象徵著黑暗的、具有威脅性的勢力，牠們甚至被視為魔鬼的騎士。

這個夢強迫病人做出支持還是抗拒這股勢力的決定。她當時還說自己看到一張鬼魅的臉，以及在冥想（Meditation）中看見一個全身赤裸、長滿毛髮，並有藍色手臂的魔鬼。這些徵象讓人推測時限已到，然而我並不認為她看到的真的和魔鬼有關（如果真有魔鬼這回事的話），比較有可能的是，她被壓抑的人格接納了她所魔鬼化的型態，也就是她自己的陰影，並形成她所謂的惡魔。她的真實感受一方面受

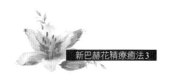

到因不自覺對超自然現象的著迷，所訓練得來的過度敏感的影響，另一方面又因為她對這些事物投入過度的注意力，和來自她黑暗靈魂深處的幻覺混雜在一起。時間似乎所剩不多，因為從她目前鮮明強烈的幻覺來看，我們推測危機很快就會到來，也就是她會慢慢讓自己罹患精神疾病。這個夢境很清楚地告訴她，她必須再度把通往另一個世界的那扇門關起來，這是我們的本性提供的明智先見。

除此之外，夢中打電話給她的是女兒，這還蘊含一個更深的意義：孩子在夢境中象徵著拯救。幾乎在所有的宗教裡，「神之子」都扮演著非常重要的角色。雖然她的女兒已經長大，但女兒依舊是她的「小孩」，並且女兒還在夢中說她要把電話掛斷，直到母親知道自己要的是什麼。這絕對是一個不容誤解的警告：要從問題中脫困，只有她自己下定決心才有可能。

案例十四

一位42歲的男性，長期以來都在接受我的治療，並且就診後，我們所開的花精處方都讓他的狀況越來越好，但後來他卻抱怨心中有股不滿越來越強烈，現在不管做什麼事都無法開心，他不知道為何會這樣。就算去度假，他也感到不滿。他常常沒有理由地想生氣，碰到一點小事就反應激烈，即使一切順利，他還是可以和人吵起來。

一開始，他的反應讓我無法理解到底哪裡出了問題，所以我用月線測試來找答案，結果發現龍膽花軌受到最嚴重的干擾。在這之前，因為他曾出現過像一灘死水的狀態，所以我只開給他野薔薇，而且第一次晤談中，他否認有龍膽和楊柳的問題；但此刻他終於承認，他的確無法原諒某個人。他曾被這個人欺騙了許多年，因此憤恨難消，但這是幾十年前所發生的事，他覺得早就過去了，所以他才沒和我們談

起對方。然而只要一想到這個人，恨意就會在他心中升起。在服用了龍芽草花精後，他又常常想起對方，甚至還夢見他兩次。

作為「開啟潛意識大門的鑰匙」，龍芽草把一件發生在多年前不公平的事，帶到意識的表層。這潛藏的恨意，以楊柳典型的不滿情緒讓當事者意識到；再加上來自心靈深處的負面狀態，讓他無法對任何事情感到開心。由於目前並沒有什麼不順遂的事會引發他的恨意，所以他將這股情緒投射到無辜的人身上，而他作的那兩個夢，乃是試圖讓他想起原因到底是什麼。

案例十五

一位28歲的女性在服用一次花精處方後說，有次她和男友打鬧時不小心過火，男友突然抓著她兩腿之間的部位，而她馬上將身體縮回來並開始哭了起來。她無法解釋自己為何會有這種反應，但她的確不喜歡私密地方被觸摸的感覺，尤其是男友突然去碰那裡的時候。

這件事後又過了幾天，她夢到自己發燒了，而且在發燒狀態下做出一個決定。夢裡，如果她內心越掙扎，就越沒力氣對抗發燒，而當一切都釐清後，她的男友就（在夢中）出現了。

由於不管是這個夢境還是病人的症狀，對我來說都太過非典型了，所以我測試了她的月線，結果最主要的問題出現在水蕨花軌。這樣一來，夢境突然變得可以理解了：她要處理的是「釐清」的議題，但夢境裡要「釐清」的是什麼並不清楚。當我們尋找連自己也不知道是什麼東西的時候，正是水蕨花軌中失調花精野燕麥的主要症狀，而在上次的處方裡我們並沒有開出這個花精。

病人陳述事情的方式，也是**野燕麥**典型的表現。她無法清楚解釋在服用花精後有什麼改變，也無法清楚定義有哪些問題還繼續存在，

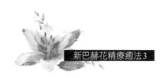

以及要繼續治療的目的是什麼。她本身對我而言，就像是個大大的問號。這個夢並沒有提供最後的答案，反而督促她要努力地去釐清在目前為止不甚明朗的生命中，她真正想要的是什麼——顯然這裡要釐清的是她的伴侶關係。當一切都釐清後，她的男友才又在夢中出現。

在這個案例裡，發燒具有性方面的意義：發燒會讓一個人發熱，而且她無法對抗它。在真實的性生活中，她的狀態也類似這樣，她會很快就有激烈的感覺且難以抗拒——通常也不想抗拒。因為這個原因，她無法對伴侶忠誠，她的親密關係是很表面的，因為她不清楚自己真正的感受是什麼。

這個夢境想讓她看見，在真實生活裡，她其實還沒決定是否要和男友在一起，所以她才對這種碰觸如此警覺，畢竟這樣的互動方式若出現在一般相愛的人身上，是非常平常且不會讓人覺得厭惡的。

案例十六

一位30歲的女性在服用一次花精處方後，說她作了以下的夢：有位女士被狗咬傷了手臂，她必須幫這位女士醫治傷口，但她先生不准她把傷口縫起來。她身邊沒有包紮的材料，她得到別處去拿，但沿路上她遇到許多阻礙：首先，走到半路時她遇到了一個慶祝派對，那群人強迫她喝完一杯香檳酒才願意放她離開；接著她坐進一輛車中，繼續往前行駛，當她最後要停下來時，煞車卻壞了。絕望之際，她把車子開進一個公園內，希望車子會在那裡停下來，結果就在要轉彎的時候，她差點撞上一個正在玩遊戲的小孩。她飽受驚嚇地下車，抱起小孩並輕輕搖晃著哄他，希望能為這位也被嚇到的小孩做些什麼。在這過程中，她和遇到派對那裡一樣失去了許多寶貴的時間，而那位受傷的女士還在等待她回去包紮。

　　回來的路上依然充滿障礙，甚至更加危險。她必須通過一個有三隻狗的房間，這些狗會咬人，但她覺得自己可以從旁邊偷偷溜過去，結果還是有隻狗注意到她，並且跳到她的脖子上。最後，她終於成功回到那位受傷的女士身邊，也幫她的傷口包紮完畢，但當她要開車回家時，卻發現車子在這段時間裡被偷走了——很可能是她在急急忙忙的時候，忘了把車給鎖起來。她絕望地四處亂走想找回車子，只要一想到先生如果知道這件事的反應，她就感到極度恐慌。最後她難過得大哭起來，有幾位婦人很同情她，於是幫她尋找車子。

　　這個長長的夢指出了她生命中的基本問題：不斷遭受命運的打擊，一個災難才剛結束，就又迎來了另一個災難。

　　針對她心靈上經驗到的創傷，我開給她伯利恆之星。**甜栗花**則在談話中被忽略了。她的緊張、急促與暴衝式的反應方式，比較會讓人想到鳳仙花和櫻桃李，所以我們在問話中無法清楚看到，在她不斷處於壓力（尤其是時間壓力）下的感覺背後，其實還隱藏著深深的絕望感。而且急性的櫻桃李與甜栗花狀態，常會出現令人混淆的相似徵狀，比如緊張地覺得容易發癢，好像「從皮膚裡有東西想要出來」的感覺，在上述這兩個花精狀態中都會出現。

　　喝下櫻桃李的五天後，那股急躁的感覺消失了，與此同時出現了另一種感覺：一種腳踩不到地、想攻擊人的情緒，正從內在浮現到意識表層。

　　她說覺得自己好像被這感覺給關了起來。以前她曾經驗過一種全然絕望的狀態，內心彷彿走在山稜上，然而這個狀態一直潛藏起來，意識上比較能感受到的是一種內在極度的不安，以及一直處在某種壓力下的感受。這個外在的櫻桃李狀態之所以出現，其實是被壓抑的甜栗花狀態所造成的，而我們的確也發現，測試她右側臀部的甜栗花皮

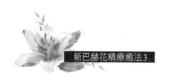

膚反應區時，這裡是受到阻礙最嚴重的（沉默）反應區。

過了六個星期，這位病人告訴我她作的另一個夢：她又遇到了好久不見的表妹，她們一起在一處頂樓，結果表妹用一塊布壓著她的脖子。她雖然沒有感到害怕，但覺得表妹這樣的行為是不對的，然而她的姑姑卻說：「這還好吧，她常會做這樣的事，這對她來說是很正常的。」不過病人十分肯定這並不正常，她試圖說服姑姑將表妹送去治療。

在這個夢境出現前沒多久，她上過一次巴赫花精的課程並覺得很棒，從那時開始她就一直勸所有認識的朋友接受花精治療。知道了這個背景，我們就不會奇怪為何在夢裡，她的**馬鞭草**的位置會被人虐待，同時頸部也是主掌溝通的脈輪（喉輪）所在處。服用甜栗花後，在下層的馬鞭草狀態隨之浮出檯面，並且讓我們清楚意識到這個情緒，這個反應相當符合新巴赫花精療法中關於軌道的規則，而花精課程只是促使她把心中正萌發的火苗盡情展露出來而已。

案例十七

一位27歲的女性在服用一次花精處方後，夢見她的祖母化濃妝且穿著時髦，並帶著非常放鬆的心情坐在小朋友玩的鞦韆上面。她震驚地看著微笑的祖母，並且想趕快醒來。

晤談時，**岩水花精**其實已有跡可循，但我們並沒有把它加在處方裡。病人在夢中之所以會受到這麼大的驚嚇，是因為她害怕看見祖母如此無恥的行為，畢竟年紀都那麼大了，一般人不會做種事的。她抗拒把夢繼續作完，這也符合標準的岩水心態——他們常以攻擊性的語氣說出：「這我才不要，而且我也不要做！」

3.兒童的夢境

案例一

一位9歲的男孩，在服用龍芽草、菊苣花軌及胡桃花精後，作了以下的夢：他和同學在游泳池，一個黃色救生圈掉到很深的水裡，有兩個男孩想把它撿回來，但沒有成功。有個男孩對他說：「這件事你也辦不到！」接著老師對他說：「如果你能夠潛下去，並把救生圈撿回來的話，就可以許個願望。」

他試著下去，但整個潛水過程花了很長的時間，其他人都在想他應該發生了意外，還有一個男孩潛下水去看看他是不是淹死了。最後他終於浮上水面，爬上梯子，並把救生圈交給那個說他辦不到的男孩。

現在他可以許個願，而他許下一個很大的願望：希望早已死去的祖父及他的狗都再度活過來。

才過一會兒，他就真的看到祖父在他的右手邊，他往右邊走去，但突然間祖父卻出現在左邊。他們非常開心地擁抱在一起。這期間他的狗也出現了，但牠卻有個奇怪的轉變——當牠以16歲高齡（對狗來說）去世時，外表是很不好看的，而且身上幾乎沒有什麼皮毛了；然而現在牠看起來非常年輕，而且健康活潑。他的祖父則穿著一件以前他還活著時一直穿的背心。

接著，他和復活的祖父回到家。他要媽媽馬上打電話給爸爸，並要爸爸用最快的速度趕回來，因為祖父又回來他們家了。

這個夢首先指出了龍芽草：因為服用後出現了「潛水過程」。從他心靈「深處」，有一個象徵性的黃色物品浮現到意識的「表層」。

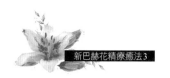

黃色和菊苣花軌有關*，而且之後整個夢境的象徵，也都呈現出**菊苣**明顯的特徵，比如他一直待在水裡，時間久到其他人都為他擔心不已，甚至有個男孩以為他死了，還潛下水去找他。這讓我想起菊苣喜歡勒索的典型症狀，強迫他人將注意力與關注都放在自己身上，而在這個案例裡甚至和生死有關，讓大家都嚇到停止呼吸。

男孩將救生圈交給那位懷疑他的能力，甚至公開質疑他的同伴。典型的菊苣人很容易覺得自己受到侮辱，對任何形式的批評有著非常敏感的反應。在這個夢境中，男孩送「禮物」的方式很有手段，成功地讓對方因自己失禮的發言而感到愧疚。

另外，他希望死去的祖父及狗狗復活也符合典型的菊苣態度，亦即世界的樣子應該要依照他的想法呈現。這個男孩因為想念祖父，絲毫不考慮祖父是不是真的想回到這個世界，或者他在「上面」是否過得快樂，祖父的自由意志對他不重要，重要的是他必須回來。

在夢境中，狗狗也順著男孩的願望而變形，僅僅只是復活還不夠，狗狗必須也變得年輕，而且要依照作夢的男孩最喜歡的樣子出現在這個世界——無法讓他人如其所是的存在，並且試圖依照自己的想法去形塑別人，這是菊苣的典型性格。

當男孩和祖父回家時，他要媽媽立刻打電話給爸爸，並且告訴他盡快回來，這種說話的方式同樣是典型的菊苣風格，別人都得隨著他的指令行動。只是要爸爸回到家對他還不夠，可以的話，他甚至連回家的速度都規定好。

我們看到，這個夢揭露了男孩神經性的強迫行為，也因此他把

---

*請參考《顏色、聲音與金屬的新療法》第95~96頁。

接受我的治療作為勒索關注與注意力的手段。原本他的母親和我都認為，男孩應該是承受著某種心靈上的壓力才出現這種行為，但耗費了許多耐心的努力，我們依舊無法找到這個「內在壓力」背後的成因。在整個治療過程中，我換了好幾次花精處方都沒有效果，也因為任何嘗試都徒勞無功，所以最後基於月線測試的結果，我開給了上面提到過的花軌組合：龍芽草與菊苣花軌，並加上胡桃。

在接下來的幾週，他那些特殊並惹人注意的行為持續改善，最後真正造成「疾病」的原因也透過上面這個夢境的內容浮上意識表層。

過了一段時間後，他又作了一個帶有象徵意味的夢：學校燒了起來，而且到處都是煙霧。他穿著一件黑色的蝙蝠俠的道具衣服，這樣他就能夠飛起來，並且跳得又高又遠。一開始，他救了幾個三、四年級的孩子，接著有個孩子被綁住了，他解開繩索後還背著對方到安全的地方。突然間他想起，他把死去祖父送的書包忘在教室裡，而當他想起祖父時，馬上就不想再穿那件黑色的蝙蝠俠衣服。

後來他拿回了書包，並且看到祖父一身黃地出現在學校屋頂上。他馬上跑到上面去，並跪了下來。此時旁邊有汽笛的聲響，他覺得吵，於是一掌就將它給劈碎，接著夢境安靜下來，然後他對祖父說：「你應該活過來回到奶奶的身邊。」但祖父就消失不見了。

案例二

一個7歲的男孩說他肚臍的地方痛（伯利恆之星反應區），我問他在不舒服的狀況出現前有沒有發生什麼事，他說有其他孩子惹他生氣，但他並沒有反抗。

當我們在他的肚臍上進行彩光照射後，疼痛問題馬上獲得改善；接著我給他一罐伯利恆之星乳霜，並開了包含矢車菊、岩薔薇花軌，

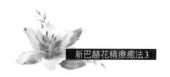

以及伯利恆之星的花精處方。隔天他就告訴我們，不舒服的問題完全不見了。

當天晚上，他作了一個夢：他和爸爸散步到附近一個地方，媽媽則待在家裡，突然間，他們家所在區域前方的森林冒出了煙霧和熔岩，他們馬上逃到下一個比較大的城市。隔天早上，他們看到報紙上寫著他媽媽在這次火山爆發中被燒死，現在他只剩下爸爸了，於是他非常難過。為此他心中一直縈繞著一個揮之不去的念頭：想把火山炸掉，替媽媽報仇。

這個夢境的涵義，第一眼看來似乎非常清楚：很明顯地象徵著男孩累積的怒氣。原本他應該發怒氣並反抗，但他卻吞忍下去，而夢中的火山爆發代表他的內心其實正在沸騰，而且很想爆發出來，卻因為某個因素強行控制住——這裡指出了櫻桃李，因為它的主要課題就是感覺的控制。

然而男孩卻不承認他害怕失去控制，相反地還說，他其實很想生氣並打回去，只是其他人手上拿著棍子當「武器」，讓他不敢這麼做。也因為他在這種情況下無法自我防衛，所以他才想著復仇，同時思考著如何才能讓這些人付出最慘痛的代價。對他來說，最好的方法似乎是壓著對方的脖子、把他們綁起來，或是向著他們丟沙子，但他媽媽卻常常說：「這些事你不准做。」所以他就沒有採取行動。

到這裡我們便明白，壓抑他復仇慾望的是道德上的思考（岩水），因此他無法抵抗母親明白說出的禁令而採取行動。也因為這樣，夢中火山第一個毀滅的對象就是媽媽，但當他意識到失去母親的痛苦後，最後卻想向火山報仇。

我們開出的花精組合，只是將問題的表層掀開，而這個夢境直指真正的問題所在，它清楚表達出在他的內心深處有個衝突，正像

火山一樣悶燒著。雖然身體不舒服的部分在過了一個晚上後就消失不見，但這個內在衝突極需馬上處理。為了取得客觀的證據，我幫他進行月線測試，結果發現最受干擾的正是線球草花軌（以及所對應的膽經）。德國有句俗話說：「一個人氣到膽汁都滿出來了。」這明白指出了將怒氣吞下去的結果。

你們的孩子並不是你們的孩子。

他們渴望成為自己生命的子女。

他們透過你們來到世間，但並不是從你們而來。

他們與你們同住，卻不屬於你們。

你們可以將愛給予他們，卻不可把你們的想法給他們。

因為他們擁有自己的想法。

你們可以給予他們的身體一個家，但卻不是給予他們的靈魂。

因為他們的靈魂居住在明日之家，這是你們無權踏入的。

甚至在你們的夢中也不被允許。

你們可以努力讓他們與你們平等，

但不可以嘗試把他們變得跟你們一樣。

因為生命無法回頭，更不能駐足在昨日。

你們是那弓，將你們好似「活箭」般的孩子射向遠方。

——紀伯倫《先知》[131]

Part 2

針對兒童的療癒

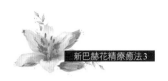

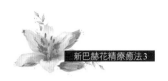 1. 引言

愛德華・巴赫醫師在《自我療癒》（*Heile Dich selbst*）一書當中寫道：

「我們應該將為人父母的任務視為一項神聖的特權，其首要重點在：為了有利於靈魂的繼續發展，給予靈魂機會進入人間。如同我們確實看到與理解的，人類被賜與的最偉大特權是讓新生命得以誕生，同時照顧他們的童年，為此父母應盡己所能地在精神、思想及身體上提供新生命需要的陪伴，同時謹記在心，這個小生命是一個獨立自主的靈魂，他們來到到地球上是為了得到更多體驗，並根據更高自我的引導，以自己的方式獲取知識，因此父母必須盡可能給予他們自由，讓他們無礙地發展。

為人父母的神性任務應該受到高度重視，也許更高於我們受到召喚的其他偉大任務，因為這個任務要求我們犧牲。我們需牢記，不要期待從孩子身上獲得任何回報，不管是哪一種形式，唯一重要的是「給予」，不斷給予溫柔的愛、保護與引導，直到這個靈魂的人格發展成熟。至於獨立自主、個體性與自由，應該一開始便給予他們。我們應該鼓勵小孩儘早開始思考並行動，並隨著小孩的自我管理能力逐漸發展，一步步減少父母的控管，之後，父母不該讓侷限小孩成長的過度責任感，阻礙了小孩靈魂的發展。

為人父母親是一項代代相傳的任務，其本質是，在特定的時期內，給予新生命引導與保護，然後時間一到，就放手，讓孩子能夠獨自繼續往前走。一定要記住，保護孩子的任務只是暫時交託給我們，孩子可能是比我們更老、更成熟的靈魂，在精神上遠遠超越我們，因此，管束與保護應只限於他們還未成熟獨立的時候。

　　為人父母是神聖的職責，根據其本質，這項任務將繼續交給下一代，除了服務，不應期待任何回報，而下一代同樣要將此任務接續實踐下去。父母應特別避開這樣的渴望：依照自己的想法或願望形塑孩子的人格，或將不適切的管束、要求與殷勤侍奉視為自己本應盡的義務與神聖特權的回報。**出於個人動機去形塑孩子生命**的每一種權力慾求與嘗試，都是可怕的貪念，永遠不該被滿足。當這樣的想法綑綁住年輕的父母並根植於心時，他們會在日後的歲月中漸漸扭曲成真正的吸血鬼，就算只有些微的權力慾望展現出來，都必須在其還沒冒芽前就讓它們窒息而終。我們不允許佔有慾和權力願望奴役我們，或喚起控制他人的願望。在內心深處，我們必須鼓勵並發展奉獻的美德與這門藝術，直到願意奉獻的心排除任何有害行為的痕跡。

　　老師們也應謹記在心，自己的任務只是傳遞者，給予這些孩子引導與機會學習世間與生命的各種事物。每個小孩應該以自己的方式汲取知識，並且能夠直覺地選擇有助於他們獲取成功生命的一切所需。為此，老師要循循善誘，讓學生有能力獲取自己需要的知識。

　　孩子們應該時刻記住，父母象徵著神性的創造力量，但父母不可限制孩子的發展或要求孩子盡義務，這些會阻礙孩子自己的靈魂所能指揮的生活與工作。我們很難估計這個時代所歷經的巨大痛苦——人的內心殘缺不全並想主導控制一切——這些都導因於我們對情境的無知，**幾乎在每個家庭裡，不論父母或小孩都忙著建造自己的監牢，因為他們被錯誤的動機所驅策，被不正確的親子關係的觀念所囚禁。**這些監牢掠奪自由，讓生命緊繃，阻礙合乎自然規律的發展，並且帶給所有當事人絕大的不幸。**心智的、精神的甚至是身體的障礙因應而生，造成了我們這個時代絕大部分的疾病。」**[132]

261

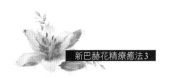

根據上面的理論，兒童的新巴赫花精療法，不允許我們爲了形塑一個符合自己想法的乖寶寶，把除去孩子身上某些令人不快的性格作爲治療目標。使用花精來治療兒童，應該是在兒童出現問題與困難，阻礙了人格的自由發展，讓與生俱來的能力無法發揮時。

當兒童健康上出現問題，通常是因爲環境割損或限制了他們的發展可能性，因而透過身體表達出來。基本上他們對此的反應，遠比已學會將自己的願望和想法與環境妥協，甚至必要時順從環境的**成年人**敏感得多。成人們將內心最深處的需求強烈地往下壓，長此以往，某天終將出現健康問題；相較之下，**小孩**往往透過各式各樣的身體上的不舒服或行爲上的障礙，立即反應出來。

兒童的狀態反映了父母教育的影響，也因此給了心胸開放的父母們一個機會，反思面對孩子的行爲與態度，看到小孩內心深處所感受與評價的家庭氛圍。

一旦小孩受苦，就會以症狀的形式表現，透過器官語言讓最根本的衝突得以被看見，例如氣喘代表孩子擁有的自由空間不夠，所以呼吸時感到空氣不足；尿床則經常表達「透過膀胱展現的哭泣」，這讓我們明白孩子在白天受到某些壓力（父母、學校），使他既無法釋放，也無法表達自己的需求，只好透過尿床才能獲得釋放，並藉著這「另一種哭泣」卸下重擔與負荷。[133]

嚴重的兒童問題對父母來說是個警訊，讓他們必須思考，有時甚至需要改變對待孩子的行爲與方式，因此在使用巴赫花精療癒孩子的同時，也同樣要**治療父母**，這樣治療才會有意義。

然而在此我要特別強調，花精治療不能取代小兒科醫師，更何況孩子的問題本該由他們診斷，特別是嬰兒毫無緣故哭泣時，其緣由可能是強烈的疼痛或潛藏的嚴重疾病。

其他方面，使用巴赫花精爲輔助性療法，療癒兒童的身體不適症、心靈困境，或與周遭環境交流時發生的困難等，已被證實是一種極有成效的方法。

❋ 2. 由兒童的行爲來推論

由於兒童本身無法或僅能有限地接受詢問，因此治療師必須根據兒童的行爲及父母的陳述，推論出可能適用的花精。爲了方便解釋，以下我們會再次介紹兒童最常用的花精，並將著眼點放在對各種典型兒童行爲的描述，至於其他花精，我們則從兒童花精問卷與對父母提出的問題中列入考慮。

※缺乏自信的兒童

落葉松兒童 十分害羞，學齡前總是黏在媽媽身邊，容易臉紅，激動起來有時會說不出話，或是開始結結巴巴。在學校裡如果有人問他問題，他會因爲無法立刻回答而淚眼汪汪。總之，他們很容易因「感動而掉淚」。

水蕨兒童 有問不完的問題，常常搞得大人們神經緊繃，尤其是給出答案後還引發下一個爲什麼。有時他們是因爲無聊而提問（不是眞的感興趣），那些永無止境的「爲什麼」變成空泛無意義的話，因爲他們也不期待答案。

由於這類小孩無論大事、小事都缺乏自信，因此常徵詢別人的建議，原則上相當不獨立，很晚才學會綁鞋帶或自己穿衣服。他們給人的印象是天眞，有時是單純。由於他們容易輕信他人，因此常常受騙上當。

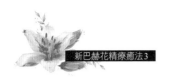

龍膽兒童 只要遇到一點小挫折就氣餒，一出現困難就提前放棄，甚至期待一切失敗。一點無關緊要的小事就會讓他們馬上哭起來，很難說服他們再試一次，將沒做成的事重新做好。以學齡前來說，最典型的例子是積木堆成的高塔倒塌後，他們會痛哭失聲，並且拒絕再度堆積木；而學齡期的經典例子是：只要有一次把課堂作業搞砸，就徹底感到喪志與氣餒。

※膽小的兒童

溝酸漿兒童 是道地的「活含羞草」，他們纖細的神經系統很難應付這個粗糙的現實世界，所以對外來的刺激會有過度敏感的反應，並且經常害怕某些具體事物。看醫生時，他們聲嘶力竭地不肯進入候診室，沒有媽媽在場絕對不接受檢查（還要握緊媽媽的手），更別提打針是多艱難的任務，因為他們會拳打腳踢死命反抗。他們是所有牙醫的惡夢。

白楊兒童 常常懷著巨大恐懼，不敢在黑暗中睡覺，也不敢獨自進地下室。他們害怕一些自己想像出來的東西，像是鬼魅、幽靈、施魔法的人或可怕的大野狼。有時他們會覺得受到他人威脅，即使看來沒有任何明顯的理由。他們會因過度防衛而情緒激動，偶爾會出現令人完全無法理解的暴力行為與毫無意義的破壞癖。他們的特點是：很不理性的行為。

※極度需要愛的兒童

矢車菊兒童 給人的第一眼的印象是：好養與不難纏的天使小孩。他們很乖、循規蹈矩、特別用功，討人喜愛，基本上扮演著好孩子的角色；然而這些行為的背後其實是害怕別人不喜歡他們，所以才

總想當個可愛小孩，藉此得到別人的關愛，因此也特別怕丟臉而失去別人的認同。他們的意志薄弱，很難拒絕別人，常容易被利用；而且一旦受到其他小孩攻擊時，通常不會防衛並保護自己，因為害怕母親不同意他與其他孩子大打出手。基於這個理由，他老是討好別人，所以很容易成為受氣包。（溝酸漿兒童則是出於恐懼，而避開吵架）

菊苣兒童 不難從他們無理的哭鬧辨認出來，當他們的願望被拒絕，或事情不按照所想的進行，他們便噙著眼淚默默啜泣，企圖喚起別人的同情、讓對方改變初衷。他們也常抱怨得不到想要的東西。有一些敦厚良善、意志不堅的父母會掉入他們的勒索陷阱，徹頭徹尾地被孩子擺佈。

在嬰兒時期，菊苣小孩會透過頻繁的啼哭讓父母疲於奔命，不分晝夜地隨時都得準備好安撫他，但孩子只是出於無聊大呼小叫，想從父母身上壓榨出關愛。菊苣兒童很難獨處，特別需要關注，他們需要知道，別人是否保證喜歡自己，或者獲得一些關愛的表情；如果被拒絕，他們會立刻覺得自己很可憐。假使大人以收回關愛，作為犯錯的處罰，他們會有極端強烈的反應。

在學校，他們經常於繳交小組作業時生病，以身體不適或頭痛讓自己不必參與討厭的科目。如果有人出言批評，他們馬上感覺受到屈辱，認為是針對他們個人而發。他們反過來很喜歡責備別人，並且強詞奪理地說，他是提供改過遷善的建議。

石楠兒童 糾纏人不放的行為讓人無法忽略他們，他們不斷糾纏著別人，甚至在大人談話時也插話，讓人無法繼續交談。他們連珠炮似的不斷說話讓所有聽眾備感壓力，如果無法成為焦點，就會採取各種手段企圖搏得注意，例如開始裝瘋賣傻、做出滑稽的動作、吹口哨、大聲唱歌或製造噪音，反正就是不能被忽視。一旦這些都無效，

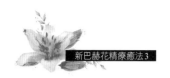

他們會變得更加放肆*，甚至就算知道會被處罰也在所不惜，因為處罰也是種關注。

石楠小孩很怕痛，一點小傷就讓他們唉唉大叫，指給別人看他們的小小傷口，藉此博取同情。他們很黏人，也很難獨處。學齡前的他們在父母離開房間時會哭泣（菊苣兒童則是嘗試脅迫父母留下）；偶爾半夜時會沒有理由地爬到父母床上，藉口說覺得很害怕，以此來合理化自己的行為。

※失衡的兒童

線球草兒童　特別情緒化和善變。他們的情緒變化多端，在短短一分鐘內，說變就變：時而沮喪不已，時而非常開心；有時平易近人，有時拒人於千里之外；一會兒可愛，一會兒又令人討厭；現在很安靜，下一刻卻無比好動；又或是突然從全科成績優異變為漫不經心的學生，成績單上多好、多差的分數都有。

他們的想法也如情緒一般善變，經常做好決定但沒多久又撤回，或是臨時取消與朋友的約會，為此大家都認定他是個相當不可靠的人。

他們內心的不平衡會透過外在的緊張與心煩氣躁的手勢表現出來。他們經常玩一個遊戲後，沒多久後把它擺到一邊，再開始另一個遊戲。偶爾他們會去找朋友玩，但不多時又回來了。

鳳仙花兒童　明顯是不耐煩的孩子，他們常因缺乏耐心而惹惱他人，例如和媽媽一起散步時，媽媽若停下腳步與別人聊天，他們會馬

---

*請參考《新巴赫花精療法1》第128頁。

上催促媽媽。媽媽如果沒有馬上回應，他們很快就會生氣地試圖把媽媽拉走，或是因為惱羞成怒開始哭泣、開始罵人。惱怒讓他們很快把禮貌忘個精光。

玩遊戲時他們也同樣很快就失去耐心，像是積木若因為站不穩而一再倒下去，他們會生氣地弄翻它。一旦事情不如所願般迅速進行，他們就會生氣。

對於永遠匆匆忙忙的他們而言，細心謹慎絕非強項，並且很不擅長做精細的工作。長乳牙時他們常哭哭啼啼，情緒極度不穩定，經常不高興且非常容易被激怒，一點小事情就足以惹惱他們，讓他們反應激烈。他們會要求得到某樣東西，但一拿到手就立刻喜新厭舊丟開，又想要另一樣。有些孩童幾乎常常哭泣，非得要父母將自己抱在懷中輕聲哄著才能安撫下來，一旦把他們放回床上，他們會立刻嚎啕大哭。

龍芽草兒童　看似快樂開心，無憂無慮，心情好像總是很好，會和每個人開玩笑，總有說不完的新笑話。他們常扮演小丑。相對於石楠兒童，龍芽草兒童之所以想引人注意，只是為了讓其他人心情愉快、感到開心。

他們早在幼兒期就展現出這項特質，也就是用自己的童真魅力與童心取悅週遭的人、吸引他們。他們十分樂於和人接觸，喜歡說說笑笑，總能帶給相遇的每個人無窮的歡笑。

如果跌倒了，他們會迅速地擦乾淚水。通常他們很能把不愉快的事隱藏得出奇得好，夜裡卻常惡夢連連，以這種方式釋放壓抑的情緒。有些案例中，龍芽草兒童透過睡覺時磨牙來紓解內在的壓力。

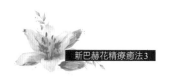

※不專心的兒童

鐵線蓮兒童 看起來睡眼惺忪，時常恍神的樣子，臉蛋通常很蒼白，雙手雙腳冷冰冰的。由於活在自己的幻想世界多過於現實世界，也就是經常作白日夢，因此他們在日常生活中很難找到頭緒；也因為常漫不經心，不時發生一些倒楣的小事，例如走路時容易絆到腳、經常跌倒，或是哪裡被鉤到並扯破了衣服。他們很容易不小心打翻東西、走路時撞到別人，或在廚房幫忙時打破碗盤。

在學校裡，鐵線蓮兒童通常很難集中注意力，因為他們總是神遊太虛，而且十分健忘。

栗樹芽苞兒童 通常最明顯特徵是：不滿和倔強的行為。他們是典型的獨來獨往者，覺得知道什麼對自己最好，所以對任何形式的威權作風——例如父母的教育風格——都很感冒。他們任性地將禁令置之度外，座右銘是：「我會照著做才怪！」

如果有人指責他們的行為，他們的回應是頑強激烈的反應或根本充耳不聞，以此讓別人覺得受傷。基本上，他們自認凌駕於所有秩序之上。他們的房間也和性格相符，亂成一團。他們會盡可能地拖延做作業和所有不喜歡的工作（如打掃環境），甚至拖上一整天。玩耍時，他們也和線球草兒童一樣，很快地就對一件事失去興趣，總是想開始做其他事，但他們的問題並非在於情緒突然的驟變，而是缺乏堅持力。

※執拗的兒童

葡萄藤兒童 總想貫徹意志，如果其他小孩不想一起玩，他們會馬上變得好鬥，試圖用暴力解決，甚至有可能扭打起來，這樣一來，

過程中勢必會又抓又咬。而為了取得優勢，他們不惜採取任何卑劣的手段。為了證明自己的強勢，他們經常欺凌弱小。

面對家長與老師們時，他們態度狂妄，即使受到嚴厲的處罰也絕不屈服。在家裡，如果願望被打回票或計劃受阻，他們會勃然大怒、對父母咆哮，並且命令他們。極端狀況下，他們甚至會拳打腳踢，進而導致徹底的情緒失控（Tantrum）、雷霆大發、搗毀父母的東西或自己的玩具。這些行為在幼兒期便可以觀察得到。

多青兒童　很容易被激怒，一點小事也能惹惱他們，並且會怪別人害他們情緒惡劣。他們很快就會暴怒，並且出現暴躁的行為，同時無法忍受反對意見，別人的異議常使他們更加生氣；然而他們本身就是異議份子及惡名昭彰的反對者，一開始便悍然拒絕別人的提議，同時採防衛的姿態。除非好言相勸，才能讓他們漸漸聽進合理的忠言，這點與葡萄藤兒童有所不同。

他們常嫉妒其他小孩，會吃醋，從幼兒期就能觀察到這一點。在父母相擁時，多青兒童會擠到爸媽中間，如果弟兄姊妹中有一個被父母親偏愛或者先拿到奶瓶，他們就會大呼小叫。

櫸木兒童　喜歡戲弄、嘲笑他人，也因此很快就變成不受歡迎的人物，但他們並不以為意，反而變本加厲地用語言刺傷他人。如果有人採取自我防衛的反應，他們會視之為弱點，並進一步調侃對方。他們大膽放肆，毫無禁忌，就算面對成人也不知有所節制。如果媽媽責罵他們，他們就取笑母親，只要媽媽聲音越大，他們就更狂妄，有時甚至還模仿並嘲弄母親。

水菫兒童　給人的印象是：很自信、鶴立雞群，他們努力讓自己的行為舉止像個大人，因此看起來很早熟老成。他們不願意涉入任何爭端，一向不沾鍋，更從不和其他小孩打架，因為覺得這樣有損尊

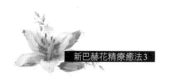

嚴。他們通常孤芳自賞，容易感覺內心受到傷害，一旦受傷便會默默地退開。

在學校，由於不願屈從於其他小孩，所以他們很難在小組中與人一起工作，但也因此不會搞小圈圈。閒暇時間，他們常單獨度過，少有朋友，更少有同年齡的朋友，不過他們對此毫不在意，反而會嘗試接觸年長者，藉此搏得好名聲。

由於自認比他人優越，因此他們拒絕被父母或師長指揮，一旦被指責，他們會出現傲慢的反應，把指責當耳邊風或傲慢地說：「現在，你終於說完了嗎？」如果挑釁他們出來打架，他們會這麼回應：「如果這會讓你好過一點，你就打我吧！」假使真的挨了一巴掌，他們也不會打回去，甚至還能面不改色，因為對他們來說，保持風度才是最重要的。

※自我要求很高的兒童

馬鞭草兒童　看起來特別聰明伶俐，因為他們總是有講不完的事情。他們兩眼眼炯炯有神，滔滔不絕地講述令他們靈魂炙熱燃燒的事情，旁人能直接感受到他們的滿腔熱情。一旦不許他們發言，他們會死皮賴臉，直到想法全部表達出來才願意放過別人，還人安寧。在學校裡，他們會用彈手指或打岔喊叫的方式引起注意，並且對熱衷的科目展現出勃勃的雄心，至於其它的科目則表現得平庸無奇。有些兒童會花上所有時間投入嗜好中，以至於找不到空閒時間做家庭作業。他們最明顯的特徵是：對不公不義的事情極度敏感，帶有馬鞭草性格的幼兒，面對可能不公平的對待時會大呼救命，如果有充分的理由，他們會勇敢地採取激烈的反擊。

岩水兒童　主要可從飲食行為上辨識出來，凡是不習慣吃的食物一概不碰，絕口不嚐新食物，沒有例外，完全奉行「農夫不吃不認識的食物」的格言。內心十分頑固，想法固執到無法動搖，一如俗語所說的「如同盔甲一般頑固」，而且從幼兒時期時就表現出來了，例如玩遊戲時堅持高樓只能這樣蓋，不能夠那樣蓋，或是堅持爸爸只能用媽媽的方法包尿布，一點差別都不能有，否則就是不正確。

通常這些兒童特別的乖巧，循規蹈矩，在學校也很認真學習，因為他們認為人本來就應該努力向上，生命本當如此，不需進一步解釋。他們經常繼承父母的職業道德，但也可能出現反例，例如：打從骨子裡就很懶惰，或者態度放肆無禮。他們會質疑父母的人生觀或師長的想法，但沒有任何理由，只是為了唱反調而唱反調。

酸蘋果兒童　由於內在的強迫性，特別地一絲不苟，也會把房間打掃得一塵不染，因為雜亂無章會強烈干擾他們。嬰兒時的他們經常將玩具丟出嬰兒床外，而且對骯髒感到十分噁心。

他們在學校是模範生，即使是毫不感興趣的科目，也能得到最高的成績。

 ## 3.懷孕期的影響

早在1930年與1940年間，零零星星的學術研究已經證實：「母親的感受與想法塑造了胎兒的永久性人格。」[135] 並且從那時至今日，有多學術研究投入在這個領域。湯瑪斯・凡倪（Thomas Verny）將直到目前的研究結果，綜合成下面幾點結論：

「我們知道，尚未出生的孩子是已能留意外在變化的人靈，從第六個月開始（或許更早）他就能夠做出反應，並且擁有活躍的精神生

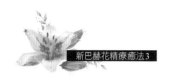

活,這一驚人的發現,只是其中之一。

- 未出生的胎兒能夠看、聽、體驗、品嘗,甚至在母胎中已能進行簡單的學習。最重要的是,胎兒已經能夠感覺,只是不如成人那麼地能區分細緻。

- 上述這樣的認知帶來的結論是:尚未出世的胎兒所感受到的、感覺到的一切,形成了他對自己的想法與期待。日後他是否體驗到快樂或難過、好鬥或膽小、篤定或惶恐不安,並且也按照這樣去行動,有部分取決於在母胎中所接收到的與自己相關的訊息。

- 大部分具重大影響力的訊息來自母親,但這並非指懷孕時任何快速掠過的擔憂、懷疑與恐懼都會對小孩產生影響,具影響力的是那些深植內在、長期持續的感受。如果不斷恐懼身為母親的角色或覺得懷孕很辛苦,這些衝突性的想法可能在小孩的人格上遺留下深深的疤痕;相對地,肯定生命的正向情感如:幸福、興高采烈與開心的期待,都有助於小孩情感上的健康發展。

- 最近學術界也開始積極地針對父親情感進行研究。截至目前為止,少有人注意到父親的情感,這是很危險的錯誤,但如同我們最新的研究顯示,男人對妻子和對未出世小孩的愛,是妻子快樂度過孕程的重要因素。」[136]

　　藉由回溯技巧讓受試者回到出生前或出生時的實驗指出,這些階段中的印象與經驗一直以來都存在,就算它們無法進到清醒意識——特別是當這些經驗就某個角度來看形成了創傷性——它們仍能影響我們對他人、對伴侶關係、對性的看法,並形塑我們的行為。回溯性的治療證明了這一點:當病人在回溯引導下回想起過去的記憶,其中引發

的感受與當前帶給他們困難的情況相似時，有關出生的經驗、產前事件，甚至是受孕的記憶會突然出現，然而治療師並沒有刻意為之，甚至沒有以任何方式強迫它出現。

在產前的腳底反射區治療上，同樣也證實並為這種沉痾進行治療，其中也包括由創傷性受胎而來的沉痾。

下面我們選出了一些困難的情境，它們出現在胎兒在母胎發展的過程及分娩過程，由於我們不可能窮究這個議題——除了因為它是多層次的，部分也因為這實在是個尚未深入研究的處女地——因此我將範圍侷限於那些可以明確指出特定花精或特定花精軌道的案例。

對大多數女性來說，若自己還沒想要有小孩卻偏偏懷孕了，首先一定十分震驚，緊接著陷入內心和現實的拉扯：「我究竟要不要這個孩子？」

此時胎兒感受到母親的疑慮與排拒，並形成自我懷疑（**龍膽**），然後隨著時間拉長，漸漸發展出一種經常出現且越來越大的恐懼（**溝酸漿**）。此時胎兒感受到的並不是模糊、不確定的預感，而是相當具體的感受，我們透過回溯性的紀錄可得知：「小孩在生命被創造的那一刻起就擁有完整的意識，能感知到所有的印象，並且處理這些印象。」[138]

如果母親在懷孕過程中，無法發展出對未出世孩子的正向看法，便會在孩子身上留下深刻的痕跡。據猜測，這些孩子在學齡前會緊緊黏著母親，並千方百計地試著獲取關愛，甚至強迫母親給予關注（**石楠**）以填滿內心的空洞。從他們悲傷的眼神（**歐白芥**）可以讀出他們處在失調的階段，而溝酸漿花精軌道很明顯地與腎臟相關，它象徵著伴侶間的情感面向，同時也代表著母親與孩子之間的關係。

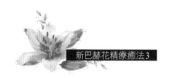

假使女性因受到**強暴**而懷孕，那麼她的孩子也同樣需要**伯利恆之星**來治療心靈的創傷，並需要**岩薔薇花精軌道**處理所經歷過的恐慌，除此之外，還需要加入與此經絡有對應關係的**矢車菊花精軌道**。由於小孩有意識地同步經驗到受孕的過程，如同回溯的紀錄所顯示，因此受強暴的心靈創傷以同樣的方式波及小孩。至於母親，還會有痛苦與厭世的情緒與感受（楊柳）。

母親想要**墮胎的念頭**，對未出世的胎兒來說是個強烈的衝擊（伯利恆之星），並讓他們陷入恐慌中（岩薔薇）。除此之外還有恐懼，恐懼自己無法處理這樣的處境（櫻桃李）。

在**嘗試墮胎失敗**後，胎兒在這種情況下經歷到巨大的死亡恐懼，因此基本上我們建議採取整條花精軌道進行治療（矢車菊與岩薔薇花精軌道，加上伯利恆之星）。

通常處理**非期待中的受孕**時，我們會在孩子身上考慮使用龍膽與溝酸漿花精軌道，再加上外在花精榆樹（與上一段作比較），特別是**楊柳**可以幫助解除殘留的苦澀感：「你們（父母）不要我了」。

母親在懷孕期間若**持續不斷地煩憂**，同樣也會造成胎兒的心理負荷（伯利恆之星）。

孕期間如果**父母的婚姻或伴侶關係**出現問題，胎兒會感同身受，這時需要使用伯利恆之星；尤其是有巨大的衝突出現、甚或是父母離

異，那麼這個花精一定要服用很長一段時間，因爲在這個階段留下的負面印象會影響孩子往後的生命，以及未來與伴侶之間的相處。

如果曾發生過某些情況，**讓胎兒的生命受到威脅**，例如母親出車禍、大失血或瀕臨流產，我們可以爲孩子經歷到的震驚及死亡恐懼，開立矢車菊和岩薔薇花精軌道，再加上伯利恆之星。

4. 分娩的影響

分娩是人一生中第一個劇烈的經驗，期間會經歷到高強度的感受，而且這個感受具有矛盾的特徵（從最高的感官愉悅到無法忍受的痛苦），往後的人生裡，鮮少有其他經驗能超越它。

湯瑪斯‧凡倪寫道：「**寶寶在通過產道時，某個片刻會感受到強烈的幸福感**。這是寶寶第一次直接的身體接觸（過去九個月裡都漂浮在保護性羊水中），也因此留下無法磨滅的印象。

然而突然間，寶寶全身被擠壓和按摩，他生平首次經歷這麼直接的皮膚刺激，與此同時也經歷到疼痛的感受──當子宮收縮時，他的身體承受巨大的壓力，尤其是頭部、頸部和肩部。

這種苦樂參半的感受對孩子的性態度帶來長遠的影響。一般來說，孩子的感受傾向幸福越多，往後越有可能發展出正常的性態度。

如果我的研究結果是可靠的──我相信它們是可靠的──出生經驗在性態度的發展上扮演著關鍵性角色。成年人的性生活中常見的相互愛撫、擁抱、親吻、耳邊耳語，與出生過程和出生後的行爲有許多相似之處。

剖腹產就是個很具啓發性的例子。寶寶在通過產道時經歷到的愛

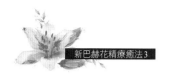
撫和按摩，代表他第一次接觸到的官能性的愉悅，無論這些感覺多混亂、多模糊，這種感覺的品質還是留下深刻的痕跡；同時這也是成人性行為的先驅，如果缺乏這個經驗，會有完全不同的結果，也因此剖腹生產的人，其性行為（甚至身體姿勢）常常與其他人截然不同。手術分娩剝奪了孩子本可由陰道出生時體驗的身體與心理上的愉悅，他在手術室中被人直接從母親的子宮裡提出來，未曾獲得按摩或愛撫，這在性方面產生了影響：過度渴求身體上的接觸。剖腹產的人容易沉迷其中，因為他們確實需要被愛撫和擁抱。只要想到他的出生方式，就不難理解其中的原因了。」[139]

這種情況，通常我們會考慮用矢車菊、石楠和菊苣，這三者都是與夥伴關係有著特別關聯的花精軌道*，不過要先釐清接受治療的小孩的其它症狀，才能判斷使用哪種花精。由剖腹產直接導致的創傷，例如從子宮的安全環境中被突然且措手不及地拉出、手術室的刺眼光線及低溫寒冷、不可避免地迅速剪斷臍帶等等，這些全都指向合用**矢車菊花精軌道**和**岩薔薇花精軌道**、以及外向花精**伯利恆之星**所組成的全**花精軌道組合**。

「**疼痛**是所有生產過程中第二個重要的元素，這對寶寶意味著強大的**驚嚇**。他沒有任何經驗可以幫自己對通過產道時所受到的痛苦與驚嚇有所準備，即使產程中偶爾的休息片刻充滿幸福的感覺，但**威脅**一直都在。這趟重大的旅程及令人困惑和折磨的反差經驗，留給我們所有人深刻的印記。」[140]

---

*請參考本書第70頁。

對此，我們在治療上的建議是：無論年齡多大，原則上每個患者在**接受巴赫花精治療的療程初始，就要使用伯利恆之星**。[*]

由於**分娩創傷原則上是一個令人震驚的經驗**^{**}，任何遺留的後果都應該在治療開始時先解決，否則它們可能會造成治療上的障礙，使治療無法成功。「無論這個過程多麼有意義，事實上身體在分娩後立即透過刪除記憶來幫助自己。許多人猜測，這是控制子宮收縮和促進分泌母奶的催產素在產生作用，而我們已在動物身上證實，這種賀爾蒙會導致記憶力衰退。」[141]

「分娩的另一個遺留物是**憤怒**。**痛苦會引發憤怒**是一般人都接受的心理學概念，而即使是最輕鬆的分娩也會產生痛苦，所以我們每個人身上都殘存著原始的怒氣，這很正常；但如果這個遺留物很龐大，未被拆封地存放在心底還心照不宣，那就危險了。倘若分娩異常痛苦，可能會發生這種情況；不過就算是相對正常的分娩，也會引發寶寶的怒氣，因為疼痛證實了他在子宮內已經感覺到的情況——亦即母親拒絕他，或者至少對他的感覺是矛盾的。」[142]

新巴赫花精療法中（**矢車菊及岩薔薇軌道加上伯利恆之星**）的創傷軌道組合，不但含有療癒身體和心理傷痛的伯利恆之星及對抗憤怒的冬青，也包含了對治壓抑情緒的龍芽草，而櫻桃李針對強迫性地控制情緒，以及可能有的暴衝情緒風險。所有**出生併發症帶來的後果**，都可以使用這個全花精軌道組合，這些併發症包括小孩的惡夢（成年

---

*請參考《新巴赫花精療法1》第145~147頁。

**請參考《新巴赫花精療法1》第101~102頁。

***請參考《新巴赫花精療法1》第101~102頁。

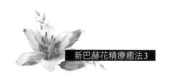

人偶爾也有），在許多案例中，這些惡夢重現了分娩的創傷。***

另外正如《新巴赫花精療法1》中提到的*，**快速剪斷臍帶**也屬於創傷性的生產經驗，因為在新生兒呼吸前就剪斷臍帶會引發其對死亡的恐懼。既然這是過去的常規，可能我們每個人心中也殘留著源於此的原始恐懼，而除了「溫柔生產」，現今許多診所與醫院仍進行這種毫無意義的折磨。

使用產鉗也很嚴重。根據一位專家表示，被通報的產鉗傷害僅佔實際造成傷害的極少數，他說：「其中絕大部分的傷害在分娩時沒被注意到，反而以別的病名李代桃僵。」他引用了緊張型頭痛和偏頭痛作為例子，這些通常都可以歸因於不當使用產鉗。[143]

我有位同事的案例顯示，光是使用產鉗所造成的驚嚇就有不良後果，根本不需要有直接的傷害。有名患者向他抱怨頭上總是有兩個點冷冷的，結果他在回溯時體驗到出生的那一瞬間，他是如何被產鉗拉出來的。他覺得產鉗非常冰冷，而且正好夾在他現在受影響的位置。他回頭詢問母親，證實的確是這樣沒錯。

而關於**催生藥劑**的影響，湯瑪斯・凡倪報告說：「許多非自主性預備及分娩的女性將這種經歷描述為『強加』在她們身上的事。她們覺得陣痛不是出自於己身，是外力強加上來的，結果是她們並不覺得可以掌握自己，而且更難跟著陣痛的節奏施力。」[144]

幾位病人曾向我說過，人工引發的陣痛比正常的還要劇烈，她們覺得腹部無法控制，抽筋般的收縮有如被強暴一般（矢車菊及岩薔薇

---

*請參考《新巴赫花精療法1》第101~102頁。

軌道，加上伯利恆之星）。

根據湯瑪斯·凡倪的一項研究，誘發子宮收縮和性變態傾向（性虐待狂和受虐傾向）有關。鑑於催生藥劑不只使寶寶被母親肌肉按摩的感官經驗帶有疼痛的性質，而且還被迫進入毫無準備下就得出生的狀態，日後他們將性與暴力聯想在一起就不足爲奇了。

如果透過宮縮抑制劑（wehenhemmender Medikamente）進行人爲的延遲分娩──例如要進行剖腹產──這會導致明顯的馬鞭草狀態*。因爲人的身體有能力去投入的、孕婦也確實全身全靈投入其中的最密集分娩過程被中斷了。由於寶寶不但參與整個過程，也分享了母親的情緒，這會影響到他日後的生活，未來他對一切阻礙其自由發展的事可能都會很敏感。

如《新巴赫花精療法1》所述，**早產**對孩子未來生活帶來的影響是匆忙的生活方式（鳳仙花）**，「我覺得永遠趕不上和永遠無法跟得上。」[145]其中的差異，取決於早出生幾天或早幾星期。

那些太早來到世上的人，他們的身體還沒發育完全，因此不像其他孩子那麼強壯，光是哭泣通常就讓他們疲憊不已，以至於一哭完很快就睡著（橄欖）。同時日常生活也會耗費他很多的精力（橡樹），因爲身體器官尚未準備好──特別是那些需要進保溫箱的嬰兒。

至於**過了預產期才出生**的孩子，他們並不想被推進嚴酷的現實，寧願停留在一種舒服愉快的朦朧狀態（鐵線蓮）。

───────

*請參考本書第128~130頁「馬鞭草花軌」的介紹。

**請參考《新巴赫花精療法1》第107~108頁。

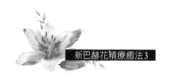

　　有證據顯示，未出生的孩子決定或能夠決定自己出生的時間。我們不僅從回溯紀錄，也從科學研究結果看見，胎兒透過供給特定的賀爾蒙來確保懷孕過程的成功，以及自身的健康。[146] 湯瑪斯·凡倪甚至認為：「可以想像的是，絕望和無情的母親所產下的嬰兒，有異常高的比例身心受損，這不僅是有害的荷爾蒙（原註：此處指的是母親的壓力荷爾蒙）所導致的，同時也是胎兒在某些情況下拒絕提供懷孕期間的生理貢獻，他們會自我傷害，因為感覺到自己處在一個懷有敵意的環境中。」[147]，根據這個觀點，早產是孩子缺乏耐心的結果而不是原因！

　　湯瑪斯·凡倪在他的病人身上發現了「營養失調（包括肥胖）、分娩及日後發生事件之間的相關性。」[148] 有趣的是，新巴赫花精療法的創傷軌道組合同時也是成癮軌道組合，這說明了上癮可能是由創傷或心理驚嚇觸發的，不過這個議題太複雜，我無法在此對每個案例做更準確的解釋。

　　胖子的大肚皮有時會讓人聯想到大腹便便的孕婦，所以肥胖可能意味著否認出生（「我還要在子宮內」）或抵制（「我不想出去」）[149]，若在女性身上則可能潛藏著想要有個孩子的願望。至於哺乳期突然被斷奶的人，可能終其一生都會在某些情況下，試圖用刀叉奪回失去的愛和關注。[150]

　　在羅列了所有創傷性分娩的併發症後，我想介紹另一種方式作為積極的觀點，這個方式很大程度上避免了上述各種問題，它正是所謂的「勒博耶分娩法：溫柔的分娩」。在這個溫柔的分娩過程中，嬰兒的需求被考慮進來，在這種戲劇性的誕生時刻，會顧及嬰兒極度的脆

弱性，並有意識地避免一切可能給嬰兒帶來負擔的事情。

「在燈光調成昏暗的私密空間裡，母親不慌不忙地帶著孩子進入世界。一出生，孩子立刻被抱到母親的腹部，而母親把雙手放在孩子身上，母子仍透過臍帶保持連接。父親當然在場。一切都慢慢、自然地發生，避免所有不適當的感官侵入，孩子只是從內到外改變了位置，其他部分沒有任何改變。過了一段時間後，再將臍帶緩緩地推向母親，直到臍帶脈搏越來越慢，在停下的一刻才剪斷臍帶。不用打屁股，新生兒體內的節奏自然就慢慢、獨立地醒過來。」

✱ 5. 來自環境的影響

生命的頭幾年對一個人的身心靈發展至關重要，在這段時間裡，與周遭環境來往所帶來的激烈經歷和深刻經驗將對餘生造成很大的影響。下面我們將討論一些這樣的情況，以便對由此狀態產生的負面心靈內容有個相對清晰的結論。治療時可能用得上的巴赫花精或巴赫花精軌道，會標註於括弧中。

幼年時期和父母長期分離的兒童，通常會有深度的情緒創傷，尤其是在出生後不久（例如被放在保溫箱）或在生命的最初幾個月（在護理站等）被迫分隔兩地。突然失去母親，是寶寶無法理解的，這導致焦慮（因為母親不來）、緊抓不放（他的尖叫引來護士對自己的注意）和空虛感（因為陌生人不能代替母親的愛和親密），此外也會導致懷疑和怨恨（「為什麼我的母親這樣對我？」）。如果讓孩子尖叫直到自己停下來，很快他就會放棄。

任何童年時期與父母分離或缺乏關注的經歷，都會對小孩的心

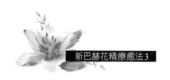

理造成刻骨銘心的影響，此時推薦使用全花精軌道組合（龍膽及溝酸漿軌道加上榆樹）來進行治療，這也適用於被父母忽視或在孤兒院長大的兒童。在此，他們強迫性地想主導一切、成為關注焦點，以便獲得更多的注意（石楠），且對父母不要他們也會有怨懟的心情（楊柳）。那些父母過世後由祖父母撫養的孩子也會有所怨言，即使祖父母慈愛關懷，還是會覺得命運不公，因為他們一直被周遭環境提醒自己沒有父母（例如在學校別的孩子有父母接送）。

　　若孩子因雙親分居或一方死亡，而由**父親或母親獨自撫養**長大，他們常會試圖取代不在的那位並扮演其角色，為此他們失去許多休息時間，還得經常被迫壓抑自己的需求（岩水），尤其是扮演小大人，而失去了自己的童年。

　　有些兒童由於**父母一方生病**，而被迫壓抑自己的感覺和需求（龍芽草），比方說為了顧及病患，他們不能像同齡孩子一樣在屋子裡蹦蹦跳跳。因為不斷被迫自我克制，又受到一而再再而三的警告：「安靜，要不然媽媽／爸爸又不舒服了。」以及害怕因為自己的行為造成父母氣喘或心臟病發作，孩子內心一直處在強大的壓力下（櫻桃李），然後出現緊張的抽動現象，例如眨眼睛或不停地抓搔自己。有些情況下也會出現尿床，作為無法放手的表現。

　　那些一直**被當成「小笨蛋」**，提出問題時總是得到「這個你還不懂、你還太小」的制式答案的孩子，會對自己的判斷力失去信心。他們被教育成要依賴大人，在一切事上都徵詢父母的意見（水蕨）。往後他們也很難自行做決定。

　　從周圍環境**得不到肯定**、經常被責備「這個你做不到、你還太小」的孩子，發展不出自信。他們常感到自卑，很多事根本不敢做（落葉松）。在很多情況下，兩朵花都會同時出現，因為不了解孩子發展的父母通常會同時犯這兩種錯誤。

　　有些孩子發現自己在**新的環境**（搬家、換學校、父母離婚等）很難適應（胡桃），此外換了照顧者（例如母親重回職場後，孩子突然由奶奶或保姆照顧）時也常會出現問題。

　　新生入學的困難──無論是上小學或幼稚園──也是使用胡桃花的典型特徵，不過大多數可以透過預防性服用花精（在一週前開始使用滴劑）來避免。*

　　與因外在環境改變而出現的想家情緒相關者，都額外加上忍冬。

　　特別容易感染各種傳染病、常得流感的兒童處於鐵線蓮狀態。他們不斷反覆地受到感染，這是因為受感染讓他們有更強的身體意識，身體的不適迫使他們處理自己的身體，使他們痛苦地注意到，自己原來擁有一個身體。這時，疾病的功能在於協助小孩能夠漸漸扎根於人間**。

　　在新巴赫花精療癒法中，使用鐵線蓮抵禦具有威脅的感染是眾所皆知的處方[152]，而使用整條鐵線蓮軌道（結合鳳仙花軌道及白楊）更有

---

*請參考《新巴赫花精療法1》第149~150頁。

**請參考本書第115~122頁「鐵線蓮花軌」的介紹。

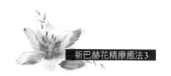
效，因為這同時治療了感冒和也受影響的大腸經 *。

貴族常因**精英式的教育**出現水菫狀態，名人的孩子或享有**特殊社會地位**的人的子女也往往覺得自己是特殊的，例如：過去在鄉村裡，教師、牧師、醫生和市長的孩子便是如此，他們因為知名度高而備受禮遇。此外，父母以某種方式扮演非普通人的角色——例如歸屬於異端教派——他們的子女，也屬於同一種類別。

龍膽狀態往往承襲自父母或兄弟姐妹的壞習慣：不斷使用負面話語來描述可能非常令人愉快的日常情況，而且只是出於一種習慣或為了時髦而如此說。時間一久，這些負面字眼在無意識中與實際上不愉快的事情連結起來，導致一個人對未來抱持負面的態度。

許多**恐懼**是**被教育出來**的，不僅來自過度謹慎的父母，還來自電視，這一類的都屬於溝酸漿，即使它們的症狀表現很像白楊的特徵。比方如果害怕惡狼，牽涉到的是對具體事物的恐懼，這個具體對象是最近在電視上演的可怕野獸。這同樣適用於《坎特維爾的幽靈》**，但對幽靈的恐懼一般屬於白楊，因為它是從想像中蹦出來的。

---

*校註：顧名思義為大腸的結構中，有一條貫穿橫結腸中段與直腸肛門口連接的線，將大腸分為左半邊和右半邊。右半邊包括闌尾、盲腸、升結腸及橫結腸的前半段；左半邊包括橫結腸的後半段、降結腸及乙狀結腸、直腸，直到肛門口。這條大腸子午線向上延伸，經過肺部的中線，將肺分為左肺和右肺，因此大腸的功能，與肺部抵禦外來細菌病毒感染的能力有關。

**編註：《The Canterville Ghos》，王爾德的短篇小説，內容為一個美國家庭住進一座有著可怕鬼魂的城堡後，逐漸解開關於鬼魂謎團的故事。

　　我們常能觀察到，**看太多電視**的兒童會太過認同電視上的英雄。這些孩子幾乎只聊他們、模仿他們，還用零用錢買這些英雄的衣服。虛假榜樣的影響在暴力電影的消費中尤其明顯，受到這種暴力片影響的孩子也想扮演硬漢，於是使用暴力來對抗父母和兄弟姐妹、故意招惹別人或變得具有攻擊性，甚至出現暴力行為。

　　很明顯地，典型葡萄藤行為便是以上面描述的問題作為出發點：在葡萄藤階段前的水蕨狀態缺乏自我認同，亦即對自己的意見缺乏信心，並因此傾向於採用他人的觀點──在上述例子中，別人的觀點就是電視台。

　　最後階段的失調階段（野燕麥）明顯出現在電視上沒有那類節目的那幾天，或度假沒有電視機時，這些孩子抱怨很無聊、直打呵欠，他們對什麼都沒有興趣，也沒有什麼事情可以讓他們振奮起來。即使天氣很好，他們也只在房裡消磨時間，無法提起精神在外面玩、騎自行車或去游泳。好像除了電視，沒有任何東西可以填補內心的空洞。

　　這個野燕麥階段幾乎是不可避免的，因為對這樣的孩子來說，由於長時間不斷讓電視分散了他們的所有注意力，因此現實生活中不再有任何東西可以向他們傳達意義。我們可以說，沉迷於電視取代了這個年齡層對意義和目的探索。

　　被父母**嚴格教養**，很少有自由空間的的兒童，經常面臨或多或少後果嚴重的非此即彼的決定（線球草）。如果他們追隨自己的渴望，便會受到父母的懲罰；但是遵從父母的交待，他們又會因為自己的需求被壓抑而陷入沮喪。無論他們做出什麼決定，情況總是無法令人滿意，這種問題無解，除非父母突然想通了。

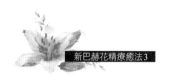

　　痛苦的內在衝突和外在壓力經常導致他們「屈服」──在父母眼中──並突然變成乖寶寶（岩水），然而後果往往很嚴重，因為壓抑了享樂原則太久會導致頭部負荷超載和全身痙攣，特別是在骨盆和臀部。這些孩子在日後的生活中很難真的去感受，而且通常在進行冥想或自律訓練時也有問題，因為他們內心很難放鬆下來。

　　修會學校或寄宿學校的教育，有時也會出於類似的情況，導致學生出現岩水狀態，因為所有作息時間都被規定好，學生很少有機會發展自己的愛好和興趣。

　　常受父母家暴的孩子，通常經歷了巨大的恐懼，這絕對需要治療，因為這是強烈的情緒負擔，如果施暴者是他們最愛的人，情況會更慘烈。當愛和恐懼、溫柔和施加的疼痛、安全和害怕連結在一起會產生矛盾感，嚴重干擾體內的和諧，並可能形成各種身心疾病的基礎條件[*]。除此之外，這也會影響他們日後對待伴侶的態度。

　　如果家暴程度比較輕微也比較溫和，可使用溝酸漿（每次輕微犯錯時就害怕被逮到並受懲罰）；然而如果父母下手很重，鑑於對疼痛的驚恐害怕，便可考慮用岩薔薇。這種完全走投無路的絕望和一定得撐過這個情境的壓力，往往導致櫻桃李狀態。針對這些身心傷害，還要加上伯利恆之星。這些花精的處方特別有意義，因為挨揍過的肌肉通常會出現硬化現象，甚至在幾十年後仍可以檢查得出來。

　　另外，嚴厲的懲罰常會留下怨恨的感覺（楊柳），因為受影響的孩子通常不懂，所承受的痛苦強度和他們所犯錯誤之間的關係，因此

---

[*]透過創傷引起的大腦功能偏側化。

覺得自己是受害者。

　　菊苣型**過度保護式的父母**，他們照顧起孩子無微不至，卻不知界限何在，等於將自己的好意強加在孩子身上，如果遇到阻力，他們會透過道德壓力來堅持自己的想法，例如母親準備了一個特別的布丁當甜點，但孩子因為已經飽了而拒絕，此時她可能會用責備的口氣說：「你不能辜負我的好意，我可是花了那麼多力氣準備。」

　　由於菊苣型父母把責備當成貫徹自己願望和想法的手段，他們的孩子幾乎是自動產生了內疚（松樹）。

　　父母在教育上採取**予取予求態度**的孩子，通常會發展出各式各樣的姿態。由於沒有人對他們設下界限，他們也就習慣為所欲為，甚至有人會欺負父母，而大家都想知道，為什麼父母要忍受這些。

　　我經常看到有些孩子當著母親的面，在診間內和兄弟姊妹打架，但母親卻不曾介入。她對孩子太過吵鬧以至於我們無法正常溝通似乎毫不介意，反而在我警告孩子們安靜下來，好讓我們能繼續談話時，無法理解我為何要這麼做。

　　針對這種情況，花精治療通常對孩子的行為沒有改善的效果，因為這不是內在衝突的表現，而是錯誤的教育方式引發的行為，治療父母才有意義。

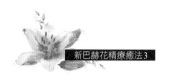

6.兒童巴赫花精問卷

1. 小孩目前有哪些病痛？
— 注意皮膚反應區與經絡路線。

2. 母親懷孕的過程還順利嗎？
— 伯利恆之星：母親持續不斷地憂慮。
— 伯利恆之星：父母的婚姻出現問題，例如離婚。
— 伯利恆之星＋矢車菊花精軌道＋岩薔薇花精軌道：危及孩子性命的意外、出血、對生命造成威脅的流產。

※母親若有孕吐情況，留意母親當時的情緒狀況，例如：
— 酸蘋果：因為懷孕而覺得自己不潔淨。
— 伯利恆之星：發現或聽到自己懷孕時十分震驚。
— 楊柳：埋怨為什麼這件事會發生在自己身上，令她難以釋懷。
— 野薔薇：莫可奈何地讓這意外的懷孕繼續下去。
— 松樹：自責自己為什麼沒有更「留意」一點。
— 榆樹：覺得自己可能無法堅持到最後，整個孕程和生產過程對她而言像一座無法攀越的高山橫在眼前。
— 也可能出現這樣的狀況：小孩怪罪自己害母親作嘔（松樹）。

3. 父母期待這個小孩嗎？（小孩不在場時，才可以提出這個問題）
— 龍膽＋溝酸漿花精軌道＋榆樹：小孩不被期待。
— 伯利恆之星＋矢車菊花精軌道＋岩薔薇花精軌道：因強暴而懷孕。
— 伯利恆之星＋矢車菊花精軌道＋岩薔薇花精軌道，再加上不被期待

的小孩所需要的花，請參考上面，楊柳特別是針對留在體內的埋怨與不滿：想墮胎或嘗試過墮胎。

4. 分娩過程如何？

— 伯利恆之星＋矢車菊花精軌道＋岩薔薇花精軌道（膀胱經與三焦經全軌道）組合：分娩過程不順利，例如使用吸盤或產鉗引產、臍帶繞頸。

— 伯利恆之星＋矢車菊花精軌道＋岩薔薇花精軌道：剖腹產造成的創傷。

— 伯利恆之星＋矢車菊花精軌道＋岩薔薇花精軌道，再加上矢車菊、石楠或菊苣：生產過程因失去感官經驗造成對愛的過度需求。

— 伯利恆之星＋矢車菊花精軌道＋岩薔薇花精軌道：過早剪斷臍帶。

— 伯利恆之星＋矢車菊花精軌道＋岩薔薇花精軌道：人工引產，使用催生藥劑。

— 伯利恆之星＋矢車菊花精軌道＋岩薔薇花精軌道：人為延遲產期、使用抑制子宮收縮的藥物。

5. 分娩的時間？

— 鐵線蓮與鳳仙花軌道＋白楊：早產。

— 鐵線蓮與鳳仙花軌道＋白楊：超過預產期。

6. 小孩是否曾經與父母分離一段很長的時間？

— 龍膽花精軌道＋溝酸漿花精軌道＋榆樹：在保溫箱、嬰兒科或兒童醫院待很久。

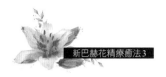

7. 你的小孩害怕什麼？他可以在黑暗中入睡，或者必須開著燈才能入睡？

—白楊：害怕黑暗、怕妖魔鬼怪、或莫名地就害怕。

—白楊：害怕自己想像出來的東西，例如可怕的大野狼。

—龍芽草：壓抑下去的恐懼感，在入睡前浮現到意識表面。

—溝酸漿：害怕具體的東西，例如怕暴風雨、怕狗、怕陌生人、怕牙醫等。

—菊苣：利用害怕向父母親討愛，勒索關注，例如要求在睡前唸晚安故事，或與父母同睡一張床。

—石楠：同上，為了不要單獨一個人睡覺；非常黏人。

—紅栗花：擔心兄弟姊妹或父母的福祉。

8. 小孩看到血或蜘蛛時會有什麼反應？

—酸蘋果：噁心想吐。

—白楊：莫名地害怕。

9. 如果小孩經常在半夜大叫，或經常爬到父母的床上：

—白楊：充滿恐懼的夢、幻想；害怕再度入睡。

—岩薔薇、龍芽草：恐怖的惡夢；有時會在夢中再次體驗與真實發生事件相關的象徵夢境，例如出生時的創傷。

—石楠、菊苣：沒有特別明顯的理由或者也不找藉口，就跑到父母的床上。

—同上，每夜都如此，且父母多半遷就於他。

10. 他的睡眠狀況怎麼樣？

— 櫻桃李：躺在床上強迫性地感到不安／不由自主地不安；很晚才能
　入睡；無法放鬆。

— 龍芽草：淺眠，睡不安穩。

— 白栗花：很難入睡、無法停止思緒。

— 栗樹芽苞：由於入睡前做計劃，因此讓自己清醒得無法睡覺。

— 松樹：煩惱著錯過的事或過錯，因此難以入睡。

— 線球草：白天很累，但晚上精力充沛。

11. 小孩會說夢話嗎？

— 龍芽草：在睡夢中處理白天壓抑下去的情緒。

— 白栗花：內在對話在睡夢中持續下去。

12. 月圓時，他的睡眠如何？

— 龍芽草：月圓時會睡不安穩。

13. 孩子的睡眠需求量有多大？

— 鐵線蓮：睡眠需求量超大；喜歡躺在床上、作夢。

— 角樹：學校和家庭作業讓他們很疲累，因此中午需要睡覺。

— 橄欖：因為徹底累壞了而只想睡覺——通常是生病後或勞動之後。

— 野薔薇：不再想看任何東西、聽任何事，只想要睡覺；把自己封閉
　起來。

— 鳳仙花：有如早起的鳥兒，一醒過來就立刻就跳下床。

— 橡樹：與同齡小孩相較，睡眠時間相當少。

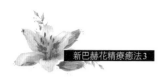

14. 當小孩生病，必須躺在床上時的反應？

— 石楠：嘗試獲得同情、要人憐憫他。

— 菊苣：用生病搏取關懷。

— 葡萄藤：指揮父母親做這做那、要求一切可以得到的。

15. 小孩對什麼會很敏感？

— 溝酸漿：大聲的噪音、亮光、寒冷、別人的攻擊。

— 落葉松：批評與指責、覺得自己沒有價值。

— 松樹：被責備、令他內疚不已。

— 菊苣：被斥責或指責時馬上覺得十分羞辱。

— 馬鞭草：對不正義的事情或有不公義、不合理的懷疑十分敏感。

— 矢車菊：對於被拒絕與被剝奪了愛十分敏感。

— 龍膽：對於挫折很敏感，容易氣餒。

16. 小孩經常哭泣嗎？如果「是」，通常基於什麼理由、為了什麼？

— 石楠：受到小傷，特別容易怕痛。

— 溝酸漿：因為害怕而哭泣。

— 落葉松：因為害羞、不信賴自己能做許多事情；在學校裡有人問他
問題時，會突然哭起來。

— 龍膽：因為最不起眼的理由、輕易放棄。

— 菊苣：要是得不到想要的東西會馬上大哭、情緒勒索地哭鬧。

— 歐白芥：無來由地悲傷哭泣。

※若嬰兒無緣無故哭泣：

— 白楊：無緣由地害怕。

— 溝酸漿：起因不明，猜測可能是大聲的噪音、亮光或陌生人的聲音；因某處疼痛但無法表達，例如脹氣。

注意：如果小孩無法安靜下來，請立刻尋求小兒科醫師協助！

17. 小孩會很快感到失望嗎？原因是什麼？
— 龍膽：悲觀；一旦產生懷疑就容易放棄。
— 野薔薇：很容易順從屈服；之後不想要動，也不想努力。
— 甜栗花：很快地被徹底打敗；情緒完全失控。
— 松樹：因罪惡感與自責。
— 馬鞭草：當他的意見遭到強烈反對。
— 馬鞭草＋甜栗花：因為高度的自我要求造成失敗。

18. 小孩喜歡別人安慰他嗎，還是拒絕被安慰？
— 石楠：很需要安慰與關注；很依附人，甚至會向陌生人討同情。
— 龍芽草：拒絕被安慰；不肯示弱。
— 水菫：過於驕傲，不屑讓別人安慰自己；想要做得像大人一樣。

19. 他經常自憐嗎？
— 石楠：會有點憂鬱，哭哭啼啼地；或者常可憐兮兮的樣子。
— 菊苣：當他提出的求助被別人拒絕時。

20. 他的體重過重嗎？如果是的話，什麼情況會出現這種現象？
— 龍芽草：苦惱憂傷時。
— 菊苣：出現他無法接受的狀況，例如搬家或父母離異。
— 矢車菊：吃得非常多；面對食物無法說不。

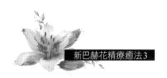

21. 他是個安靜的小孩，還是無法安靜坐著？

— 鳳仙花：他很沒耐心、忙碌，總是匆匆忙忙。

— 櫻桃李：容易緊張、不安；給人的感覺是內在有壓力；有強迫性的行為如咬指甲。

— 線球草：強烈的情緒波動，不安；易緊張，態度漫不經心。

— 龍芽草：他常感到不安，很難入睡；但是從外表來看是個安靜的小孩。

22. 他可以自己玩嗎？

— 石楠：很難獨處。

— 水堇：最喜歡一個人玩耍、會退縮，遠離人群隱退、是個獨行俠。

— 鐵線蓮：對外在世界少有興趣、喜歡作白日夢。

23. 當他得不到想要的東西，會怎麼做？

— 菊苣：會嚎啕大哭，企圖用這個來勒索。

— 石楠：會自憐地啜泣。

— 葡萄藤：會很容易生氣、追著父母親打，或想用暴力達到目的。

24. 他容易受到別人的影響嗎？

— 矢車菊：意志力薄弱，很難說不。

— 水蕨：天眞，容易受人欺騙。

— 葡萄藤：格外固執，很少讓步。

— 栗樹芽苞：特別拗與不服從。

— 水堇：不讓人指使。

25. 他常有嫉妒或羨慕人的傾向嗎？

— 冬青：會嫉妒兄弟姊妹或父母其中之一、父母擁吻時會擠到他們中間、會嫉妒其他小朋友。

— 菊苣：容易感到被排擠，常抱怨被冷落。

26. 他容易覺得受到侮辱嗎？

— 菊苣：常因小事動怒、容易責怪別人。

— 水堇：容易覺得自尊受損，便退出人群。

— 馬鞭草：當被人誤解時、對不公義的事情特別敏感。

27. 他會很快原諒，還是含怨多時？

— 楊柳：會含怨多時；常很長一段時間不與特定的小孩玩耍。

28. 他喜歡批評或罵人嗎？

— 菊苣：喜歡指責或批評；當自己的建議不被重視時會很生氣。

— 櫸木：容易發牢騷、取笑別人犯的錯誤。

29. 你的小孩有時會爆發憤怒的情緒嗎？如果有，是為了什麼？

— 冬青：一點小事就足以激怒他；為了雞毛蒜皮小事而生氣。

— 鳳仙花：當事情進行得太慢時；出於不耐煩而完全反應過度。

— 櫻桃李：當內在壓力過高時，會有爆炸性的反應。爆發時有「短路行為」的特質（短時間爆發出憤怒或恐懼的情緒）。

— 葡萄藤：當他的目的無法達到時會使用暴力；命令他人。

— 馬鞭草：當他想說服別人相信某事，而對方不同意他的意見時。

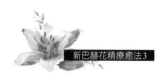

30. 你的小孩如何面對他的朋友、同學或老師？

— 石楠：總是嘗試成為人群的焦點所在、愛出風頭。

— 矢車菊：到哪都想當受人喜愛的孩子。

— 落葉松：羞怯、膽怯。

— 龍芽草：活絡氣氛的人，始終讓別人有好心情。

— 水菫：退出團體，很少有朋友。

— 馬鞭草：企圖讓別人對他的想法感興趣。

— 葡萄藤：像獨裁者一樣，強迫別人服從他的意志。

— 岩水：像盔甲一般地僵硬，很難改變他的意見。

— 冬青：容易很快被激怒，之後會給出粗暴無禮的回應。

— 櫸木：喜歡嘲笑其他人，因此讓自己不受歡迎。

— 葡萄藤：特別放肆，不屈服。

— 鳳仙花：老催他人快一點，任何事對他來說都不夠快。

— 菊苣：奉獻／給予很多，但希望對方有所回饋。

31. 他可以讓別人當老大，服從別人嗎？

— 葡萄藤：只想自己當老大。

— 水菫：不讓人命令他，很高傲。

— 栗樹芽苞：不願意，而且非常頑強；不想要的事情不會去做。

— 菊苣：會服從，但會開條件。

32. 對別人的希望，他會如何反應？他很樂於助人嗎？

— 矢車菊：非常樂於助人、不會說不、很容易被利用。

— 冬青：長期的「反對者／說不者」，生硬且不客氣地拒絕他人的請求。

— 葡萄藤：企圖使用暴力行為以達到自己的的希望與想法。

— 菊苣：為了貫徹自己的意志，嘗試使用外交手腕；會特別有技巧性地勒索別人。

33. 如果有其他小孩和他吵架，他會怎麼做？

— 溝酸漿：會害怕地退回來。

— 矢車菊：讓步，避免吵架。

— 白楊：自覺受到威脅，然後因害怕而攻擊。

— 葡萄藤：很容易被挑釁，會使用暴力解決。

— 冬青：很容易被激怒變得好鬥。

— 欅木：嘲弄別人。

— 馬鞭草：想透過釐清前因後果來說服對方，但過程中情緒激動。

— 菊苣：責怪另一個小孩，並且企圖管教他。

— 水堇：自吵架中抽身，並嘗試扮演大人的角色。

34. 如果孩子是由單親撫養，父母離婚後他的反應是什麼？

— 伯利恆之星：當時震驚不已。

— 甜栗花：失望透了。

— 野薔薇：心死了。

— 菊苣：馬上生病。

— 胡桃：對適應新生活有障礙。

— 岩水：擔負起離去的父母親的角色。

— 忍冬：父母離婚搬家後，想念舊家。

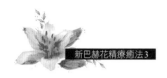

35. 小孩會擔心其他人嗎？

— 菊苣：用心照顧對方，令人為之感動，但對方不接納他的意見時會覺得很受傷。

— 紅栗花：擔心、害怕其他人會出事。

— 矢車菊：很有同情心，與別人一起同憂共苦。

36. 小孩常常向你提出很多問題嗎？

— 水蕨：比同年齡小孩更喜歡問問題。

37. 當小孩必須做決定時，會如何表現？

— 水蕨：特別不知所措，需要其他人的認同；小事也要問父母的建議。

— 線球草：常在兩個選項中猶豫不決。

— 野燕麥：迷茫、不知道自己要什麼。

— 水蕨＋葡萄藤：向別人討教，卻做出相反的決定。

— 葡萄藤：獨立自主地做出所有決定。

— 水菫：驕傲得不向別人討教。

38. 他面對工作的態度，還有他如何面對與人的關係？

— 馬鞭草：只要熱衷於一件事就會停不下來，直到做完為止。

— 線球草：不能夠專心做一件事情；一件事做沒多久就擱在一邊，然後換另一件事做；才約好沒多久就又變卦；格外不可靠。

— 栗樹芽苞：作業拖了一整天都不做；他有興趣做的事可以同時做很多件，但都虎頭蛇尾。

— 野燕麥：會做很多事，但沒有一件事真正讓他感興趣，所以經常在找新的事做。

39. 小孩很難集中注意力嗎？玩遊戲或寫功課時容易分心嗎？

— 鐵線蓮：喜歡自顧自地作白日夢、經常心不在焉、要逼他才會去做。

— 栗樹芽苞：注意力很不集中、常常在想下一步要做什麼、犯下很多粗心大意造成的錯誤、做事經常很表面也馬虎。

— 野燕麥：找不到重點，因為對他來說教材的知識領域太大，漫無頭緒。

— 龍芽草：只要有一點點噪音就會分散他的注意力；只能在絕對安靜的環境中寫作業。

40. 你的小孩是漫不經心、馬馬虎虎、雜亂無章，還是過分仔細、注意小細節？

※漫不經心與馬馬虎虎：

— 栗樹芽苞：特別沒有秩序感，整個房間亂成一團。

— 水菫：不屑既有的秩序。

— 野薔薇：由於聽天由命因此漫不經心。

— 野燕麥：漫不經心，因為缺乏意義感；對什麼都不感興趣；生活看似很無聊。

— 歐白芥：在憂鬱的階段時很懈怠；不知為何就很難過地退回內心世界，完全沒有任何外在的原因；問一句答一句。

— 角樹：會因為疲累而漫不經心，雖然平常不是這樣。

— 石楠：為了引人注目，顯得亂七八糟、雜亂無章、不修邊幅。

※太過仔細：

— 酸蘋果：凡事都必須做到很精確、房間總是打掃得很乾淨、玩具很

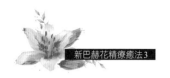

有秩序地排列好；出於強迫性的完美主義成爲模範生。

— 馬鞭草：對熱衷的事會很仔細，外帶超高的自我要求；在有興趣或喜愛的科目上想遙遙領先，但其它科目就表現平平。

— 岩水：做事很認眞很仔細，因爲每個人應該要努力不倦；承襲父母的價値觀，通常被教育成完美主義者。

— 石楠：向所有人炫耀自己的成功，好讓別人注意到他。

— 水菫：爲了能夠鶴立雞群，要比他人優秀；誇耀自己特別的成就，有些狂妄自大；至於一般的事情（如打掃）則會忽略掉。

— 矢車菊：是爲了討好別人；有時會是模範生，好讓父母與老師視自己爲好孩子。

41. 小孩喜歡去學校或幼稚園嗎？如果不喜歡，是爲什麼？

— 落葉松：因爲害羞；不敢在他人面前說話。

— 矢車菊：因爲害怕出糗、害怕失去他人的認同。

— 松樹：因爲成績不好、有罪惡感。

— 馬鞭草：感覺被老師不公平地對待。

— 櫸木：感覺其他人很笨。

— 葡萄藤：因爲經常太我行我素、一大堆被罰寫的功課。

— 溝酸漿或岩薔薇：因爲調皮搗蛋、怕挨揍（按發生的頻繁次數使用溝酸漿或岩薔薇）。

— 矢車菊：和上面同一種狀況，如果不自衛，就會成爲挨揍的代罪羔羊。

42. 有哪部分是我們在詢問過程中忽略的？

— 參考前面〈由兒童的行爲來推論〉一節決定所需的花精

43. 小孩有什麼特別的狀況嗎？

— 櫻桃李：抖動或是緊張性的局部痙攣。

— 石楠：老是扮演小丑，只爲了能成爲衆人的焦點。

— 龍芽草：愛講笑話帶動氣氛。

— 其他參考前面〈由兒童的行爲來推論〉一節決定所需的花精。

44. 小孩吃飯時的狀況？

— 菊苣：吃飯時會挑剔東挑剔西、希望媽媽煮點別的東西。

— 葡萄藤：同上，也下指令。

— 櫻桃李、鳳仙花與線球草：無法安靜坐著，手腳動個不停。（參考第21題）

— 石楠：同上，故意動來動去，只爲了引起別人的注意。

— 岩水：遵照「農夫不吃自己不認識的東西」的原則，只吃習慣吃的食物。

— 酸蘋果：很容易感到噁心。

— 伯利恆之星：因爲苦惱或生氣而沒有胃口。

— 矢車菊：很乖地將整盤吃完，就算食物實在太多。

— 鐵線蓮：自顧自地作白日夢，食物都涼掉了。

— 鳳仙花：老是吃太快。

※邊吃邊說話，結果讓食物涼掉：

— 馬鞭草：必須一吐爲快。

— 石楠：想成爲關注的焦點。

45. 孩子最大的困難是什麼？

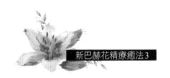
7.實際運用的方法

　　急性問題的治療，用在孩童身上與用在成人身上*的方法相同。如同先前曾提到的，「前兆」在孩子身上更爲明顯，也因此這些急性治療對孩子通常更容易有效果。

　　治療慢性問題時，可使用全花精軌道組合的治療，也可採用《新巴赫花精療法1》所描述的方法[153]，同時使用本書附錄的新評估表[154]。然而，在經過一些初步的成功和多次失敗後，我們不再於慢性病例中常規使用全花精軌道組合，僅在以下個別情況下使用：

- 用於治療生產造成的，或產前發育期間的創傷，這些情況下需要使用哪種花精十分清楚。
- 用於治療兒童早期階段的心靈衝擊，如果當下所需的花精與此心靈衝擊相關。
- 當某條花精軌道組合很明顯適用時，或當某個花精的症狀特別明顯時（例如因爲覺得噁心，小孩每天換三次內褲），光是這個適應症就足以將全花精軌道組合放入配方中（以這個案例來說，建議使用線球草花精軌道與水蕨花精軌道，再加上外在花精金雀花）。

　　如果治療出生創傷、母胎期間的創傷或幼兒時期的創傷時，需要用到兩條全花精軌道組合，應優先選擇治療症狀最明顯的那個組合。在任何情況下，都不應同時給予兩種軌道組合，因爲這會過度刺激能

---

*請參考本書第四章第三節〈以全花精軌道治療急性問題〉。

量系統。

假使服用全花精軌道組合但出現惡化，建議改用《新巴赫花精療法1》中介紹的治療程序——這也適用於使用全花精軌道而造成不舒服反應的所有其他的案例。

在「兒童巴赫花精」問卷中與2~6題相關的全花精軌道組合，其主題牽涉到出生的創傷、產前發育期間的創傷和兒童早期階段的心靈衝擊。目前全花精軌道組合對我們的主要意義是用於診斷，我們將那些全花精軌道組合內的相關花朵，與在談話中出現的花朵進行比對，只有當它們表現出症狀時才會加以注意。我們常觀察到，這些花精軌道組合內的其它花朵在治療過程中會自己「報到」——若不是透過「新」出現的情緒症狀，就是屬於此花朵的皮膚反應區之一出現了不適症狀。

如果在療程中出現了急性的狀況（例如長牙或某樁突發事件介入），可以中斷目前正在服用的花精複方，讓孩子使用杯水法服用針對當下急性問題開立的花精複方，而在這裡可以使用全花精軌道組合（以這個案例來說，採用鳳仙花／鐵線蓮花精軌道，外加白楊）。

在這裡要注意，有些急性症狀的出現並沒有明顯的原因或外在因素，反而是與心理的深層衝突忽然爆發有關，因為在服用花精複方的過程中，深層內在的衝突浮到了意識的表面。我們必須將那些適用的花精列入考慮，並在目前的不適症狀消失後，考慮將它們列在下一瓶花精複方中。

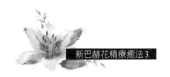
8. 兒童花精的調配與劑量

兒童巴赫花精配方的劑量，基本上與成人相同；但調配幼兒與嬰兒花精時，則必須按兒童個別的需求而定。

出現**急性困難**時，可以將儲存瓶裡的每種花精滴2滴到一杯水中，讓小孩每隔15~30分鐘喝上一口。如果情況好轉，可以將服用的間距拉長；如果採用的是整條花精軌道組合，請參考本書第四章第三節〈以全花精軌道治療急性問題〉中說明的特殊劑量。

為了安全起見，給幼兒服用花精時，應使用煮沸過的開水或沒有氣泡的礦泉水，又或是將花精滴入茶水與果汁中。和順勢藥物比起來，巴赫花精不會受香草茶或精油的影響而減低效果。

嬰兒也可以同樣方式處理，只是給嬰兒時使用的是小水杯（例如烈酒杯），並將奶嘴放到水杯裡浸泡15~30分鐘。

處理**慢性情況**時，從儲存瓶裡取1滴花精加入10C.C.沒有氣泡的礦泉水*。如果每個星期都重新調配一瓶花精複方，可以省略加入些許酒精以利保存的步驟，但嚴格禁止舌頭接觸到滴瓶**。這麼做的先決條件是，每次都要使用無菌的藥瓶。

然而為了有利於長期保存，我們需要添加微量的酒精（30毫升瓶裡面只需要約一茶匙的40度酒精），這對嬰兒來說基本上夠了。一般人喜歡重複使用藥瓶，但我們基本上不建議這麼做，因為即使藥瓶煮沸消毒過，也不會破壞花精的振動頻率，如此一來新舊花精處方會混

---

*譯註：劑量為10C.C.滴1滴、20C.C.滴2滴，以此類推。

**使用滴管瓶可以避免這個問題。

在一起（不管再怎麼仔細，藥瓶中還是會留下些微的殘留物）。如果剛好湊成一條花精軌道會變得很危險。

　　調配好的花精複方一天服用4次，每次2~4滴，服用時間通常是每天用早餐、午餐與晚餐前，以及上床睡覺之前。

　　有些人建議母親在爲小孩哺乳前，可以先將（稀釋的）滴劑滴在乳頭上，或是自己先服用這配方，好讓嬰兒透過母奶獲得所需的花精頻率，但我們不建議這麼做，因爲母親所喝到的花精並不適合自己。這個方式在母親使用全花精軌道組合時也會有危險，因爲母親自己會出現強烈的反應，而且我們必須考慮到，喝母乳的嬰兒也會吸收到母親服用的配方，因此建議母親在哺乳期間不要使用自己的慢性花精複方；至於針對當前的急性問題所調配的急性複方，則不會造成問題。如果孩子在此期間服用自己的花精，這種情況下，母親也應該中斷服用自己的配方。

　　有時孩子在治療過程中突然不願意服用花精滴劑，通常這表示配方中的某些花不再適用，應該要更換配方。由於小孩在許多的情況下能夠直覺地感知到配方不再適用，此時千萬不要勉強他們繼續服用，也不要嘗試偷偷給予這些處方（像是混入他們喜歡喝的飲料中）。

❋ 9.個案實例

　　前言：為了更清楚地理解下列的個案，我們會將適用的花精名稱標註在括弧裡。

案例一

　　我兒子發燒到39.5度，奄奄一息地躺在床上，他抱怨四肢疼痛、胸

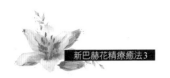

腔兩邊肋骨部位不舒服，而且感覺相當疲憊。他說，前一天他在湖裡玩水時著涼了。我問他，昨天是不是發生了什麼不愉快的事情，他回答說，他和朋友吵了一架，朋友現在不跟他玩了。

被朋友拒絕顯然讓他非常苦惱（矢車菊），此外，由於他在「著涼」前不久還生過氣（冬青），因此我們給他以下的處方：矢車菊與岩薔薇花精軌道，另外加上伯利恆之星，以杯水法服用。

不久後，高燒便迅速消退了，他的四肢也不再疼痛，整個人又充滿了活力。只是，他的右側胸腔肋骨上的冬青皮膚反應區疼痛依舊，至於左邊肋骨部位的疼痛則已消失無蹤。

我並沒有將冬青花精拿來外敷，而是把一顆瑪瑙放在相關的部位，這顆礦石對應的是比冬青花精更加精微的層面*。15分鐘後，他的不適症狀完全解除了，只是過了一段時間，不適的症狀又再度出現，所以我又再重複一次這個療程。這次效果持續下去，疼痛不再出現。

然而在這裡，我要特別再次慎重地提醒大家，千萬不要在類似這種情況下做自我療癒。巴赫花精治療不能取代一般醫療上的診斷，發高燒到這樣程度，原則上應該要透過醫生的診斷釐清病因，尤其是在進行花精療癒**之前**。我舉出這個案例的目的是，讓大家知道花精治療可以怎麼應用。

---

*礦石與巴赫花精的關係是《礦石與精油的新療法》的主題，德國Isotrop出版社出版。

案例二

　　有個四歲的小男孩，半夜無故地大喊大叫，還胡亂地搥打自己，然後用手指著某個地方喃喃說道：「那裡……那裡！」家人叫醒他之後，他沒有辦法像平時一樣說出自己剛剛所作的夢。

　　他從六個月大起，一直到兩歲為止，經常大吼大叫到失去知覺，同時還會朝著自己胡亂搥打。他也曾因為缺氧而身體發青，並且昏厥了過去，而通常這種狀況出現在當他想要說些什麼，卻無法開口表達的時候。他學會說話後，這個現象不再出現，取而代之的是剛才提到的：半夜裡大叫並抽搐。家人懷疑他罹患癲癇，讓他去做了一次腦波檢查，檢查的結果呈現陰性反應。

　　這個男孩給人聰明伶俐的印象。孩子的母親告訴我們，他很樂意結交朋友，認識的每一個人，他都可以馬上以小名暱稱對方（龍芽草）。聽說他在幼稚園中很受歡迎，但在家裡卻恰恰相反，在家裡他不迴避任何的衝突，也不喜歡別人說他長說他短，而且只想做自己想做的事（葡萄藤）；然而在朋友群中，他不會挑起爭端，特別樂於助人，而且很容易被人說服去做某些事情（矢車菊）。他很難一個人玩，需要很多的關愛與照顧（石楠），儘管這樣，他還是經常拒絕他人的安慰（龍芽草）。除此之外，他不會因為小痛而哭哭啼啼，發燒到39度才躺到床上去。他害怕暴風雨，也害怕汽笛聲（溝酸漿）；有時會突然暴怒、容易脾氣暴躁，也常會失控打人（冬青）。

　　等我問到孩子的生產過程時，母親回答在分娩時，他是由醫生用吸盤吸出來的，當時的他全身發青，沒有呼吸，立刻被戴上了氧氣罩。

　　男孩身上這個巨大的出生創傷，以及不時發作的夜哭痙攣現象，清楚指出了典型的櫻桃李特徵，而且這現象只出現在夜晚（龍芽

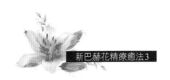

草），所以我開立了矢車菊與岩薔薇花精軌道，外加伯利恆之星。

六個星期後，他的母親說他夜哭的情況變少了，即使出現夜哭，他也能說出作夢的內容，這些夢都非常沉重、帶給他負擔，夢境的內容多半是白天裡發生的瑣事，在夜間的夢裡卻成了棘手問題（龍芽草）。例如他在幾天前冒險去潛水，事後遭到父親的責備。雖然挨了罵，他還是超級勇敢，照做不誤，絲毫不畏懼；不過，他在夜間的夢裡卻大喊：「水！水！救命啊！我快淹死了！」除此之外，就整體而言，孩子服用我所開立出的花精滴劑後，已經變得平靜多了。

這次我替他開立了伯利恆之星、冬青、矢車菊、櫻桃李、龍芽草、葡萄藤以及石楠，過了五週後，他母親說他曾出現過一次夢遊，這象徵性地表達出他的內心衝突，也就是夜哭的主因：當時，他躺在床上大叫，母親對他說：「起來，出去，不要吵醒大家。」隨後他便起床站起來，朝著目的地──地下室──走去。他毫無困難地走下樓，在地下室上了鎖的門前停下了腳步，母親替他打開了鎖，他便走進地下室，然後停下來並說道：「現在這樣很好。」說完之後，他整個人倒下，也清醒了過來。據他說，從那之後他有種如釋重負的感覺。

夢裡的房子象徵著靈魂的軀殼，地下室的空間則代表著潛意識。孩子將夢境投射到現實當中──他真的走進了地下室──的這點指出：問題的解答可在「地下室」裡找到。當他面對了自己潛抑的情感時，所有的一切「變好了」。

案例三

一個8歲的男孩被父母帶到我的診所，因為他與周遭的人有相處上的困難。這孩子的行為舉止不太像個小孩，倒是比較像小大人，他回答我的問題時非常冷靜、從容、客觀。當父母責怪他性格上有缺失才

得來接受治療時，他的反應是輕鬆自如、並帶有優越感，讓我們清楚意識到他並不在乎這些。

他對母親態度狂妄，特別是在彼此爭吵時，此外，他還樂於享受母親提供的服務。反正，他就是很難認同女性的權威。

面對學校中的作業，他非常任性，只做應該做的功課，沒人能說動他多做一點；而在家裡，他拒絕寫作業，理由是他都會了，為什麼還要練習。當母親提出跟他一起閱讀的建議，他回應道：「好呀，妳唸給我聽吧！」

他長得相當瘦弱，因此母親想要他長胖點，但他很少感到肚子餓，並且想要維持纖細的身材。這種行為的背後是一種抗爭，不容我們忽視（栗樹芽苞）。

他很少跟其他小孩玩在一起，寧可躲得遠遠的，把自己孤立起來（水堇）。當他傷心時，不需要任何人的安慰，總是自己想辦法解決問題（水堇或龍芽草）；不過如果有人對他說了不合他意的話，就很容易因為感覺受到委屈而哭泣（菊苣）。他對於不公義的事情極度敏感（馬鞭草）。對於其它事情，他會過度要求自己得加以忍耐。他會故意惹父母生氣，然後說自己只不過是開開玩笑（櫸木），但事實上他討厭真正的爭吵，一旦發生，他會乾脆逃開（水堇）。至於批評與責備他的母親，對他絕不是難事（櫸木）。

如果他有什麼不會的，就會自顧地把不愉快的事情拖延到最後的期限（栗樹芽苞）。他總是試著把整理房間的工作推給父母（葡萄藤，當作權力遊戲；水堇，由於傲慢）。如果父母希望他的房間看起來井然有序，那麼，依照他的看法，父母應該自己動手去整理房間。

雜亂無章不會妨礙他，他對此並不在乎，反倒是當他無法貫徹自己的意志時會非常地生氣（葡萄藤）。如果寫功課時遇到困難且無法

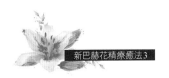

立刻解決，他會很快就感到不耐煩（鳳仙花）。

他經常咬手指甲（櫻桃李），夜晚睡覺時會說夢話，並且發出嘎嘎的磨牙聲（龍芽草、櫻桃李）。他需要很多的睡眠，而且喜歡自顧地作白日夢（鐵線蓮）。

他在運動時會很快地就覺得精疲力竭（橄欖）；但遊戲時會忽視已經力竭的狀態，還撐著繼續玩下去，直到徹底累癱為止（橡樹）。

最後，有時候他會無端地感到悲傷（歐白芥）。

我詢問了他的父母有關懷孕期間與生產時的情況，獲得了以下的資訊：在懷孕初期，他們並不確定是否要留下這個孩子（楊柳），原本已經約好日期要進行墮胎（岩薔薇花軌），但很快就打消這個念頭並且決定結婚。父親希望肚子裡的孩子是女孩，並在整個懷孕過程不斷提及此事（水堇：因為這男孩在處理衝突時，很可能說服自己說，他比女孩還優秀。此處可以參照他在面對女性上權威的問題，以他的年紀來說，這是非常不尋常的）。他是超過預產期十天才出生的孩子（鐵線蓮），生產的過程問題重重：母親在第二次的收縮陣痛後，氣力耗盡了，醫師嘗試推出孩子卻沒有成功，於是建議採用剖腹生產，但最後證實沒有這個必要（岩薔薇：由於被告知需要剖腹生產，母親陷入了恐慌）。

這個孩子在童年早期就顯露出敏感的特質。這幾年中，孩子的父親患有急性的精神問題，因此男孩不可以像同年齡的孩子一樣活潑，如同他母親強調的：他極為壓抑自己的情感（龍芽草，櫻桃李）。然而，當他想要某樣東西但又得不到時，就會失去控制，而且會一直大聲吼叫，直到臉紅脖子粗（葡萄藤：基於權力遊戲；櫻桃李：由於積累的情緒爆炸般地釋放）。在他還是小嬰兒時，常因為憤怒而大聲吼叫，甚至激動到一時無法呼吸、臉色發青（葡萄藤），同時他從小就

很膽小，容易受到驚嚇，而且很容易陷入恐慌中（岩薔薇）。

我們為他進行月線測試時發現，他的鳳仙花花軌受到了最嚴重的干擾，其次是跟這個花軌有連帶關係的鐵線蓮花軌。在做問卷訪談時，這兩條花軌其實不是最重要的，對我來說，鐵線蓮花軌的診斷結果是比較可以理解，因為男孩長期為流鼻涕所苦，這在中醫針灸上與大腸經相關，而鐵線蓮花軌正好是屬於大腸經。

他的水菫花軌症狀特徵十分明顯，因此我自己推測應該是此花軌。但是，緊接著的治療過程顯示出，**當時**鳳仙花花軌最為重要。

氣場測試的結果乍看之下令人費解——居然是白楊。除了偶爾出現的惡夢外，在問診中沒有任何跡象指向這個花精。白楊類型的人自覺受到周遭環境的威脅，但不一定只有在模糊不清的恐懼情境才呈現這種受脅迫感，但是，自覺受到周遭威脅可能導致一個人不斷地與假想中的敵人抗爭，或者引發遁逃的行為，而遁逃會導致當事人斷絕與外界的接觸，自然產生社交上的孤立狀態。在這個案例中，白楊狀況可能是男孩引人注目行為背後的更深層原因，他雙眼所流露出的獨特神情，我在其他擁有白楊議題的患者身上也曾看到過。

我開立的第一個花精複方如下：伯利恆之星、白楊、櫸木、歐白芥、櫻桃李、橡樹。四個星期後，我在第二個複方組合中將在這段期間不再需要的花精拿掉，並以更深一層的組合來代替，於是處方調整成：包括了之前的伯利恆之星、白楊與櫻桃李，再加上栗樹芽苞、水菫花、鳳仙花與橄欖。

大約一個多星期後，男孩再度以病人的身份出現在我面前，因為在這段期間，他的狀況惡化了。雖然他服用了鳳仙花花精，卻明顯變得更加焦躁不安，母親說他變得更粗野了。他現在給人的印象是極度緊張與煩躁，而且一反常態地睡得非常少。很明顯地，我低估了他

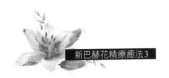

的橡樹狀態，而太早換成橄欖花精，後者強化了位在它上方的橡樹狀態。此外，他在這段期間變得非常吹毛求疵，如果他應該做某件事，卻沒有能力做到完美，那麼他寧可放著不做。完美主義使得不安狀態更加升高，這讓人馬上想到酸蘋果。

男孩的母親告訴我，幾天前他尿褲子了，原因是他原本已經與媽媽約好時間，卻臨時想要提早去朋友家，但媽媽不允許。我們馬上聯想到菊苣的經典式勒索嘗試（klassischer Erpressungsversuch）。因為這個意圖很明顯，所以我們同樣也可以使用葡萄藤（作為公開的挑釁）、冬青（出自憤怒）、楊柳（出自報復想法）以及馬鞭草（以防他感覺自己受到母親的不公平對待）。在此，我們必須先做這樣的推測：當小孩在會談的狀況下——被一個陌生人「審訊」——根本不會承認自己的真正動機，更何況這是一件令人感到難堪的事情。在這樣的個案中，所適用的花精通常在進一步的治療裡才會顯現出來。

現在他半夜磨牙的問題改善了，這段期間，他不像之前那麼強烈地壓抑著自己的感覺，因此不需在睡眠中發洩他的攻擊性，這一點很明顯地可以看出來。

這次新的花精複方包括了伯利恆之星、白楊、酸蘋果、櫻桃李、龍芽草、橡樹、鳳仙花、栗樹芽苞、水菫花與馬鞭草。開立這麼多花精的原因是防止過度的反應蔓延，二來是更詳細的差異性——通常——要在之後才會顯現出來，最後則是我不想停掉一些到目前為止開給他、且他也服用了很長一段時間的花精。除了滴劑，男孩還額外領到巴赫花精乳霜，乳霜中加入了橡樹、水菫花與酸蘋果，可做外用。做完氣場測試後，我發現與這些花精相對應的身體部位確實受到強烈的干擾。

四星期過後，他母親說他變得更具攻擊性了。他為所欲為（葡

萄藤），並且恣意行事，經常以哭泣博取權力（菊苣）。除此之外，他還更常責怪母親（菊苣）。還有，他本就頑固任性，現在更變本加厲，比如說只吃他習慣吃的蕃茄醬，絕不碰其它牌子，以前從沒吃過的菜餚現在一口也不嚐。他的髖骨部位目前呈現出強烈的緊繃與僵硬（膽經）。

這些反應顯示出服用酸蘋果後，暗藏在底下的岩水狀態被帶到表層，同時情況並沒有因為滴劑有所改變，他在學校裡的專注力跟以往一樣差。

我把新的花精複方改成：白楊、酸蘋果、岩水、栗樹芽苞、水堇、櫻桃李和菊苣，而花精乳霜還是繼續塗抹。

過了一個月後，他母親打電話來並非常驕傲地說，她兒子終於長成**真正的少年**了：他在學校裡跟其他的男孩子打架了。過去他總是站在高山上，看馬兒們相踢，不願插手，這種極端的傲慢，讓他無法和同齡的孩子溝通交流。

在進一步的治療過程中，負面的性格特徵出現了，從前它們隱藏得很好，或只能看出些微的苗頭，比方說，深植內心的憤恨不平驅動著他排拒他人（對應父母在懷孕初期想墮胎的念頭）。用杯水法服用了楊柳花精後，他變得比之前更開放、更容易讓人接近，而且也跟母親談論了自己從前無法談論的事物。

治療到現在，他都極為克制自己的情感。對於這點，我們可以歸納出三個緣由：優越感（水堇）、對自己的感覺感到恐懼（櫻桃李），以及自我要求過高（岩水）。接下來進一步的治療目標是：認清及接受自己的感覺。

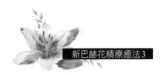

後記

「愛德華・巴赫醫師在過世前曾說過，三十八種花精包含了人類所有的基本心靈狀況，自成系統，完整無缺。」[156] 我將巴赫花精歸類為十二個花精軌道與五個外向花精，正好符合中醫的十二條經絡與五行的五個元素，這點證實巴赫醫生所做的表述，同時也無縫接軌了巴赫花精系統。

早在幾千年前的古老中國，人們就已發現並定義了巴赫花精所象徵的人類心靈的三十八種原型與經絡五行之間的關係，並透過針灸進行影響與治療。

新巴赫花精療法不僅是一種獨立的治療方法，可以療癒由心而生的身體不適症，還提出了花精軌道和經絡間的關聯性作為針灸學的補充，因為花精圖像基本上更精確地描述了人類的心靈狀況，讓人一目了然，更加容易理解。

附錄一 月線點搜尋表

測量的方向是由內而外，軌道或經絡的號碼由外而內。

骨盆寬度(cm)	12 12)龍芽草 小腸經	11 11)紫金蓮 膜經-膜經	10 10)鳳仙花 肝經	9 9)龍膽 胃經	8 8)馬鞭草 心經	7 7)線球草 心經	6 6)菊苣 肺經	5 5)鐵線蓮 大腸經	4 4)失車菊 膀胱經	3 3)昔蘭盆 三焦經	2 2)水蜈 心包經	1 1)溝酸漿 胃經
12	1	2	3	4	5	6	7	8	9	10	11	12.0
12.5	1	2.1	3.1	4.2	5.2	6.2	7.3	8.3	9.4	10.4	11.5	12.5
13	1.1	2.2	3.2	4.3	5.4	6.5	7.6	8.7	9.7	10.8	11.9	13.0
13.5	1.1	2.3	3.4	4.5	5.6	6.8	7.9	9.0	10.1	11.3	12.4	13.5
14	1.2	2.3	3.5	4.7	5.8	7.0	8.2	9.3	10.5	11.7	12.8	14.0
14.5	1.2	2.4	3.6	4.8	6.0	7.2	8.5	9.7	10.9	12.1	13.3	14.5
15	1.3	2.5	3.8	5.0	6.3	7.5	8.8	10.0	11.3	12.5	13.8	15.0
15.5	1.3	2.6	3.9	5.2	6.5	7.7	9.0	10.3	11.6	12.9	14.2	15.5
16	1.3	2.7	4.0	5.3	6.7	8.0	9.3	10.7	12.0	13.3	14.7	16.0
16.5	1.4	2.8	4.1	5.5	6.7	8.3	9.6	11.0	12.4	13.8	15.1	16.5
17	1.4	2.8	4.2	5.7	7.1	8.5	9.9	11.3	12.7	14.2	15.6	17.0
17.5	1.5	2.9	4.4	5.8	7.3	8.7	10.2	11.7	13.1	14.6	16.0	17.5
18	1.5	3.0	4.5	6.0	7.5	9.0	10.5	12.0	13.5	15.0	16.5	18.0
18.5	1.5	3.1	4.6	6.2	7.7	9.2	10.8	12.3	13.9	15.4	17.0	18.5
19	1.6	3.2	4.8	6.3	7.9	9.5	11.1	12.7	14.3	15.8	17.4	19.0
19.5	1.6	3.3	4.9	6.5	8.2	9.8	11.4	13.0	14.6	16.3	17.9	19.5
20	1.7	3.3	5.0	6.7	8.3	10.0	11.7	13.3	15.0	16.7	18.3	20.0
20.5	1.7	3.4	5.1	6.8	8.5	10.2	12.0	13.7	15.4	17.1	18.8	20.5

附錄一表 ①

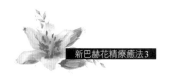

骨盆寬度（cm）	21	21.5	22	22.5	23	23.5	24	24.5	25	25.5	26	26.5	27	27.5	28	28.5	29	29.5
12) 龍芽草 脾經/小腸經	1.8	1.8	1.8	1.9	1.9	2.0	2.0	2.1	2.1	2.1	2.1	2.2	2.2	2.3	2.3	2.4	2.4	2.5
11) 紫金蓮 脾經-胰經	3.5	3.6	3.7	3.7	3.8	3.9	4.0	4.1	4.1	4.2	4.3	4.4	4.5	4.6	4.6	4.8	4.8	4.9
10) 鳳仙花 肝經	5.3	5.4	5.5	5.5	5.7	5.8	6.0	6.1	6.2	6.4	6.4	6.6	6.7	6.9	6.9	7.1	7.2	7.4
9) 龍膽 胃經	7.0	7.2	7.3	7.4	7.6	7.8	8.0	8.2	8.3	8.5	8.6	8.8	9.0	9.2	9.3	9.5	9.6	9.8
8) 馬鞭草 心經	8.8	9.0	9.2	9.2	9.6	9.7	10.0	10.2	10.4	10.6	10.8	11.0	11.2	11.5	11.6	11.9	12.1	12.3
7) 綠球草 膽經	10.5	10.7	11.0	11.1	11.5	11.7	12.0	12.2	12.4	12.7	12.9	13.2	13.5	13.7	13.9	14.3	14.5	14.7
6) 菊苣 肺經	12.2	12.5	12.5	13.0	13.4	13.6	14.0	14.3	14.5	14.8	15.1	15.5	15.7	16.0	16.3	16.6	16.9	17.2
5) 鐵線蓮 大腸經	14.0	14.3	14.6	14.9	15.3	15.6	16.0	16.3	16.6	17.0	17.3	17.7	18.0	18.3	18.6	19.0	19.3	19.7
4) 矢車菊 膀胱經	15.8	16.1	16.5	16.7	17.2	17.6	18.0	18.4	18.7	19.1	19.5	19.9	20.2	20.6	20.9	21.4	21.8	22.0
3) 岩薔薇 三焦經	17.5	17.9	18.3	18.6	19.2	19.6	20.0	20.4	20.8	21.2	21.6	22.1	22.5	22.9	23.3	23.8	24.2	24.6
2) 水蕨 心包經	19.2	19.7	20.2	20.3	21.1	21.5	22.0	22.5	22.9	23.4	23.8	24.3	24.8	25.2	25.7	26.1	26.6	27.0
1) 溝酸漿 腎經	21.0	21.5	22.0	22.5	23.0	23.5	24.0	24.5	25.0	25.5	26.0	26.5	27.0	27.5	28.0	28.5	29.0	29.5

附錄一表 ②

骨盆寬度（cm）	30	30.5	31	31.5	32	32.5	33	33.5	34	34.5	35	35.5	36
12) 龍芽草 小腸經	2.5	2.5	2.6	2.6	2.7	2.7	2.8	2.8	2.8	2.9	2.9	3.0	3.0
11) 紫金蓮 脾經-膀胱經	5.0	5.1	5.2	5.3	5.3	5.4	5.5	5.6	5.7	5.8	5.8	5.9	6.0
10) 鳳仙花 肝經	7.5	7.6	7.7	7.9	8.0	8.1	8.3	8.4	8.5	8.6	8.7	8.8	9.0
9) 龍膽 胃經	10.0	10.2	10.3	10.5	10.8	10.8	11.0	11.2	11.3	11.5	11.6	11.8	12.0
8) 馬鞭草 心經	12.5	12.7	12.9	13.1	13.3	13.5	13.8	14.0	14.2	14.4	14.6	14.8	15.0
7) 綠球蓮 膽經	15.0	15.2	15.5	15.8	16.0	16.2	16.5	16.7	17.0	17.3	17.5	17.7	18.0
6) 菊苣 肺經	17.5	17.8	18.1	18.4	18.7	19.0	19.3	19.5	19.8	20.1	20.4	20.7	21.0
5) 鐵線蓮 大腸經	20.0	20.3	20.7	21.0	21.3	21.7	22.0	22.3	22.7	23.0	23.3	23.7	24.0
4) 矢車菊 膀胱經	22.5	22.9	23.2	23.6	24.0	24.3	24.8	25.1	25.1	25.9	26.2	26.6	27.0
3) 岩薔薇 三焦經	25.0	25.4	25.8	26.3	26.7	27.1	27.5	27.9	28.3	28.9	29.1	29.6	30.0
2) 水蕨 心包經	27.5	28.0	28.4	28.9	29.3	29.8	30.3	30.7	31.2	31.6	32.1	32.5	33.0
1) 溝酸漿 腎經	30.0	30.5	31.0	31.5	32.0	32.5	33.0	33.5	34.0	34.5	35.0	35.5	36.0

附錄一表③

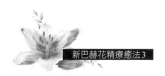

附錄二 花精評估表

姓名：_____　複方第_____次　日期：_____

伯利恆之星		金雀花	胡桃		榆樹	白楊
松樹		酸蘋果	甜栗花	欅木	野薔薇	歐白芥
冬青		岩水	馬鞭草	栗樹芽苞	楊柳	鳳仙花
矢車菊		線球草	龍芽草	水堇	龍膽	鐵線蓮
膀胱經（B）		膽經（G）	小腸經（Dü）	心包經（KS）	胃經（M）	大腸經（Di）
白栗花	櫻桃李	野燕麥	忍冬		歐白芥	橡樹
角樹	龍芽草	葡萄藤	紅栗花		石楠	橄欖
馬鞭草	岩薔薇	水蕨	菊苣		溝酸漿	鳳仙花
心經（H）	三焦經（3E）	脾經胰經（MP）	肺經（LU）		腎經（N）	肝經（Le）
落葉松						

自述：　　　　　　　　　　　　　色彩測試：　　＋

外用：

✽ 註腳

1　柯磊墨，《新巴赫花精療法1：療癒身心靈的12種花精軌道》，台灣台北，心靈工坊文化，頁20-21

於本書中，作者將巴赫花精重新分類，並詳細說明花精軌道的概念。

作者所謂的「內在花精」可分成12個族群（軌道），每個族群（軌道）都各擁有一個溝通花精、補償花精及失調花精。人類的心靈問題會依循花精軌道的走向，由與世界溝通的狀態，再進入補償狀態，最後到失調狀態。

12條花精軌道臚列如下：
1. 矢車菊─冬青─松樹
2. 水蕨─葡萄藤─野燕麥
3. 線球草─岩水─酸蘋果
4. 龍膽─楊柳─野薔薇
5. 水堇─栗樹芽苞─欅木
6. 馬鞭草─角樹─白栗花
7. 龍芽草─馬鞭草─甜栗花
8. 岩薔薇─龍芽草─櫻桃李
9. 鳳仙花─橄欖─橡樹
10. 菊苣─紅栗花─忍冬
11. 溝酸漿─石楠─歐白芥
12. 鐵線蓮─鳳仙花─歐白芥

基礎花精落葉松位於12個花精軌道下，無法納入其他模式中。

外在花精包含了負面的心靈構念，它們是受外來影響導致的結果，或是針對外來影響產生的反應，例如心靈創傷導致的後果、因為外在過度要求而產生的不適症狀、面對生命的新階段感到不安全等。外在花精有白楊、榆樹、金雀花、伯利恆之星與胡桃。

2　老子（Lao-tse），《道德經》（*Tao-Te-King*），Stuttgart，1979，Verlag Philipp Reclam Jun，頁71

3　Barbara D. Schrecke/Gerhard J. Wertsch，《現代與古典針灸寶典》（*Lehrbuch der modernen und klassischen Akupunktur*），Schorndorf，1980，WBV 生物醫學出版社，頁22

4　同上，頁17

5　老子，《道德經》，頁49

6　同上，頁25

7　同上，頁71

8　Barbara D. Schrecke/Gerhard J. Wertsch，《現代與古典針灸寶典》，頁192

9　同上，頁192/193

10　同上，頁193

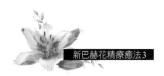

11 Johannes Bischko，《針灸入門》（*Einführung in die Akupunktur*）第一冊，Heidelberg 1978，Karl F. Haug Verlag，頁13

12 Jochen M. Gleditsch，《反射區與身心地圖：作為理解人類全貌的金鑰》（*Reflexzonen und Somatotopien als Schlüssel zu einer Gesamtschau des Menschen*），Schorndorf 1983，WBV Biologisch-Medizinische Verlagsgesellschaft，頁83

13 Guido Fisch，《針灸：華人的醫學針灸術是未來醫學的主流》（*Akupunktur. Chinesische Nadelheilkunde in der Medizin der Zukunft*），Muenchen 1979，Verlag Wilhelm Goldmann，頁98

14 Barbara D. Schrecke/Gerhard J. Wertsch，《現代與古典針灸寶典》，頁238

15 同上，頁239

16 同上，頁243/244

17 Guido Fisch，《針灸：華人的醫學針灸術是未來醫學的主流》，頁32

18 同上，頁140

19 同上，頁139

20 同上，頁140

21 同上，頁140

22 同上，頁139

23 Denis und Joyce Lawson-Wood，《針灸與中式按摩》（*Akupunktur und chinesische Massage*），Freiburg i. Br. 1977，Aurum Verlag，頁110

24 Barbara D. Schrecke/Gerhard J. Wertsch，《現代與古典針灸寶典》，頁259

25 Manfred Porkert，《華人的醫學》（*Die chinesische Medizin*），Duesseldorf 1989，Econ Verlag，頁121

26 Manfred Porkert/Carl-Habermann Hempen，《系統化的針灸》（*Systematische Akupunktur*），Muenchen-Wien-Baltimore 1985，Verlag Urban und Schwarzenber，頁112

27 Jochen M. Gleditsch，《反射區與身心地圖》（*Reflexzonen und Somatotopien*），a.a.P.，頁97

28 Peter Mandel，《光照全人性（牙科-）醫學》（*Lichtblicke in der ganzheitlichen (Zahn-)Medizin*），Bruchsal 1989，Energetik Verlag，頁74

29 Manfred Pokeert，《華人的醫學》，頁120/121

30 同上，頁121

31 同上，頁120

32 Thorwald Dethlefsen，《疾病之道》（*Krankheit als Weg*），慕尼黑，a.a.O.，頁122

33 Manfred Porkert，《華人的醫學》，頁122

34 同上，頁122

35 Manfred Porkert/Carl-Hermann Hempen，《系統化的針灸》，頁96

36 Manfred Porkert，《華人的醫學》，頁112

37 Manfred Porkert/Carl-Hermann Hempen，《系統化的針灸》，頁96

38 Jochen M. Gleditsch，《反射區與身心地圖》，頁105

39 Manfred Porkert，《華人的醫學》，頁112

40 同上,頁112

41 Jochen M. Gleditsch,《反射區與身心地圖》頁105

42 Manfred Porkert,《華人的醫學》,頁113

43 Jochen M. Gleditsch,《反射區與身心地圖》,頁105

44 同上,頁105

45 Manfred Porkert,《華人的醫學》頁135

46 同上,頁135

47 同上,頁135

48 Manfred Porkert/Carl-Hermann Hempen,《系統化的針灸》,頁76

49 同上,頁76

50 Manfreid Porkert,《華人的醫學》,頁105~106

51 同上,頁106

52 Manfred Porkert/Carl-Hermann Hempen,《系統化的針灸》,頁104

53 Jochen M. Gleditsch,《反射區與身心地圖》頁104

54 Manfred Porkert/Carl-Hermann Hempen,《系統化的針灸》,頁76

55 同上,頁76

56 Manfred Porkert,《華人的醫學》,頁134

57 Jochen M. Gleditsch,《反射區與身心地圖》,頁101

58 Peter Mandel,《光照全人性(牙科-)醫學》,頁76

59 同上,頁19

60 Dr. Edward Bach,《巴赫醫師全集》(*Gesammelte Werke*),Grafing 1988, AquamarinVerlag,頁211

61 Peter Mandel,《光照全人性(牙科-)醫學》,頁23

62 Manfred Porkert,《華人的醫學》,頁155

63 Manfred Porkert/Carl-Hermann Hempen,《系統化的針灸》,頁76

64 同上,頁104

65 同上,頁104

66 Jochen M. Gleditsch,《反射區與身心地圖》,頁109

67 同上,頁112

68 Manfred Porkert/Carl-Hermann Hempen,《系統化的針灸》,頁104/105

69 同上,頁104

70 Denis und Joyce Lawson-Wood,《針灸與中式按摩》頁110

71 Peter Mandel,《光照全人(牙科-)醫學》,頁81

72 Manfred Porkert/Carl-Hermann Hempen,《系統化的針灸》頁47

73 同上,頁47

74 Jochen M. Gleditsch,《反射區與身心地圖》頁109

75 Julian & Martine Barnard,《巴赫花精的奇蹟》(*Das Bach-Blüten Wunder*),慕尼黑,1989,Heyne-Verlag,頁89

76 同上,頁79/80

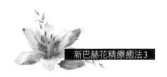
77 Jochen M. Gleditsch，《反射區與身心地圖》，頁109

78 同上，頁109

79 Manfred Porkert，《華人的醫學》，頁117

80 同上，頁108

81 同上，頁108~109

82 Dianne M.Connelly，《傳統的針灸：五行的法則》（*Traditionelle Akupunktur*），海德堡，1989，
Verlag Anna-Christa Endrich，頁43

83 Jochen M. Gleditsch，《反射區與身心地圖》，頁113

84 同上

85 Manfred Porkert，《華人的醫學》，頁108

86 Manfred Porkert/Carl-Hermann Hempen，《系統化的針灸》，頁84

87 Manfred Porkert，《華人的醫學》，頁109

88 同上，頁125

89 Manfred Porkert/Carl-Hermann Hempen，《系統化的針灸》，頁85

90 Manfred Porkert，《華人的醫學》，頁109

91 Dianne M.Connelly，《傳統的針灸：五行的法則》，頁43

92 Manfred Porkert，《華人的醫學》，頁111

93 Dianne M.Connelly，《傳統的針灸：五行的法則》，頁54

94 同上，頁53

95 Manfred Porkert，《華人的醫學》，頁110

96 同上

97 Jochen M. Gleditsch，《反射區與身心地圖》，頁113

98 據同上，頁121

99 Jochen M. Gleditsch，《反射區與身心地圖》頁122

100同上，頁124

101 Manfred Porkert/Carl-Hermann Hempen，《系統化的針灸》，頁89

102據同上，頁90

103同上，頁90

104據同上，頁89

105根據 Manfred Porkert，《華人的醫學》，頁157

106 Dianne M.Connelly，《傳統的針灸：五行的法則》，頁45

107同上，頁45

108同上，頁45

109 Guido Fisch，《針灸：華人的醫學針灸術是未來醫學的主流》，頁32

110 Manfred Porkert，《華人的醫學》，頁137

111 Dianne M.Connelly，《傳統的針灸：五行的法則》，頁47

112同上，頁47

113 Manfred Porkert，《華人的醫學》，頁161

114根據Manfred Porkert/Carl-Hermann Hempen，《系統化的針灸》，頁275、276、278、280

115 根據Güenter Mahl/Mario Neumeier，《針灸的基礎與實踐》（*Grundlagen und Praxis der Akupunktur*），第一冊，慕尼黑，1984，德國帕拉賽爾蘇斯學校（Paracelsus Schule），頁102

116 同上，頁100

117 Manfred Porkert，《華人的醫學》，頁125

118 Manfred Porkert、Carl-Hermann Hempen，《系統化的針灸》，頁51

119 同上，頁46

120 Wataru Ohashi，Shiatsu《日本的指壓療法》（*Die japanische Fingerdrucktherapie*），佛萊堡，1987，Verlag Hermann Bauer，頁30

121 《新巴赫花精療法2》第44頁中介紹了「沉默皮膚反應區」，其所指的是：已經顯示出受到干擾的皮膚反應區，可根據氣場的變化判斷出受干擾的部位。相較於「活躍反應區」，這些身體部位尚未出現任何明顯的不適症狀。

122 請參考《新巴赫花精療法1》第147頁：「由於每個人在生命的某段時間一定曾受過心靈上的創傷，因此，許多治療師在配製第一次巴赫花精複方時，原則上都要加入伯利恆之星，以便一開始就消除由創傷所造成的療癒障礙。」

123 Mechthild Scheffer，《巴赫花精治療》（*Die Bach Blütentherapic*），慕尼黑，1981，Hugendubel Verlag，頁15

124 在此，我們會先開立所有個案所需的外在花精與失調花精。在處理深層的心靈問題之前，要先處理因外部而來的影響造成的負面情緒。失調的狀況是治療上的障礙，因爲它們象徵著病態心理的最終狀態，此處存在著最大的痛苦壓力，也是需要優先治療的部分。在治療的過程中，不再被需要的花精會被換成更深一層的補償花精或溝通花精。這個治療方法的目標是循序漸進地解決內在的衝突，並且以衝突形成的相反順序加以治療（譯註：衝突形成的順序是溝通 補償 失調，治療的順序是失調 補償 溝通）。過早接觸深層的心靈問題，會將浮於其上、尚未處理的情感翻攪出來，進而增加更多痛苦的壓力。

125 根據Jochen M. Gleditsch，《反射區與身心地圖》，頁72/73

126 Friedrich W. Doucet，《夢與夢的解析》（*Traum und Traumdeutung*），慕尼黑，1979，Wilhelm Heyne Verlag，頁181

127 根據同上，頁119

128 同上，頁94

129 同上，頁170/171

130 同上，頁119

131 紀伯倫（Kahlil Gibran），《先知》（*Der Prophet*），Olten und Freiburg i. Br. 1981,Walter-Verlag，頁16/17

132 Dr. Edward Bach，《巴赫醫師全集》，頁178~180

133 根據 Thorwald Dethlefsen，《疾病之道》，頁251/252

134 根據Dr. E. A. Maury，《使用同類療法治療你的孩子》（*Heilen Sie Ihre Kinder mit Homöopathie*），Stuttgard 1980，Paracelsus-Verlag，頁70。同類療法中的洋甘菊與鳳仙花花精有同樣功效。

135 Dr. med. Thomas Verny，《未出世胎兒的靈魂生活》（*Das Seelenleben des Ungeborenen*），慕尼黑，1981，Verlag Rogner &Bernhard，頁8

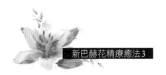
136 同上,頁8/9

137 比較同上處,頁175,以及Thorwald Dethlefsen,《命運作爲契機》（*Schicksal als Chance*）,慕尼黑,1982,Verlag Wilhelm Goldmann,頁222以降

138 Thorwald Dethlefsen,《經歷再度出生》（*Das Erlrbnis der Wiedergeburt*）,慕尼黑,1981,Verlag Wilhelm Goldmann,頁249

139 Dr. med. Thomas Verny,《尚未出生者的靈魂生命》,頁106/107

140 同上,頁107

141 據同上,頁86

142 同上,頁109

143 同上,頁96

144 同上,頁105

145 同上,頁89

146 據同上,頁79

147 同上,頁79

148 同上,頁111

149 據同上,頁111

150 據同上,頁112

151 Thorwald Dethlefsen,《經歷再度出生》,頁251

152 根據Mechthild Scheffer,《巴赫花精療法》,頁96

153 使用方法與成人相同,參考註腳124

154 爲了能夠對整體有個明晰的整體觀,我們在花精評估表中使用三種不同的顏色來代表不同的範疇:

　　1. 特別吻合當事人心理狀況的花精。

　　2. 部分吻合當事人狀況的花精,或是當事者的相關特色並不特別明顯。

　　3. 潛藏的狀況。

　　我們根據花精評估表（參考註腳124）來調配花精複方,每隔四至六星期必須再次逐條討論孩子的症狀,此次還需要用到的花精會在下一份評估表中特別標示出來,好讓我們能根據最新獲得的資訊開出新的花精複方。

155 根據Philipp M. Chancellor,《巴赫花精手冊》（*Das große Handbuch der Bach-Blüten*）,Grafing 1988,Aquamarin Verlag,頁29

156 Mechthild Scheffer,《巴赫花精療法》,頁300

文獻

· Edward Bach，《治療心靈的花精》（*die durch die Seele heilen*），Hugendubel Verlag，München
· Edward Bach，《有療癒力的大自然》（*Die Heilende Natur*），Heyne Verlag，München
· Dr. Edward Bach，《巴赫醫師全集》，Aquamarin Verlag，Grafing
· Dr. Edward Bach/Jens-Erik R.Petersen，《使用巴赫花精療癒自己》（*Heile Dich selbst mit den Bachblüten*），Droemersche Verlaganstalt Th. Knaur Nachf.，München
· Julian Baernard，《心靈之花》（*Blüten für die Seele*），Integral Verlag，Wessbrunn
· Julian&Martine Barnard，《巴赫花精的奇蹟》，Heyne Verlag，München
· Dr. Med. Göetz Blome，《花療》（*Mit Blumen heilen*），Bauer Verlag，Freiburg i.Br.
· Philipp M. Chancellor，《巴赫花精手冊》，Aquamarin Verlag，Grafing
· Peter Damian，《占星術和巴赫花精療法》（*Handbuch der Bach-Blüten*），Aquamarin Verlag，Grafing
· Dietmar Krämer，《新巴赫花精療法1：療癒身心靈的12種花精軌道》，Ansata-Verlag，Ineterlaken
· Dietmar Krämer/Helmut Wild，《新巴赫花精療法2：反應情緒的身體地圖》，Ansata-Verlag，Interlaken
· Ioanna Salaja/Sita Cornelissen，《巴赫花精療法：製作與使用》（*Bach-Blütentherapie: Zubereitungen und Anwendungen*），Aurum-Verlag，Freibutg i. Br
· Mechthild Scheffer，《巴赫花精療法》，Hugendubel Verlag，München
· Mechthild Scheffer，《巴赫花精療法的實務經驗》（*Erfahrungen mit der Bach-Blütentherapie*），Hugendubel Verlag，München
· Mechthild Scheffer，《透過巴赫花精療法療癒自己》（*Selbsthilfe durch Bach-Blütentherapie*），Heyne Verlag，München
· Gregory Vlamis，《巴赫花精的療癒能量》（*Die heilenden Energien der Bach-Blüten*），Aquamarin Verlag，Grafing
· Nora Week，《愛德華・巴赫醫師》（*Edward Bach*），Hugendubel Verlag，München

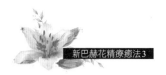

補充文獻

· Dianne M.Connelly，《傳統的針灸：五行的法則》，Verlag Anna-Christa Endrich，Heidelberg

· Thorwald Dethlefsen，《經歷再度出生》，Wilhelm Goldmann Verlag，München

· Thorwald Dethlefsen，《疾病之道》（*Krankheit als Weg*），Bertelsmann Verlag，München

· Thorwald Dethlefsen，《命運作爲契機》（*Schicksal als Chance*），Wilhelm Goldmann Verlag，München

· Friedrich W. Doucet，《夢與夢的解析》，Wilhelm Heyne Verlag，München

· Guido Fisch，《針灸：華人醫學針灸術是未來醫學的主流》，Wilhelm Goldmann Verlag，München

· 紀伯倫，先知，Walter Verlag，Olten und Freiburg i. Br

· Jochen M. Gleditsch，《反射區與身心地圖：作爲理解人類全貌的金鑰》，WBV Biologisch-Medizinische Verlagsgesellschaft，Schorndorf

· Denis und Joyce Lawson-Wood，《針灸與中式按摩》，Aurum Verlag，Freiburg i. Br

· 老子，《道德經》，Verlag Philipp Reclam Jun.，Stuttgard

· Peter Mandel，《能量的終點穴位-診斷法》（*Energetische Terminalpunkt-Diagnose*），Synthesis Verlag，Essen

· Peter Mandel，《光照全人性（牙科-）醫學》，Energetik-Verlag，Bruchsal

· Manfred Porkert，《華人的醫學》，Econ-Verlag，Duesseldorf

· Manfred Porkert/Carl-Habermann Hempen，《系統化的針灸》，Verlag Urban & Schwarzenber，Muenchen-Wien-Baltimore

· Barbara D. Schrecke/Gerhard J. Wertsch，《現代與古典針灸寶典》，WBV Biologisch-Medizinische Verlaggesellschaft mbH & Co. KG, Schorndorf

中醫相關附表（中文版增補）

〔附表一〕十二經絡之中英德對照

經脈全名			縮寫	
中文	WHO	德文	WHO	德文
肺經	Lung Meridian	Lungen Meridian	LU	Lu
大腸經	Large Intestine Meridian	Dickdarm Meridian	LI	Di
胃經	Stomach Meridian	Magen Meridian	ST	M
脾經	Spleen Meridian	Milz-Pankreas Meridian	SP	MP
心經	Heart Meridian	Herz Meridian	HT	H
小腸經	Small Intestine Meridian	Dünndarm Meridian	SI	Dü
膀胱經	Bladder Meridian	Blase Meridian	BL	Bl
腎經	Kidney Meridian	Niere Meridian	KI	N
心包經	Pericardium Meridian	Kreislauf-Sexus Meridian（循環—性 經絡）	PC	KS
三焦經	Triple Energizer Meridian	Dreifach-Erwärmer Meridian	TE	3E
膽經	Gallbladder Meridian	Gallenblase Meridian	GB	G
肝經	Liver Meridian	Leber Meridian	LR	Le

（2018/02/21初整理，2020/04/23修訂）

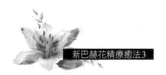

〔附表二〕十二經脈之所生病（取自《靈樞》、《太素》）

經脈	肝	心	脾	肺	腎
所生病	肝	心	脾	肺	腎

經脈	三焦	胃	大腸	小腸	心主（心包）	膀胱	膽
所生病	氣	血	津*	液	脈	筋	骨

〔2020/09/01整理〕

*本表採取《太素》的定義：

《黃帝內經·太素·卷第八·經脈之一》：「大腸手陽明之脈…是主津所生病者。」

《黃帝內經·靈樞·經脈第十》：「大腸手陽明之脈…是主津液所生病者。」

〔附表三〕臟腑的官位與職責（十二官）

六臟

五行	木	火		土	金	水	出典
臟	肝	心	膻中 （心包）	脾	肺	腎	
～之官	將軍	君主	臣使	倉廩	相傅	作強	素 08
				諫議			素 72，三因方
～出焉	謀略	神明	喜樂	五味	治節	伎巧	素 08
				知周			素 72
				公正			三因方

六腑

五行	木	火		土	金	水	出典
腑	膽	小腸	三焦	胃	大腸	膀胱	
～之官	中正	受盛	決瀆	倉廩	傳送	州都	素 08
～出焉	決斷	化物	水道	五味	變化	津液*	

（2023/07/08整理）

書目之縮寫（附表三～六皆同）：

素＝《黃帝內經・素問》

靈＝《黃帝內經・靈樞》

難＝《難經》

三因方＝南宋・陳言《三因極一病證方論》

*《素問・靈蘭秘典論》：膀胱者，州都之官，津液藏焉，氣化則能出矣。

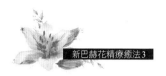

〔附表四〕五臟對應心理、生理、病理表

	木	火	土	金	水	出典
臟	肝	心	脾	肺	腎	素 05
為之～	將	主	衛	相	主外	靈 36
～之官	將軍	君主	倉廩	相傅	作強	素 08
			諫議			素 72, 三因方
～出焉	謀略	神明	五味	治節	伎巧	素 08
			知周			素 72
			公正			三因方
～之本	罷極*	生	倉廩	氣	蟄（＝封藏）	素 09
～之～	魂之居	神之變	榮之居	魄之處	精之處	素 09
藏	魂	神	意	魄	志	素 23
						靈 78
			意、智		精、志	難 34
志	怒	喜	思	憂	恐	素 05
五精所并	憂		畏	悲		素 23、靈 78
主身之～	筋膜	血脈	肌肉	皮毛	骨髓	素 44
藏～之氣				行榮衛陰陽		素 18
主	筋	脈	肌	皮	骨	靈 78
						素 23
應	爪		肉			靈 47
充	筋	血脈	肌			素 09
合		脈	肉			素 10
榮	爪	色	唇	毛	髮	素 10
華		面	唇四白			素 09
竅	目	耳	口	鼻	二陰	素 04
		舌			耳	素 05、難 37
知	黑白	五味	穀味	香臭	五音	難 37
主	色	臭	味	聲	液	難 40

（2018/02/21初整理，2020/09/09修訂））

*《素問‧六節藏象論》：「肝者，罷極之本。」古文「罷」與「疲」互通。

〔附表四・續〕五臟對應心理、生理、病理表

	木	火	土	金	水	出典
臟	肝	心	脾	肺	腎	素 05
五氣病	語	噫	吞	欬 [咳]	欠（、嚏）	靈 78（素 23）
變動在	握	憂	噦	欬 [咳]	慄	素 05
外證 （節錄）	善怒	喜笑	善噫 善思 善味	悲愁 不樂 欲哭	善恐 欠	難 16
惡	風	熱	濕	寒	燥	素 23，靈 78
苦	急	緩		氣上逆		素 22
欲	散	耎（＝軟）	緩	收	堅	素 22
病機	諸風掉眩	諸痛癢瘡	諸濕腫滿	諸氣膹鬱	諸寒收引	素 74

（2018/02/21初整理，2020/09/09修訂）

※附表四（續）&附表五之延伸閱讀：

．唐代孫思邈《備急千金要方・卷二十九・針灸上・五臟六腑變化旁通訣第四》

．唐代王燾《外臺秘要・卷第三十九・五臟六腑變化流注出入傍通》

以上有更多項目可參考

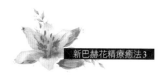

〔附表五〕五臟對應五色時液音聲臭味&穀果畜菜表

	東方	南方	中央	西方	北方	素05
在天爲	風	熱	濕	燥	寒	素05
在地爲	木	火	土	金	水	素05
臟	肝	心	脾	肺	腎	素05
色	青（蒼）	赤	黃	白	黑	素04（05）
時	春	夏	長夏 *1 季夏 *2	秋	冬	*3
液	淚	汗	涎	涕	唾	素23
	泣					靈78、難34
音	角	徵	宮	商	羽	素04、05
聲	呼	笑／言	歌	哭	呻	素05／難34
臭	臊（膻）	焦	香	腥	腐	素04、難34
味	酸	苦	甘	辛	鹹	素04、05
五穀 *4	麻	麥	稷	黍	大豆	靈65
			秔米	黃黍		靈56
	小豆		粳米			素22
	麥	黍	稷	稻	豆	素04
五果	李	杏	棗	桃	栗	靈65、56 素22
五畜	雞	羊	牛	馬	彘	素04
	犬					靈65
				雞	豬	靈56
					豕	素22
五菜	韭	薤	葵	蔥	藿	靈56、素22

（2018/02/24初整理，2018/02/25修訂）

1.《素問》的《金匱真言論》、《六節藏象論》、《平人氣象論》、《藏氣法時論》、《宣明五氣》、《四時刺逆從論》，與《靈樞》的《順氣一日分為四時》、《論勇》，皆作「長夏」。

2.《素問·風論》、《靈樞·五音五味》、《靈樞·本神》則作「季夏」。

3.有人認為「季夏」，顧名思義為夏末；有人認為「長夏」分主四季的最後十八日，理由是《素問·太陰陽明論》：「脾者土也，治中央，常以四時長四藏，各十八日寄治，不得獨主於時也。」

4.五穀，可參考 代程　田《九穀考》。

〔附表六〕六腑對應生理表

	木	火		土	金	水	出典
腑	膽	小腸	三焦[1]	胃	大腸	膀胱	
～之官	中正	受盛	決瀆	倉廩	傳送	州都	素08,72
～出焉	決斷	化物	水道	五味	變化	津液[2]	
～之府	肝	心		脾	肺	腎	難35
	清淨	受盛		水穀	傳寫行道	津液	
			中瀆	五穀	傳道		甲乙3
	中精						甲乙1
	中清	受盛	中清	水穀	行道傳瀉	津液	千金
號	將軍、決曹吏	監倉吏	孤腑	倉庫守內嗇吏	監倉掾	水曹掾	千金
～腸	青	赤		黃	白	黑	難35
～其應	筋	脈	腠理毫毛	肉	皮	腠理毫毛	靈47
～是其候		舌		口唇	鼻柱中央	耳中	千金
血氣之候 上	實:通髯 虛:鬚	鬚面肉	眉（長）耳色	髯	髭	眉（美惡）	靈64
血氣之候 下	脛毛外踝	掌肉	手捲	下毛	腋下毛	跟踵	

（2023/07/08整理，2023/09/14修訂）

書目之縮寫：

甲乙3＝晉·皇甫謐（256）《針灸甲乙經·卷一·五臟六腑陰陽表裏第三》

甲乙1＝晉·皇甫謐（256）《針灸甲乙經·卷一·精神五臟論第一》

千金＝唐·孫思邈（652）《備急千金要方》

註：

1.補充本書論三焦時，所引用的中醫古文出處：

（1）《難經·三十一難》：上焦者，在心下下鬲，在胃上口，主納而不出…。中焦者，在胃中脘，不上不下，主腐熟水穀…。下焦者，當膀胱上口，主分別清濁，主出而不納，以傳道也…。

（2）《中藏經·論三焦虛實寒熱生死逆順脈證之法第三十二》：三焦者…總領五臟、六腑、榮衛、經絡、內外、左右、上下之氣也。其於周身灌體，和內調外，榮左養右，導上宣下，莫大於此者。

2.膀胱者，州都之官，津液藏焉，氣化則能出矣。

心靈工坊
［PsyGarden］
Holistic 136

新巴赫花精療法3：花軌、針灸經絡與兒童治療

Neue Therapien mit Bach-Blüten 3: Akupunkturmeridiane und Bach-Blüten, Beziehungen der Schienen zueinander, Bach-Blütenbehandlung von Kindern

作者：笛特瑪・柯磊墨（Dietmar Krämer）

譯者：王真心、林碩斌

出版者—心靈工坊文化事業股份有限公司

發行人—王浩威　總編輯—徐嘉俊　責任編輯—黃心宜

內頁排版—董子瑈

通訊地址—10684台北市大安區信義路四段53巷8號2樓

郵政劃撥—19546215　戶名—心靈工坊文化事業股份有限公司

電話—02) 2702-9186　傳真—02) 2702-9286

E-mail—service@psygarden.com.tw　網址—www.psygarden.com.tw

製版・印刷—中茂製版印刷股份有限公司

總經銷—大和書報圖書股份有限公司

電話—02）8990-2588　傳真—02）2990-1658

通訊地址—248新北市五股工業區五工五路二號

初版一刷—2024年4月　ISBN—978-986-357-375-3　定價—600元

合作出版—療癒綠有限公司

國家圖書館出版品預行編目資料

新巴赫花精療法. 3：花軌、針灸經絡與兒童治療 / 笛特瑪・柯磊墨（Dietmar Krämer）著;
王真心, 林碩斌譯.
-- 初版. -- 臺北市：心靈工坊文化事業股份有限公司, 2024.04
面；公分.--（HO；156）
譯自：Neue Therapien mit Bach-Blüten. 3：Akupunkturmeridiane und Bach-Blüten,
Beziehungen der Schienen zueinander, Bach-Blütenbehandlung von Kindern
ISBN 978-986-357-375-3（平裝）

1.CST：自然療法　2.CST：順勢療法　3.CST：經絡療法

418.995　　　　　　　　　　　　　　　　　　　　　　113004814

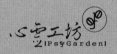